Título original: Energía Curativa
Dirección artística y diseño: El Autor
ISBN: 9781720124665

©2018 Biblioteca del Congreso de los Estados Unidos

ENERGIA CURATIVA
PRIMERA PARTE

Lic. Carlos R. Moreno Pineda

Indice

1. Introducción

2. Agradecimientos

3. Presión arterial

4. Enfermedades renales

5. Enfermedades metabólicas. Diabetes mellitus

6. Reflexología podal. Cómo auto curarse y adelantarse a su enfermedad

1. Introducción

El mundo moderno se desgasta buscando alternativas tecnológicas sofisticadas para la cura de las enfermedades. En este afán, las empresas invierten cada vez más y más, adecuando el desarrollo tecnológico para depender de pruebas y equipamientos al hacer un diagnóstico y dictar una conducta terapéutica, alejándose más del paciente, haciendo caso omiso a signos vitales de los que se puede obtener información más valiosa. Como bien decían los médicos en la formación de la época de mi padre, el médico tiene que explorar bien al paciente, hacer un riguroso interrogatorio; ¿quién sabe más de una enfermedad que el propio enfermo? Finalmente hay que hacer más clínica, emplear usar medios de equilibrio más naturales y evitar el consumo excesivo de medicamentos, más bien, adecuar estilos de vida.

En torno del movimiento molecular, un enfermo recibe proveniente del espacio universal, a través del espacio vital: los bosques, las selvas, los ríos, el mar, por el ritmo agitado de su unión, un poderoso influjo que penetra en su cuerpo, bañado así de la viviente fuerza que lo invade.

Ese juego de fuerzas indómitas, de millones y millones de años, ejecuta su acción invasora creativa. Esa fuerza, en torbellino rebosante, viene del cuerpo central en vibración y es lo que hace en el hombre latir el corazón, funcionar sus glándulas, sus intestinos, crecer, desarrollarse, respirar, moverse, trabajar y vivir si la recibe, posee y utiliza. Carecer de ella es la enfermedad y la muerte.

En toda vida palpita esa fuerza, en el viento, en la luz, en los animales, en las plantas y en la tierra, cuyo manantial está en la naturaleza, puesta adelante nuestro, en todos y en cualquiera que quiera asirla, que esté dispuesto a recibirla. De esa manera sentirá desarrollar su inteligencia, su comprensión, su razón, su alegría, el gusto a la vida, a la afición, la memoria, mejorará su carácter y vivirá sumergido en corrientes de vida, de salud, de optimismo y entusiasmo sorprendente, volviendo ilimitadamente útil su empleo para colmar todas sus aspiraciones. Esta fuerza da vida a todo y existe en todas partes; pero, ¿sin conocerla? no, intuitivamente, inconscientemente, ignorándola, en nuestra mente la percibimos y recibimos. Alrededor nuestro procura proporcionarnos su energía, suministrando su acción operante de vida y de salud. Atrincherándonos profundamente en la tierra, desterrando una gran parte de nuestra inclinación a la sepultura, para llevarnos a una digna existencia de regeneración humana altamente calificada, conservando en nosotros calor y fuerza. Pero el pecado nos arrastra contra ella, en oposición a su acción, cambiando lamentablemente nuestra existencia, sin recurrir así a la presencia de esa ayuda y de su remedio.

Somos capaces de recibir menos del 10% de esa fuerza, por lo tanto no aprovechamos más que una mínima parte de esa potencia, lo cual es insuficiente para el pleno desarrollo de nuestras vidas y facultades.

Por ello tenemos pobreza de entendimiento, rudeza, incultura, grosería, miedo, maldad, brutalidad, torpeza, ignorancia… y somos irritables, pecadores e inicuos, enfermos y débiles, porque la fuerza suministrada a nuestra disposición orgánica y mental es mínima para nuestras necesidades, porque somos malos y pecadores; entonces la fuerza dinámica que circula como energía de recuperación, que vibra y genera resistencia y produce energía en forma de calor, no es atraída y aprovechada por nuestra mente, no es acumulada por nuestros plexos y nos debilitamos. La cantidad que somos capaces de recibir es mínima para la plena existencia, sin ella no habría circulación de la sangre, ni función digestiva, ni respiración. Y esa fuerza va de acuerdo con el efecto espiritual y cuando armonizan esas fuerzas positivas, ejercen su potencia limpiadora de vida, ejecutando efectos extraordinarios para la salud y el rejuvenecimiento. Gracias a esta fuerza vibratoria, el organismo humano posee en sí mismo las defensas, un potencial para la curación que utilizamos y desarrollamos para hacer verdaderos milagros.

Nuestro pensamiento es la fuerza dinámica que atrae y se fusiona a otras fuerzas y si esos pensamientos son de maldad, sólo pueden asociarse a fuerzas negativas perjudiciales.

Todos nuestros actos vitales, esfuerzos musculares, sensoriales e intelectuales se deben a esa fuerza vibratoria que recibimos por el oxígeno y por los alimentos, y cuando merma por los excesos, nos sobreviene el cansancio, la debilidad, la fatiga y la enfermedad. Cuando se establece esa debilidad o astenia nerviosa, los órganos se desequilibran, funcionan mal, las toxinas no son evacuadas en su totalidad y las que quedan infectan la sangre, nuestros órganos no reciben los alimentos necesarios, se debilitan, trastornan su funcionamiento y perdemos la vitalidad.

En el plano espiritual, la subsistencia espiritual también necesita recibir constantemente el fluido de vida positiva, de ahí la recomendación de Jesús: "-Sed santos, como nuestro Padre que está en los cielos es santo". Porque los pensamientos pecaminosos de mal nos atraen fuerzas negativas de ruina y destrucción.

El odio, la venganza, la maldad, la brutalidad, la rabia, producen fugas enormes de energía, como todo lo que es malo, pasiones, celos, fanatismos, malos pensamientos, etc. En cambio, la bondad, el amor al prójimo, la equidad, la justicia, la magnanimidad, las obras buenas de bien, atraen torrentes de influencias y de fuerzas de vida y de salud. En consecuencia, las obras fructíferas son las de bien y las perniciosas las de mal. Así como al estar languideciendo y consumiéndonos revivimos enseguida que bebemos agua y comemos algo, de igual manera está en nuestro derredor, a nuestro alcance, una interminable cantidad de fuerza palpitante, viviente, que cotidianamente nos viene del Sol en partículas de éter para nuestro aprovechamiento.

Estamos constituidos de fuerza, materia y vida, formando un equilibrio de existencia; si se rompe ese equilibrio se produce la muerte.

Las partículas de éter tienen orden, movimiento, inteligencia, como todo en la naturaleza; dígale usted al corazón que no palpite, dígale a sus entrañas que no funcionen, que ningún caso le harán, la fuerza inteligente funcionará independientemente de su voluntad.

El pájaro tiene la inteligencia para cuidarse y cuidar a sus hijos, buscarles alimento, fabricarles casas maravillosas, artísticas, ingeniosas, de barro, de paja, con la inteligencia e ingenio que le caracteriza; busca primero el lugar adecuado y no en cualquier parte. Los perros conocen las yerbas curativas y cuando se enferman, hacen ayuno y así, sucesivamente, la vida en la naturaleza está llena de incontables expresiones de inteligencia y sabiduría...

Todo planeta tiene vida y las almas, o sea, la vida, también tienen éter, magnetismo e inteligencia. Las plantas tienen también inteligencia y sus raíces se desarrollan hacia donde encuentran un canal de agua y crecen hacia el lado donde está la luz. Todo tiene inteligencia porque el espíritu de la inteligencia es la vida. Esa inteligencia no es igual en todos porque unos reciben más éter y magnetismo que otros y la inteligencia y la capacidad están en proporción al magnetismo que reciben. El éter y el magnetismo nos llegan a todos, pero muy poco es incorporado y acondicionado por nuestro cuerpo, la mayor parte no es captado y pasa de largo sin que lo aprovechemos.

Desde los veinticinco años de edad, aún estando sanos, es necesario recibir esa potencia, para precaver el desgaste que comienza desde esa edad, para cargar a tiempo el organismo antes de que sea demasiado tarde, porque la enfermedad puede atacarnos de un momento a otro creyéndonos sanos, porque las partículas de éter se han disociado para finalmente desaparecer la vida. Hay que preservar y defender la sustancia espiritual desde ahora mismo, con la mansedumbre para conservarla completa y de manera permanente y sostenida, encontrar el equilibrio y sustentar la marcha con la ley vibratoria del movimiento. Nadie puede conservar la sustancia espiritual por mucho tiempo si es altanero, malo, orgulloso, rencoroso, exaltado, de mal carácter, avaro, envidioso, burlón, pendenciero, de mala voluntad; por lo tanto, la sustancia espiritual es constructiva o destructiva y a la corta o a la larga produce su efecto en un momento dado, a veces, inesperadamente.

El control que ejerce el sistema nervioso central sobre la estructura orgánico-celular, a partir del equilibrio energético, regula todas las funciones voluntarias e involuntarias y su expresión más notable es a través de los quince marcadores biológicos, que pudieran retardar y hasta revertir el proceso de envejecimiento. Ellos son:

1. Presión sanguínea
2. Capacidad aeróbica
3. Niveles antioxidantes

4. Umbral auditivo
5. Regulación de la glicemia
6. Grasa corporal
7. Densidad ósea
8. Niveles de lípidos y colesterol
9. Niveles hormonales
10. Función inmunológica
11. Actividad metabólica
12. Masa muscular
13. Espesor de la piel
14. Regulación de la temperatura
15. Umbral visual

En este libro trataremos de exponer nuestros criterios y experiencias para mejorar y mantener en máxima calidad cada uno de ellos. Décadas de investigación sobre la bio-retroalimentación, la meditación, la hipnosis y otras técnicas de mente-cuerpo han demostrado que la presión sanguínea es capaz de tomar el mando de las funciones involuntarias; habría que ver si el control de este ritmo también puede incidir sobre un efecto mucho más amplio en el envejecimiento.

Desde el punto de vista de la medicina occidental, alopática o convencional, la expresión de casi todas las enfermedades viene a partir de la acidez humoral, tema que también analizamos en el presente libro a partir de las sabias consideraciones del médico español Profesor Dr. Alberto Martí Bosch, quien amablemente nos ha brindado mucha información para el diagnóstico, pronostico y terapias, que combinado a las terapias energéticas que aprendimos y desarrollamos nos han dado resultados fantásticos en el tratamiento de más de 146 enfermedades, entre ellas:

1. HTA (hipertensión arterial)
2. Insuficiencia renal aguda y crónica
3. Síndrome nefrítico
4. Esclerosis múltiple
5. Enfermedades neurovasculares
6. Parkinson
7. Asma

8. Trastornos del ritmo
9. Trastornos metabólicos, entre ellos diabetes mellitas
10. Trastornos circulatorios
11. Ciatalgias
12. Cáncer, etc.

La canalización de la energía curativa, también llamada "imposición de las manos" es una forma de curación que siempre ha estado envuelta en un velo de misterio. Por un lado, la ciencia occidental, al enfrentarse a un fenómeno que no podía explicar, o bien sostenía que el fenómeno no existía, o bien se limitaba a declarar que cualquier enfermedad psicosomática podía curarse mediante un acto de fe al ser confrontada con pruebas evidentes de que la curación se había producido realmente. Por otro lado, y puesto que la mayoría de los sanadores no podían explicarlo, lo que hacían lo atribuían a una deidad. La canalización de la energía curativa quedó relegada al reino de la religión, bajo la etiqueta de "curación por la fe"; pero esta es una designación incorrecta, porque incluso los ateos pueden ser curados y aprenden a convertirse en sanadores. La canalización de la energía curativa es un fenómeno natural, que es tan real como el magnetismo, y existe independientemente de las creencias, de los participantes u observadores.

En la década de 1930, un científico ruso llamado Sewyon Davidovich Kirlian, comenzó los primeros experimentos serios con un proceso fotográfico que podía captar imágenes del *aura*, es decir, el campo de energía que rodea el cuerpo.

Si se fotografían las manos de los sanadores, con lo que ahora recibe el nombre de fotografía de Kirlian, se aprecia un cambio notable en la imagen cuando estas comienzan a canalizar energía curativa, donde anteriormente las fotografías habían mostrado contornos lisos a través de los dedos. Sin duda, sucede algo muy concreto cuando una persona canaliza energía curativa.

Una de las cosas más asombrosas acerca de canalización de la energía curativa, es que, por misteriosa que parezca y a pesar del pequeño número de sanadores que practican esta forma de curación, puede enseñarse a casi todas las personas. El proceso de canalización de energía curativa es tan natural e innato, que una vez que se explican los principios y métodos, se aprende con facilidad. Aún cuando usted no haya experimentado nunca algo esotérico y crea o no en Dios, puede aprender a canalizar la energía curativa.

Dado que somos una multi-estructura orgánico-celular que se expande como expresión de campos de energía, transformación e inteligencia, que forma un todo con la energía del cosmos, inagotable y en movimiento constante, partiendo de la energía esencial, la que aporta nuestro código genético, sumada a la adquirida, es decir, lo que respiramos, bebemos, comemos y pensamos; si somos capaces de conocer y encausar debidamente la misma, como expresión infinitamente flexible y fluida del campo físico, podemos actuar de manera inteligente para curarnos de cualquier enfermedad y finalmente, revertir el proceso de envejecimiento .

Cuando nuestra atención permanece centrada en el pasado o en el futuro, estamos dominados por el tiempo.

Pasado y futuro sólo son proyecciones mentales, si logramos liberarnos de ellos, en lugar de intentar revivir continuamente el pasado, o de controlar el futuro, abrimos el espacio para la aparición de un cuerpo sin edad y una mente sin tiempo.

Del poeta profeta de la medicina alternativa, el Profesor Dr. Deepak Chopra, uno de los más importantes sanadores de nuestro tiempo, estudiando y profundizando a partir de algunos de los libros y videos a nuestro alcance, aprendimos la fundamentación teórica de nuestras terapias naturales alternativas, así como técnicas de respiración diversas, para el equilibrio de los siete *chakras*.

De la medicina tradicional china (MTCH) aprendimos la anatomía, fisiología, diagnóstico y tratamiento de las diferentes enfermedades. De los pioneros de la medicina holística, como el norteamericano William Fitzgerald, aprendimos a tratar más de 146 enfermedades con una metodología podal intensa y certera, seleccionando de las diferentes escuelas, la española, la canadiense, la hindú y finalmente la rusa, las mejores técnicas en el camino práctico.

Comenzamos pues estas terapias en mi propia persona, para intentar resolver eventos muy dolorosos en los pies a partir de una poli neuropatía diabética con predominio axonal, lo cual me alentó a seguir y profundizar.

En los momentos iniciales fueron manipulaciones puntuales muy dolorosas, lo cual fue cediendo en el tiempo, con la medida de su diaria y constante aplicación.

Del Profesor Luis Ávila, Vicepresidente de la escuela cubana de *Choy Lee Fut* (arte marcial chino muy antiguo) aprendimos técnicas de equilibrio energético y ejercicios básicos *Chikung*, lo cual potencia, acelera y mantiene la efectividad de la curación a lograr y finalmente sustenta con su práctica diaria el éxito curativo logrado.

De los monjes tibetanos, con la práctica de los cinco ritos, orientados a retardar el proceso de envejecimiento a partir de las velocidades constantes a las que deben girar los siete vórtices de energía o siete *chakras*, aprendimos la ejecución limpia de los mismos, adecuando su realización para todas las dolencias y enfermedades, en los casos que pudieran finalmente hacerlo. No por gusto la disposición anatómica de estos vórtices de energía, coincide con las glándulas endocrinas principales.

Entre las tantas técnicas de respiración del *Prana-Yama* y los *Mudras*, aplicamos varias de manera programada y selectiva, según la enfermedad o padecimiento y el paciente y su conocimiento, cultura, educación y personalidad, evaluando puntualmente su expresión inmediata en uno o varios de los quince marcadores biológicos.

El complemento terapéutico de vital importancia conocido como *Mudras*, que son gestos corporales que se utilizan especialmente en el *Hatha Yoga*, nos permite canalizar adecuadamente la energía a través de nuestro cuerpo, así como facilitar la consecución de nuestros objetivos con la ejecución espiritual, la sanación física y la sanación emocional, cuerpo-mente-espíritu.

Hay *Mudras* muy completos que implican a todo el cuerpo, pero también hay *Mudras* muy sencillos, igualmente poderosos, que solo requieren de nuestras manos para alcanzar nuestros objetivos. Y aprovecho para referirles el poder extremo del uso de uno de los *Mudras* que tiene más efecto terapéutico inmediato sobre dolores anginosos, el *Mudra Apan Vayu*.

POSICIÓN DE LOS DEDOS

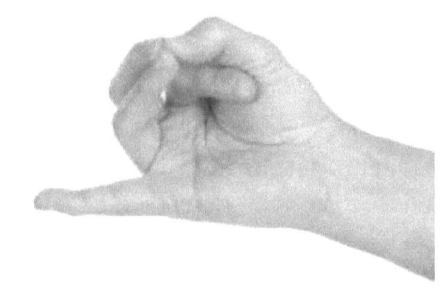

Doblar el dedo índice de ambas manos simultáneamente y con la punta de este dedo rozar la base de su correspondiente dedo pulgar, al tiempo que la punta de los dedos medio y anular rozan la punta del pulgar. Extender el dedo meñique finalmente.

Este ejercicio se debe prolongar hasta que produzca el efecto deseado para cuestiones muy concretas, o en caso de emplearse como complemento de algún tratamiento se debe realizar tres veces al día durante quince minutos.

Esta posición de los dedos puede servir de primeros auxilios ante los primeros síntomas de un ataque al corazón. Regula muchas complicaciones cardíacas, y en casos de auténtica emergencia, hasta parece que es más efectiva que la tableta de nitro bajo la lengua (el remedio más habitual en estas situaciones).

Los ataques de corazón y también los trastornos cardíacos crónicos no caen del cielo; son un claro aviso de que hay que reflexionar y planificar un estilo de vida diferente. Este *Mudra* también se puede practicar para curar y fortalecer el corazón en general.

Los enfermos cardíacos a menudo están tan atados por sus obligaciones que ya no perciben la "falta de sentido" exterior, les falta el tiempo de ocio necesario.

También les cuesta soportar el descanso, siempre tienen que hacer algo, ya sea en el trabajo o en el tiempo libre, y se comprometen tanto con las cosas o con alguien que apenas les queda espacio en su vida para sus propias necesidades.

Pero son precisamente los momentos de calma los que alimentan el alma. Tómese todo el tiempo del mundo, aunque no lo tenga, para recrear la siguiente imagen. Escuche, si lo desea, algo de música, música que genere en usted una sensación de alivio.

Visualice su corazón como un capullo de rosa rojo. Cada vez que expire, abra un pétalo, así hasta que la flor quede abierta del todo, con los pétalos formando un rosetón. A continuación, con cada movimiento respiratorio, la flor se irá haciendo algo más grande, hasta que descanse, sobredimensionada, sobre su pecho.

Incluso hasta puede sentir su peso. Y de la misma manera en que el pecho sube y baja al respirar, siguiendo un ritmo, la flor también se mueve igual. Quizás hasta pueda llegar a oler el perfume que desprende la rosa.

Afirmación: Tengo el tiempo y la disponibilidad para observar la belleza y disfrutar del descanso.

Los *Mudras* serán un capítulo ampliamente tratado en el segundo tomo de nuestro libro, en el que se expondrán testimonios concretos de sus poderosos efectos terapéuticos.

Y finalmente, trataremos diferentes técnicas de meditación trascendental y de simple atención, para garantizar que al apagar el ego de la mente y el cuerpo, surja el proceso de sanación del espíritu.

Como bien dice el Profesor Dr. Chopra, la capacidad de pensar es extraordinaria pero la capacidad y potencia de no pensar es incluso más poderosa aún, fundamentalmente en la posibilidad de curarnos.

Al dejar al subconsciente y al espíritu manifestar y aplicar conscientemente las siete leyes espirituales del éxito:

1. Ley de la incertidumbre pura
2. Ley del dar y recibir
3. Ley del *Karma*
4. Ley del mínimo esfuerzo
5. Ley de la intención y el deseo
6. Ley del desapego
7. Ley del *Dharma* o propósito en la vida,

Logramos un estado de felicidad y satisfacción que nos permite disfrutar la esencia y naturaleza del éxito en la vida humana.

La vida no es imprevisible, ni incontrolable, ni irrealizable porque existe esparcido por el mundo todo lo que el ser humano desea para entrar en estado de felicidad y plenitud.

Si pudiéramos reunir en una sola persona todas las cosas buenas que ocurren por separado en los individuos de todo el mundo, la suma de todos esos atributos seria la satisfacción y la plenitud de todos los deseos posibles del ser humano. Si reuniésemos en una persona la sabiduría de los sabios, la riqueza de los ricos, la felicidad de los felices, el amor de los que aman plenamente, la paz de los que están en paz, la armonía de los armoniosos, la salud de los saludables, la honestidad de los honestos, la libertad de los libres, el poder de los poderosos, la comodidad de los que viven en habitaciones lujosas y confortables, la simplicidad de los simples, la confianza de los auto confiados, la calma de los calmos, la energía de los llenos de energía, la certeza de los seguros de sí, la limpieza mental de los mentalmente limpios, el positivismo de los positivos, el optimismo de los optimistas, la clarividencia de los clarividentes, la fe de los confiados, la facilidad de ir y venir de los que pueden estar donde quieran, el placer perenne de los mejores momentos de placer, entonces no sería exagerado decir que esa persona es feliz. Esa persona habría cerrado el abismo existente entre su realidad actual y sus ansias. Pues bien, si esos atributos existen esparcidos por el mundo, significa que pueden existir en una sola persona, pues "todo lo que un ser humano puede, todos los otros lo pueden".

Por el crecimiento espiritual alcanzado, por el conocimiento adquirido en los últimos tres años y su realización practica en la cura y alivio de muy diversas enfermedades, en primera instancia en mi persona, luego en mi madre, mujer de avanzada edad con una salud precaria a partir de múltiples infartos lacunares en tallo cerebral y daño en el sistema cardiovascular, a quien, gracias a estos conocimientos, he arrancado a la muerte sin el uso de medicamentos en cuatro ocasiones, y luego en las personas cercanas a mi entorno como el "buque insigne de mi flota" el Sr. Antonio Delgado, diagnosticado con una insuficiencia renal grado III, casi listo para hemodiálisis a pesar del mantenimiento de una dieta rigurosa por más de un año, muestra fehaciente de dedicación, constancia y disciplina, con quien llevamos trabajando a diario excepto los domingos, por espacio de un año y un mes, cuyas presiones sistólicas y diastólicas durante las veinticuatro horas del día sin medicamento alguno ya se mantienen en el rango de: diastólica 70-80, sistólica 110-120, con frecuencia cardíaca promedio de 75 latidos por minuto sin extrasístoles, ya me siento en capacidad de aportar al mundo la valía de tanto esfuerzo y dedicación, con evidencias y testimonios que darán fe de que lo mejor para el ser humano, como bien decía Hipócrates, el padre de la medicina occidental : "que tus alimentos sean tus medicinas y que tus medicinas sean tus alimentos". Este tratado ha de ser una invocación a la obra del proceso homeostático del organismo humano.

Entre los objetivos principales que perseguimos con la publicación de este libro, esta brindar a cualquier persona la posibilidad de aliviar y curar cualquier enfermedad o padecimiento con técnicas naturales y cambios elementales de estilos de vida, solos, aplicando a sí mismos procedimientos muy sencillos y prácticos que solo hay que aprender a hacerlos y llevar constancia y disciplina en su realización de cada día, como el propio alimento que necesitamos para vivir. Por otra parte, y como elemento ya probado, adelantarnos a la expresión sintomatológica de las enfermedades que traemos por código genético es algo parecido y sin apenas inversión al transformar genéticamente una información de nuestro ADN. Al disipar el dolor puntual del reflejo de algún órgano o estructura, así como las siete glándulas endocrinas, vamos más allá de la expresión sintomatológica, incluso enfermedades que habitualmente llamamos psicosomáticas, resuelven y no se manifiestan. También, al limpiar energéticamente con agua que se aporta con dieta, los tres filtros fundamentales, es decir, hígado, riñón y pulmones, no permitimos que la acidez humoral se presente, manteniendo en equilibrio el medio interno y bloqueando la posibilidad de que las cuatro formas de respuesta celular a través de la acidificación del medio del que se alimentan se presente, es decir: muerte celular, conversión en un globo vesical, tamponar y mutar a células cancerígenas.

2. Agradecimientos

Agradecer a muchas personas en mi entorno es obligatorio, pero distinción especial merecen:

En primer lugar, mi madre, quien me educó y formó de manera limpia y transparente, quien día a día, sostén de mis esfuerzos, una vez haciendo de paciente, otras de secretaria, otras de consejera y siempre de buena madre, ha resultado indispensable para la consecución de este libro y mis logros. A mi padre, a su memoria, a sus enseñanzas e inteligencia. A mi hermano Luis, paradigma innegable e incuestionable, quien junto a mi madre e hijos, son mi razón de ser y de existir. A nuestro hermano Javier, quien nos abrió una ventana al mundo olvidado para mostrar lo mejor de la esencia del ser humano.

A mis tres hijos, porque desde sus perspectivas y vidas, han sido un impulso para cada día crecer y estudiar más, obligarme a entender, a obrar y curar. En particular a mi pequeña reina, mi Patry, quien día a día lucha a brazo partido junto a su esposo en España y se ocupa a diario de su padre.

A Doña Natalia, a Aurelia, a Miguelina, Tinita, "El Calvo" y su familia, quienes me ayudaron a superar una etapa muy difícil de mi vida.

Al Sr. Parra, el esposo de mi madre, quien de manera silenciosa y fiel ha mantenido el equilibrio y buena salud de mi madre.

A la Dra. Liz Leysa, quien por espacio de ocho años me brindó la tranquilidad y el amor necesarios, quien aportó una indudable fuente de conocimientos médicos, quien día a día lucha sola en Portugal junto a mi pequeño rey.

A Tania Vázquez, quien ayudó a la Dra. Liz a asentarse en Portugal y mantiene siempre una innegable actitud de ayudar y colaborar en la educación y feliz estancia de mi hijo en Portugal.

A Berta y Tony, los abuelos de mi pequeño Carlitín, quienes se ocuparon de él mientras su mamá le abría un camino en el viejo mundo.

A mi país y su Revolución, que forjaron mi voluntad de acero y junto a las matemáticas hicieron posible abrir el camino al entendimiento de un océano de conocimientos, donde algunas aristas son más de un dedo de profundidad.

A las muchachas y muchachos del laboratorio clínico del Instituto de Cardiología y Cirugía Cardiovascular, particularmente Yaquelín.

A los Dres. Hevia, Aida y Alexis, quienes han confiado y mucho me han ayudado.

Al niño, el Fide y su esposa.

Al Sr. Antonio Delgado, quien además de paciente me aportó muchos libros de medicina.

A la Dra. Masson, quien me permitió atender a más de seis miembros de su familia y me regaló una edición del libro "Neuroanatomía" de Román Araña Iñiguez.

Al "Padrino", el Sr. Toro, por sus sabios y alentadores consejos.

A los Sres. Echegaray y Nelson Fred y finalmente a todos mis pacientes, quienes han confiado y sometido a mis terapias.

Particular mención y distinción especial al Profesor Dr. Martí Bosch.

3. Presión Arterial

La sangre ejerce una presión contra las paredes de los vasos sanguíneos, que en general es conocida como presión sanguínea y constituye la fuerza ejercida por la sangre contra cualquier unidad de área de la pared del vaso; esto asume diferentes denominaciones, según los tipos de vasos en los cuales ejerce: presión arterial, presión capilar y presión venosa, referentes respectivamente a las presiones en arterias, capilares y venas.

Los valores de estas presiones varían en dependencia de los vasos respectivos; alcanzan un valor entre 120 mm hg (milímetros de mercurio), con un valor medio de 100 mm hg en las arterias de la circulación mayor, entre 70 mm/ hg y 30 mm/ hg en las arteriolas, entre 30 mm/ hg y 10 mm/ hg en los capilares y entre 10 mm/ hg y 0 mm/ hg en las venas.

Existe una relación estrecha entre tres factores que caracterizan la circulación de la sangre a través de los vasos sanguíneos. Estos son flujo, presión y resistencia.

El flujo de la sangre a través de un vaso, o sea, el volumen de sangre que pasa por un punto determinado de la circulación en un periodo dado, está determinado por dos factores:

   a. La diferencia de presiones o gradiente de presiones entre los dos extremos del vaso, que es la fuerza que impulsa la sangre a través del vaso.
   b. El impedimento o resistencia al flujo de la sangre a través del vaso.

El flujo sanguíneo total en la circulación de una persona adulta en reposo es de aproximadamente 5000 ml/min (5 litros por minuto). Y es igual al gasto cardíaco, o sea, el volumen de sangre bombeado por el corazón durante un minuto.

De lo anterior podemos generalizar y definir que:

PA= GC * RVP.

PA: Presión arterial
GC: Gasto cardíaco.
RVP: Resistencia valvular periférica.

El gasto cardíaco que es la cantidad de sangre bombeada (expulsada) por el corazón en la unidad de tiempo, (+ - 5 litros/ min= 70 ml/ latido/ min que equivale a 300 latidos/ hora o 7,200 latidos en 24 horas, depende de tres factores:

1. El retorno venoso o cantidad de sangre que regresa al corazón, llamada "precarga", dependiente de la actividad constrictora o dilatadora de las venas y del volumen de sangre total.
2. La fuerza de constricción, fuerza que ejerce el músculo cardíaco al contraerse para expulsar la sangre.
3. La frecuencia de los latidos del corazón, la cantidad de contracciones en un período, que por lo general se mide por el número de pulsaciones al palpar una de nuestras arterias, principalmente la radial o la carótida.

La RVP, como fuerza que se opone al paso de la sangre a través de los vasos sanguíneos periféricos, arteriolas y capilares, depende de la actividad constrictora o dilatadora de las arterias, regulada por varios factores:

1. Longitud y radio de las arterias de los vasos.
2. Viscosidad de la sangre.
3. Leyes reológicas.
4. Liberación de sustancias vaso-constrictoras, como angiotensina 2 y endotelina entre otras, y vasodilatadores como óxido nítrico, prostaglandinas, etc.

El diámetro, la estructura y la longitud de las arterias varían de acuerdo con su altura y cercanía con respecto al corazón, y su función es transportar la sangre oxigenada. La presión en ellas es menor en las arterias pequeñas de la periferia, las más alejadas del corazón, las cuales son arterias de resistencia (resistencia que le oponen los vasos arteriales de mediano y pequeño calibre y capilares, al paso de la sangre).

La presión Arterial Sistólica (PAS) máxima o cifra superior, es la presión más elevada en las arterias cuando se contrae el corazón (sístole); bombea sangre hacia la arteria aorta y llega al resto del sistema arterial, se reconoce cuando aparecen los ruidos o primer ruido de Korotkoft, que depende directamente de la fuerza de :

1. Contracción del ventrículo izquierdo del corazón.
2. Velocidad de expulsión de la sangre.
3. Volumen de sangre en cada latido.
4. Rigidez (distensibilidad) de las paredes de la arteria aorta.

La presión arterial diastólica (PAD) mínima o cifra inferior es la presión menor en las arterias relacionadas con la relajación (diástole) del músculo cardíaco entre las contracciones; durante este intervalo se vuelven a llenar de sangre las cavidades del corazón y se llenan las arterias coronarias que entran al músculo cardíaco. Se reconoce teniendo en cuenta la desaparición de los ruidos o quinto ruido de Korotkoft, que a la vez depende de:

1. La eficiencia de la válvula aórtica del corazón.
2. La resistencia periférica.
3. El GC.

Conociendo ambas cifras se puede calcular la presión arterial media (PAM), que representa la presión promedio de perfusión hística, sangre que llega a los diferentes tejidos y órganos. Se calcula mediante una de las fórmulas siguientes:

PAM = (PAS + 2PAD) / 3

PAM = PAD + (PAS-PAD) / 3.

Las cifras de PA varían considerablemente en una misma persona y tienen un ritmo circadiano, es decir, un comportamiento variable durante todo el día. Con la medición continua de la presión durante 24 horas, se han podido establecer las variaciones que normalmente experimenta durante el día. Las cifras más bajas corresponden al sueño profundo de las tres de la madrugada, después de ese momento comienza a subir y llega a su nivel más alto entre las 11 am y las 12 m; se mantiene hasta aproximadamente las 6 pm, momento en que comienza nuevamente a descender, para llegar a su nivel más bajo en horas de la madrugada.

La ausencia del descenso nocturno de la presión arterial se asocia con mayor frecuencia al daño orgánico, en especial cardiovascular.

La elevación súbita de la presión arterial al despertar, se asocia con la incidencia de eventos graves, el infarto del miocardio, la angina de pecho, las enfermedades cerebro-vasculares y la muerte súbita.

Análisis del ciclo circadiano.

Se deben analizar los cambios de presión que ocurren durante las 24 horas, el paciente se considera como *Dipper* (descenso de la PA durante el sueño) si la caída de la PAM es entre el 10 % y 20 % de aquella en el periodo diurno, *No Dipper*, si el descenso es inferior al 10%, *Dipper* Acentuado o extremo, si el descenso es superior al 20% y *Dipper* Invertido o *Riser*, si el aumento de la PAM es superior al 0%.

Para el cálculo de profundidad del perfil circadiano se emplea la fórmula:

MA – MD / MA * 100.

MA: presión media en actividad (diurna).
MD: presión media en descanso (nocturna).

La ausencia de descenso de la PA se ha considerado como factor de riesgo independiente de morbi-mortalidad cardiovascular, por lo que su presencia es beneficiosa. Sin embargo, el *Dipper* Acentuado o Extremo y el *Dipper* Invertido o *Riser* podrían asociarse con complicaciones de cardiopatía coronaria u otras que indiquen hipoperfusión cerebral nocturna y los consiguientes infartos lacunares.

Por otra parte, el *Dipper* Invertido se ha relacionado con causas secundarias de hipertensión, tales como feocromocitoma, síndrome de Cushing, diabetes, preclamsia y otras.

La Hipertensión Arterial (HTA), puede ser la manifestación de una enfermedad o condición clínica específica permanente o un episodio transitorio, por una causa conocida, por ejemplo, un episodio febril o infeccioso.

Para los expertos de la medicina alopática o convencional, entre el 90% y 95% de los hipertensos son de causa desconocida, por lo que se le denomina HTA principal o esencial; este criterio para nosotros los sanadores energéticos es desacertado e intentaremos demostrarlo a partir de los sistemas de autorregulación de la presión arterial del organismo y su estrecha relación con las referencias de dolor en los micro reflejos de los puntos involucrados en el sistema nervioso central (SNC), Sistema reno-humoral y sistema local de interconexión de arterias y venas. Pudiendo ser causa o consecuencia, uno, dos o los tres.

Para la MTC, la presión arterial a cualquier edad debe estar en el rango de 70-80 milímetros de mercurio la baja o diastólica y entre 110-120 milímetros de mercurio la alta o sistólica.

El último criterio médico que conocemos de la clínica de la medicina convencional o alopática, dice que la sistólica y diastólica no deben exceder de:

PAS máx. = 102 + (edad *0.6)

PAD máx. = 63 + (edad * 0.4)

Esto concibe el establecimiento de la ateroesclerosis y la arterioesclerosis, lo cual no se admite para la MTC debido a los estilos de vida y alimentación tan diferentes y la práctica de ejercicios de energía, como *Chikung* y otros.

Como criterio práctico, con la observación del control de la presión arterial en los diferentes pacientes tratados nos hemos percatado que aquellos que de alguna manera presentan dolor en el micro reflejo de la uretra, como diagnóstico nos da a pensar en el establecimiento de la HTA a partir del desequilibrio del eje renina-angiotensina aldosterona, por lo que disipando este dolor, de inmediato baja la presión sistólica hasta valores normales. Significativo resulta destacar que este punto en la planta de los pies está entre los puntos de comienzo del meridiano riñón, o sea, estamos hablando obviamente del comprometimiento energético del sistema urinario, a pesar de que en los complementarios de sangre, no se alteran ninguno de los valores relacionados con el riñón. Estos pacientes, al hacer el diagrama diferencial de inicio, refieren problemas genéticos hasta la quinta generación de problemas renales, por lo que es una información que traen en su código genético; una vez que se crean las condiciones favorables a partir de lo que se come, se bebe, se respira o se piensa, o sea, energía adquirida, se expresa la HTA. Estamos hablando entonces de la causa de tal HTA. En muchas ocasiones, el descontrol de estos problemas en el tiempo termina siendo consecuencia de problemas renales severos, como litiasis, enfermedades de los glomérulos renales, etc.

Así también, en muchos problemas cardiovasculares, se nota dolor intenso en diferentes puntos reflejos de la cabeza en general, en particular, epífisis, hipófisis y puntos reflejos del sistema linfático superior, dando lugar al criterio de que el SNC, a partir de su composición, es decir, corteza cerebral, hipotálamo, sistema límbico, forma reticular, centro vasopresor y medula espinal, de alguna manera queda comprometido energéticamente, por lo que la disipación del dolor regula la presión arterial de manera conjunta con la disipación del dolor presente entre la 3ra y 4ta vértebra torácica, lo cual influye también en el control de la frecuencia cardíaca. En el caso de la estimulación de la hipófisis o pituitaria, se aumenta la generación de vasopresina y por ende, mejora la circulación hídrica de los riñones.

Cuando la hipertensión es secundaria a otras enfermedades y puede identificarse una causa, se clasifica como hipertensión arterial secundaria.

Tipos y causas de la hipertensión arterial:

Secundarias, causas identificables:

Renal: Enfermedad parenquimatosa, glomerulonefritis aguda, enfermedad poliquística, nefropatía diabética, nefritis crónica, etc. Es necesario decir que a nuestro criterio el termino crónico queda en tela de juicio para muchas enfermedades a partir de la existencia de millones de células inteligentes en todo el organismo, capaces de asumir las funciones de las células muertas y esto será demostrado a través de ejemplos prácticos concretos, como el caso del paciente de insuficiencia renal (grado III), por cálculos coraliformes, a lo que dedicaremos un capítulo completo de manera independiente por el rigor y seguimiento de los trabajos terapéuticos de largo tiempo y consecutividad, donde se expondrán detalladamente todos los registros de presiones durante un año y más, así como diversos tratamientos terapéuticos y la mejoría evidenciada de todos los marcadores biológicos.

Reno vascular: Estenosis de la arteria renal y otras causas de isquemia renal.

Etiología de la presión arterial: La presión arterial normal es una de las más complejas funciones fisiológicas que con mayor celo mantiene el organismo, mediante un entrelazado de funciones fisiológicas en el que participan varios sistemas: Cardiovascular, nervioso simpático, hormonal, renal e inmunológico, entre otros. Estos sistemas se regulan mutuamente para mantener constantes dentro de límites muy precisos la PA y el llamado "medio interno". Esto es tan perfecto en la vida diaria que cualquier alteración de uno de estos mecanismos (acción), desencadena reacciones en los restantes para restablecer la normalidad (reacción).

En el caso de la HTA, la elevación aguda (corto plazo), o crónica (largo plazo) a cifras anormales, sea cual fuere la causa primaria, interna o externa que la originó, obedece a una normalidad funcional para mantener el correcto funcionamiento (homeostasis), de los diferentes órganos y tejidos.

Cuando ocurre una elevación de la PA esta puede ser causada por:

Una anormalidad funcional primaria (acción o causa primaria), en forma aguda (caso de una trombosis cerebral, cambio climático, estrés agudo u otro) o crónica (como una ingestión exagerada y mantenida de sal, liberación de sustancias vasopresoras, por el riñón, la edad, etc.).

Cambios internos, por ejemplo, liberación de catecolaminas en el tumor llamado feocromocitoma.

Cambios externos, por ejemplo, fumar o ingerir una sustancia vasopresora.

Al ocurrir la elevación de la PA se desencadenan respuestas compensatorias inmediatas, mediatas y a largo plazo, de los mecanismos reguladores que tratan de mantener la presión dentro de rangos normales.

Cuando la alteración o disfunción primaria, o los mecanismos reguladores o compensatorios persisten con el fin de mantener la integridad del medio interno dentro de límites normales, se elevan las cifras de presión, se perpetúan y pueden inducir a la vez cambios funcionales y anatómicos, que fijen la hipertensión y promuevan el daño en órganos diana.

Sistemas que regulan la Presión Arterial

Existen procesos de regulación que adaptan los niveles de presión a las condiciones a las cuales nos vemos sometidos diariamente en el trabajo, en la calle, cuando nos incomodamos o cuando sufrimos un susto, por citar algunos ejemplos.

Estos mecanismos de regulación actúan sobre el corazón, las arterias, arteriolas y la vena y actúan sobre el corazón de dos formas, al aumentar o disminuir la fuerza de la contracción y la frecuencia de los latidos.

En el primer caso, el mayor bombeo del corazón envía mayor volumen de sangre hacia las arterias y aumenta la presión arterial, en el segundo caso, al disminuir el bombeo, disminuye la presión arterial.

¿Cómo actúan los mecanismos de regulación sobre las arterias y las arteriolas? Lo hacen de dos formas, reduciendo o aumentando el calibre de las arterias y las arteriolas. En el primer caso, disminuye el diámetro vascular, fenómeno fisiológico conocido con el nombre de vasoconstricción, en el segundo ocurre el proceso contrario, o sea, la vasodilatación.

En la vasoconstricción la presión arterial aumenta al reducir la capacidad del vaso con igual volumen de sangre circulante, así, las paredes musculares de las arterias y arteriolas aumentan su presión y resistencia sobre la sangre.

En la vasodilatación disminuye la presión arterial al aumentar el diámetro vascular y no variar el volumen de sangre circulante.

Si la vasodilatación fuese interna, la presión podría llegar hasta valores mínimos, lo que originaría un shock, con causas fatales para la vida.

Las venas también participan en estos fenómenos, pero debido a sus paredes finas, no desarrollan presiones elevadas.

Conocidos estos elementos, estamos en condiciones de estudiar los tres mecanismos que regulan la presión arterial:

1. Mecanismos nerviosos de regulación
2. Mecanismo del sistema regulador reno-humoral
3. Mecanismos locales o de autorregulación

El sistema nervioso central está formado por las estructuras que se encuentran dentro de la cavidad craneana y la médula espinal. Entre las estructuras anatómicas del sistema nervioso central que regulan la presión arterial tenemos:

1. Corteza cerebral
2. Hipotálamo
3. Formación reticular
4. Sistema límbico
5. Bulbo raquídeo
6. Médula espinal

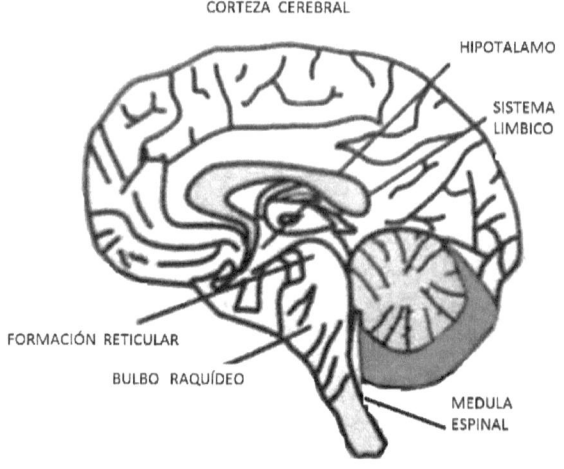

En la corteza cerebral tiene lugar la actividad mental (emociones, estado de ánimo, pensamientos y conciencia del hombre), es decir, el espejo donde se refleja el medio social del individuo.

En el hipotálamo, formación reticular y sistema límbico se integran la actividad neurovegetativa y las emociones.

En el bulbo raquídeo se encuentra el centro vasomotor que es un conjunto de neuronas que controlan de forma directa la actividad cardiovascular.

El sistema nervioso periférico está constituido por las fibras nerviosas que nacen de las neuronas integrantes del sistema nervioso central. Estas fibras se distribuyen por todos los órganos, llevan los impulsos nerviosos hacia ellos y recogen la información acerca de su funcionamiento.

El sistema nervioso vegetativo que posee componentes centrales y periféricos, es sumamente importante para el control de la presión arterial y está integrado a su vez por dos partes: el sistema simpático, conocido popularmente como el gran simpático y el sistema parasimpático.

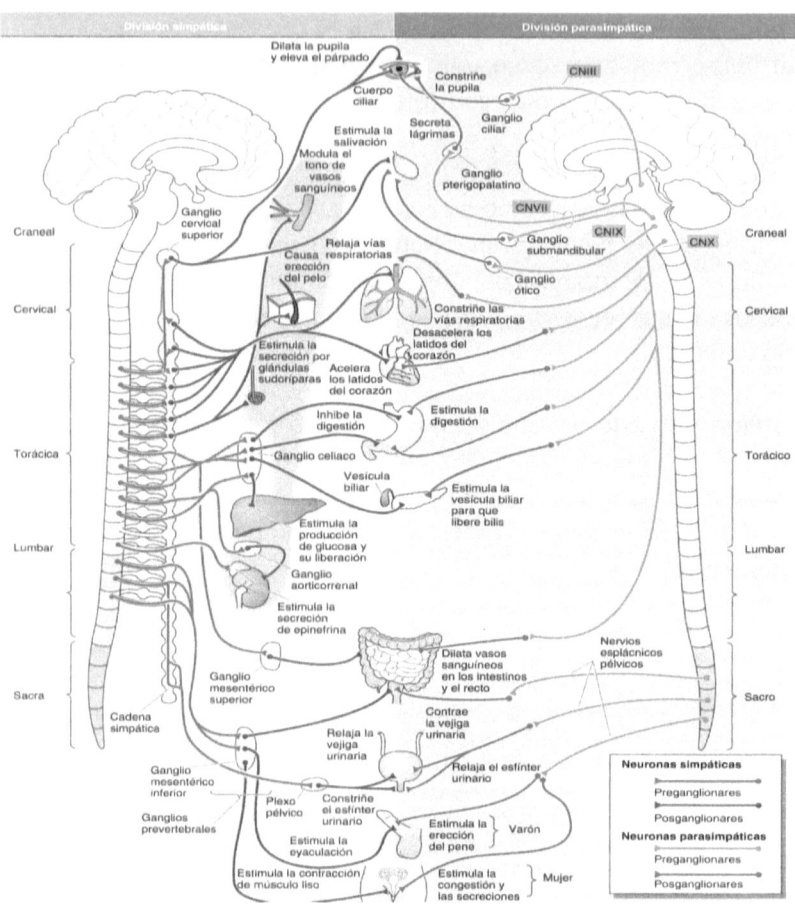

En el esquema anterior de la estructura del sistema neurovegetativo, las fibras nerviosas nacen de las neuronas que se encuentran en la médula espinal, luego salen de las raíces espinales y se dirigen hacia los ganglios espinales, situados a ambos lados de la columna vertebral y de ahí continúan hacia todos los órganos internos y vasos sanguíneos. El sistema parasimpático está formado por los siguientes nervios: Fibras parasimpáticas que integran los siguientes pares craneales, el III o nervio motor ocular común, el VII o nervio motor ocular externo, el IX o nervio glosofaríngeo y el X o nervio vago. También existen fibras parasimpáticas que salen de la columna vertebral en la región sacra.

Después de formarnos una somera idea de la estructura del sistema nervioso vegetativo, podemos detallar sus funciones. En general la acción simpática se opone a la parasimpática, si en un sistema o aparato el simpático estimula sus funciones, el sistema nervioso parasimpático las desestimula.

En el aparato cardiovascular la estimulación del sistema simpático incrementa la actividad cardíaca y produce vasoconstricción, de este modo aumenta la presión arterial. El sistema parasimpático disminuye la actividad cardíaca y reduce la presión arterial.

Estas acciones del sistema neurovegetativo se llevan a cabo mediante unas sustancias llamadas mediadores químicos, que son segregadas en las terminaciones nerviosas.

El mediador químico (baroreceptor) del sistema simpático es la noradrenalina, el mediador químico para el parasimpático es la acetilcolina.

Esto explica por qué al estimular desde la planta de los pies u otros meridianos de energía los diferentes puntos espoleados según lo necesitemos, se genera acetilcolina o noradrenalina de una manera natural, donde finalmente el organismo humano equilibra el simpático y el parasimpático, nivelando así la presión sanguínea.

Los sistemas nerviosos simpático y parasimpático están controlados por estructuras nerviosas centrales, específicamente por el hipotálamo y el centro vasomotor que se encuentra en el bulbo raquídeo.

Las estructuras que hacen posible esto constituyen el arco reflejo, cuyos componentes son: el receptor, la fibra sensitiva o aferente, el centro nervioso, la fibra motora o eferente y el efector (músculo o glándula).

El reflejo baroreceptor o presoreceptor

Se inicia en los receptores de presión que se encuentran en las paredes de las arterias, específicamente en la salida de la aorta y en el llamado seno carotideo. Estos receptores se denominan baroreceptores y se estimulan cuando existen cambios en la presión arterial.

Cuando la presión disminuye se origina una estimulación refleja de la actividad simpática, que trae como consecuencia un aumento de la actividad cardíaca y por tanto del volumen de sangre que el corazón expulsa hacia las arterias; igualmente los estímulos simpáticos provocan una vasoconstricción. Ambas acciones hacen subir la presión arterial. Ahora bien, cuando esta aumenta demasiado, ¿cómo actúa este reflejo?; pues de forma inversa, o sea, existe una inhibición simpática con una disminución de la actividad cardíaca y una reducción del volumen de expulsión ventricular; al mismo tiempo no llegan impulsos simpáticos a los vasos sanguíneos, por lo cual estos sufren una dilatación; ambas acciones combinadas ocasionan una disminución refleja de la presión arterial.

El reflejo quimiorreceptor

Hablemos ahora de otros receptores que están especializados en detectar cambios en la concentración de oxígeno en sangre, es decir, los quimiorreceptores. Se encuentran localizados en el cayado aórtico y en el cuerpo carotideo; estos se estimulan cuando las concentraciones de oxígeno disminuyen y la respuesta que provocan es una estimulación simpática, con aumento de la actividad cardíaca y elevación de la presión arterial. Esto explica por qué los pacientes a quienes realizamos una gasometría y se encuentran altos niveles de presión de dióxido de carbono y bajos de oxígeno, tienen tendencia a desarrollar una HTA. Explica también por qué cuando utilizamos el procedimiento *Chikung* de respiración, es decir, tomar aire por la nariz durante 5 segundos, contenerlo durante 10 segundos y expulsarlo por la boca durante 15 segundos durante 9 veces seguidas, se provoca de inmediato en muchos casos una disminución de la presión arterial, por lo que es un procedimiento que orientamos al paciente varias veces en el día. Según la medicina oriental, esto hace concentrar mucha energía en el plexo solar (entre espina dorsal y punto epigástrico medio) y desde allí se distribuye sabiamente hacia todo el sistema multiorgánico y celular, ayudando a la cura o alivio de cualquier disfuncionalidad orgánico-energética. En el capítulo de *Chikung* explicaremos esto de forma más detallada.

Reflejo isquémico del sistema nervioso central

Otra respuesta reguladora es la reacción isquémica del sistema nervioso central, la cual se origina cuando la presión arterial es tan baja, que la irrigación sanguínea del cerebro se encuentra disminuida y se produce por tanto una isquemia cerebral. Para poder resolver esta situación se desencadena un poderoso reflejo simpático, que provoca una fuerte vasoconstricción periférica con la consiguiente elevación de la presión arterial para poder llevar la sangre nuevamente hasta el cerebro. Se trata de una acción reguladora defensiva de carácter generalizado.

El reflejo de Cushing

Este reflejo es parecido al anterior, aunque su causa sea diferente, pues aquí se dificulta el flujo del líquido en el cefalorraquídeo y aumenta su presión por encima de la presión arterial, comprimiendo a las arterias cerebrales e interrumpiendo así el flujo sanguíneo cerebral.

El reflejo de Goltz

Los receptores de este reflejo se encuentran en las asas intestinales y su tracción o compresión origina un reflejo vagal, que trae como consecuencia un paro cardíaco. Esta reacción puede desencadenarse negativamente durante las peleas de boxeo, cuando se conectan golpes fuertes a nivel de la parte baja del abdomen.

El reflejo de Ashner

Llamado también reflejo óculo-cardíaco, se origina por la compresión de los glóbulos oculares, que desencadena una respuesta vagal que puede disminuir la frecuencia cardíaca e incluso provocar un paro.

Este reflejo es utilizado por los médicos para reducir la frecuencia cardíaca elevada a causa, por ejemplo, de una taquicardia paroxística.

Reflejos pulmonares

Se inician cuando existe un aumento de la presión de las venas pulmonares, que trae consigo la disminución de la frecuencia cardíaca.

Otros reflejos

Existen otros reflejos cardíacos que inician en el propio corazón, ya sea en el endocardio, el miocardio o el epicarpio.

El reflejo de Bezold-Jarish comienza en la arteria coronaria y desencadena una respuesta vagal.

Sistema simpático vasodilatador

Existe un sistema simpático vasodilatador ya que existen fibras simpáticas capaces de causar vasodilatación cuando son estimuladas; estas fibras inervan fundamentalmente los vasos sanguíneos de los músculos esqueléticos.

Mecanismo del sistema regulador reno-humoral

En esta regulación intervienen los riñones y compuestos humorales, entre ellos iones, sustancias vaso activas y ciertas hormonas.

Los riñones poseen más de 2,000,000 de nefronas, que es la unidad anatómica funcional del riñón.

Veamos cómo funcionan los riñones para excretar la orina. Las nefronas se agrupan en los glomérulos renales que reciben la sangre por la arteriola eferente (125 ml/min), en ambos riñones, filtrándola por los capilares de estos glomérulos hacia los túbulos de la nefrona; el resto, que no se ha filtrado, continúa por las arteriolas eferentes hacia el sistema venoso renal. Este volumen que ha pasado por los túbulos renales es reabsorbido de nuevo en un 95 % hacia la circulación y no llega a formar parte de la orina.

Cuando el líquido filtrado llega a los túbulos proximales se reabsorben hacia la circulación todas las sustancias de valor biológico como la glucosa, los aminoácidos, las vitaminas y otras muchas.

Prácticamente en todo el túbulo renal tiene lugar la reabsorción de los iones de sodio y los iones de cloruro lo cual provoca un aumento de la recuperación de la sal por el organismo; al mismo tiempo y por un mecanismo acoplado son secretados hacia el exterior los iones de potasio, los cuales van a formar parte de la orina. El agua se difunde por ósmosis siguiendo a los iones de sodio principalmente.
El transporte de sodio y de potasio está regulado por la llamada hormona aldosterona, que es secretada por las glándulas suprarrenales.

Como la aldosterona permite que se incremente la reabsorción de iones, pasará a la circulación mayor cantidad de cloruro de sodio y agua, lo que hacen aumentar el volumen de líquido circulante y por consiguiente también la presión arterial; en caso contrario, cuando esta reabsorción de sal y agua se encuentra disminuida, baja la presión arterial. El equilibrio del agua y la concentración de sodio están regulados por la hormona antidiurética o vasopresina (ADH), la cual es segregada por el hipotálamo y es almacenada y liberada por la neurohipófisis.

Esta ayuda a reabsorber mayor cantidad de agua desde los túbulos renales hacia la circulación, es decir, a mayor cantidad de esta hormona, se formará menor cantidad de orina; si se impide su acción se eliminará por la orina agua en mayor cuantía, lo que disminuirá la presión arterial.

Existen muchos medicamentos denominados diuréticos que por diferentes mecanismos aumentan la perdida de líquido a través de la orina, razón por la cual a los pacientes hipertensos se les suprime la ingestión de sal; al llegar menor cantidad de esta al riñón, la magnitud de la reabsorción es inferior y por tanto el volumen de líquido circulante decrece, con la consiguiente disminución de la presión arterial.

Cuando el riñón está enfermo o la presión arterial es baja, este órgano no recibe una adecuada cantidad de sangre, por eso libera renina, sustancia con una acción hormonal que actúa sobre la proteína del plasma, lo que origina una serie de reacciones químicas hasta producirse la sustancia denominada angiotensina II, la cual ejerce una intensa vasoconstricción que provoca el aumento de la presión arterial.

Además de los mecanismos ya mencionados, al ocurrir un aumento de la presión arterial se opera de igual forma un incremento de la presión a nivel de los capilares del glomérulo de las nefronas, por lo cual la filtración de líquido hacia los túbulos renales es mayor, lo que conduce a una mayor eliminación de agua, que causa una disminución del líquido circulante y con ello una disminución de la tensión.

Existen otras muchas sustancias con acción sobre los vasos sanguíneos que repercuten directamente sobre la presión, estas son: iones de calcio, de hidrogeno, de potasio, de magnesio, compuestos más complejos como el fosfato de adenosina, la bradicina, la histamina y otros.

Mecanismos locales de autorregulación

Por ultimo nos referiremos a los mecanismos inherentes a cada órgano, cuya función es adecuar el flujo sanguíneo a sus necesidades, se trata del conocido mecanismo de autorregulación. Las arterias locales que irrigan los órganos aumentan su calibre cuando estos incrementan su actividad, lo cual permite que un mayor volumen de sangre pase por ellos. Por el contrario, cuando estamos en reposo, los músculos no necesitan gran cantidad de sangre, por lo que ocurrirá una reducción del calibre de los vasos sanguíneos musculares y del flujo sanguíneo. Esos mecanismos no actúan separadamente sino integrados de forma armónica formando una unidad funcional; son vasos sanguíneos tan pequeños que solo se visualizan a través del microscopio. Constituyen múltiples divisiones de las arteriolas y se encuentran situados entre el sistema arterial y el venoso.

Apreciémoslo en el siguiente esquema:

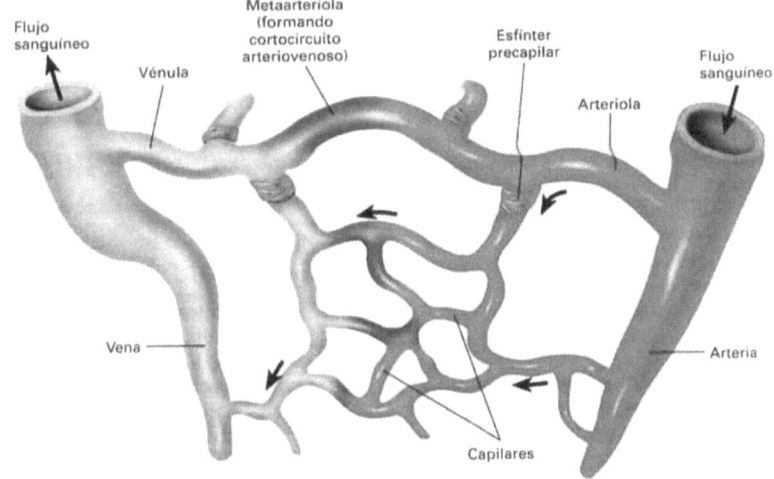

De las arteriolas parte una red de capilares, los que en su nacimiento poseen un esfínter pre-capilar que cuando se contrae impide el paso de la sangre por ellos. Las paredes de los capilares son muy delgadas, a través de estas viaja el oxígeno hacia las células de los tejidos, mientras que el bióxido de carbono procede de las células. Después continúa el recorrido hacia las venas, los pulmones y finalmente la atmósfera.

Asimismo, por los capilares pasan agua, elementos nutritivos, iones, vitaminas, etc., hacia el líquido intersticial. Las proteínas no atraviesan prácticamente sus paredes. Este flujo es gracias a las diferentes presiones que tienen lugar en ambos extremos de estos vasos sanguíneos. Cuando la tensión se eleva, la cantidad de líquido que pasa hacia el espacio intersticial aumenta mucho y provoca el edema, o sea acumulación de líquido en los espacios intersticiales. Así por ejemplo puede observarse el incremento del volumen fundamentalmente en las extremidades inferiores. Por este motivo a los hipertensos se les suministran diuréticos, con el fin de eliminar agua y así reducir la cantidad de líquido circulante, la presión arterial y el edema.

Ahora bien, cabe destacar que estos efectos terapéuticos en la práctica de la reflexología podal se obtienen más rápidamente y tenemos evidencias concretas de ello, por eso los problemas osteomusculares donde se ven comprometidas raíces nerviosas inflamadas son tan fáciles de resolver. Cuando se trata de los capilares del glomérulo renal, el paso de líquido hacia las nefronas constituye un mecanismo útil para la reducción de la presión, pues el líquido así filtrado se integra a la orina y se elimina al exterior. Esto permite controlar efectivamente la presión arterial.

Hasta aquí, aunque podemos hablar mucho más de la presión arterial, creo que es suficiente para adentrarnos en la regulación, en el diagnóstico y la cura efectiva de la HTA, a partir de los mecanismos terapéuticos de equilibrio energético que utilizamos. Más adelante, en el apartado de "enfermedades renales" veremos resultados terapéuticos excepcionales.

Permítasenos ahora, a partir del enfoque biomagnético, la única medicina verdaderamente curativa, la que explicamos un poco más en el próximo capítulo, expresar los pares biomagnéticos que ya sea por disfunciones glandulares, orgánicas o combinaciones de virus, hongos, parásitos y bacterias, explican la etiología de la hipertensión arterial y la hipotensión.

Hipotensión: Providencia Stuarti – par; riñón derecho - uretra.

Hipertensión:
1. Especial. Botón aórtico – pericardio
2. *Streptococcus B*. Cardias – suprarrenales
3. Marimar. Carótida – carótida
4. Disfunción. ECM – esternocleidomastoideo
5. Especial. Mango – dorsal 7
6. Disfunción. Muñeca bilateral – riñón
7. Especial. Nervio vago – nervio vago (bilateral)
8. Especial. Pulso radial – pulso radial
9. *Clostridium tetanicum*. Riñón – riñón
10. Disfunción. Sien – suprarrenales
11. Disfunción. Sien – riñón
12. Disfunción. Sien – bulbo raquídeo
13. Especial (Isaac). Sien –sien
14. *Pseudomona aeruginosa*. Suprarrenales – pulmón
15. Disfunción. Temporal – yugular
16. Especial. Yugular- temporal
17. *Streptococcus pyogenes*

Obstrucción coronaria, infarto, amigdalitis, impétigo, agitación, nerviosismo, fatiga, disnea, escarlatina, problemas de piel. La polaridad + del estreptococo forma ateromas de colesterol que se pegan en arterias inmóviles sin enervación. Mejora la psoriasis.

También revisar corona virus, *plasmidium vivax*, varicela y *proteus mirabilis*; patógenos renales que se explican en el próximo capítulo.

4. Enfermedades renales

Según la medicina tradicional china (MTC), el primer corazón es el hígado, el segundo, el riñón y el tercero el corazón, de ahí la importancia que damos a la funcionalidad orgánica de los riñones.

El cuadro de salud del siglo XXI se caracteriza por una disminución de las enfermedades infectocontagiosas, incremento de las enfermedades crónicas no trasmisibles (ECNT), mejoría de los índices de morbi-mortalidad y disminución de la natalidad en un número mayor de adultos mayores (AM). Los pacientes con HTA, diabetes mellitus, enfermedades cardiovasculares y cerebrovasculares y síndrome metabólico constituyen un grupo importante de las enfermedades crónicas no trasmisibles (ECNT), sin olvidar las enfermedades malignas.

La mortalidad provocada directamente por estas causas tiene una tendencia a la disminución, así como el incremento de las enfermedades renales crónicas (ERC), por estar sus principales causas dentro de las anteriores, de ahí se deduce que cada vez aparecerán más adultos mayores con ERC provocadas por la diabetes y por la hipertensión, que además tendrán posiblemente varias enfermedades asociadas, lo cual hace más compleja su atención y evolución.

En estudios realizados en la región de Pinar del Río en Cuba en 1997, en una muestra de 217 adultos mayores el 0.9% padecía de insuficiencia renal crónica (IRC), el 5.0 % tenía proteinuria con cifras normales de creatinina plasmática y el 18.0 % presentó tumoraciones prostáticas.

La importancia de identificar los individuos que tienen un mayor riesgo (HTA, DM y enfermedades urológicas principalmente), nos orienta a hacer un trabajo preventivo y de diagnóstico precoz, amén de los intensos trabajos terapéuticos en el orden del equilibrio energético, principalmente de las siete glándulas endocrinas y el sistema urinario, lo cual comprende uretra, uréteres, riñones y vejiga.

Como sabemos, la medicina convencional poco tiene que hacer a la hora de dictar una conducta terapéutica una vez diagnosticada una IRC, o sea, estamos hablando de una dieta estricta para finalmente, de manera inevitable, caer en hemodiálisis y trasplante renal, lo cual resulta altamente peligroso e invasivo.

Nuestro trabajo está orientado a la recuperación de la funcionalidad orgánica del riñón y el sistema reno-humoral, a partir de la invocación de la homeóstasis orgánica renal y el sistema integral que lo comprende.

Consideraciones Anatómicas

Los riñones son órganos retroperitoneales, situados en las fosas lumbares a nivel de T12 a L2. Su tamaño es de aproximadamente 10-12 cm de largo y 5-7 cm de ancho. Tienen forma de judía y en su parte cóncava, situada medialmente, se encuentra el hilio renal, del que emerge la pelvis renal y los vasos renales. Los riñones están envueltos por dos cápsulas fibrosas, entre las que se encuentra el espacio peri renal, ocupado por grasa. Por detrás de la cápsula más externa existe otro espacio llamado pararrenal, también ocupado por grasa y limitado por la fascia de Gerotta.

Por delante, el riñón derecho se relaciona con la cara visceral del hígado, porción descendente del duodeno, ángulo cólico derecho e intestino delgado, mientras que el riñón izquierdo se relaciona con el páncreas, estómago, bazo, yeyuno y colon descendente. Las arterias renales se originan de la aorta a nivel de L1-L2. La arteria renal derecha cruza por detrás de la vena cava inferior y cada arteria se divide cerca del hilio renal en 5 arterias segmentarias, que cruzan la pelvis renal y se dividen en arterias lobares e interlobares (MIR 00-01, 236). La pelvis renal se forma por la confluencia de los cálices mayores y se continúa caudalmente con el uréter. Los uréteres miden aproximadamente 30-35 cm, siendo el izquierdo algo más largo. Descienden por el borde anterior del músculo psoas y cruzan por delante a los vasos ilíacos comunes. El uréter derecho se relaciona anteriormente con la raíz del mesenterio. Ambos desembocan en la vejiga urinaria, situada en el espacio retro pubiano (MIR 02-03, 154). La pared de la vejiga está constituida por un músculo liso que forma el músculo detrusor y, a nivel del cuello vesical, el esfínter interno, de control involuntario. En la parte inferior se observa el orificio uretral interno, que con los orificios de los uréteres forma un triángulo llamado trígono. La uretra masculina se divide en tres partes: prostática, membranosa y esponjosa. La uretra prostática atraviesa el diafragma urogenital, donde se encuentra el esfínter estriado o externo, de control voluntario (MIR 97-98, 200). En la pared posterior de la uretra prostática aparece un orificio llamado colículo seminal que conduce a una pequeña cavidad "en dedo de guante" denominada utrículo prostático y que es un vestigio del conducto útero vaginal embrionario. La uretra membranosa atraviesa el diafragma urogenital para continuarse con la uretra esponjosa, contenida en el cuerpo esponjoso del pene. La uretra femenina es más corta y en su parte inferior se relaciona con la vagina, atravesando el diafragma urogenital para desembocar en el vestíbulo vaginal. Sobre el polo superior de cada riñón se encuentra la glándula suprarrenal correspondiente. Entre ambas suprarrenales se encuentran los pilares del diafragma, tronco y plexo celíacos, aorta (a la izquierda) y vena cava inferior (a la derecha).

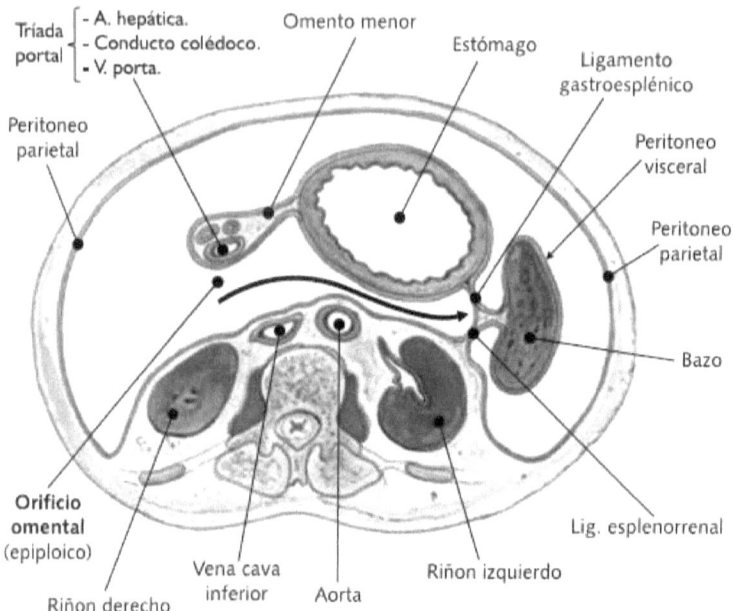

En la mayoría de los pacientes tratados, fundamentalmente HTA, al tocar los puntos reflejos correspondientes al sistema urinario y vértebras entre T12, lumbares y sacro, los dolores historian una conexión genética con parientes que han tenido enfermedades renales, por lo que resulta de especial interés el trabajo sobre el sistema renal.

Por ejemplo, un paciente de cuatro años, a quien se le diagnosticó un síndrome nefrótico, sus padres tenían HTA, quistes y dolores en los puntos referidos; es de destacar que este paciente, con tratamientos podales, acupresión y baños de agua a 30° grados centígrados aproximadamente, con sal a proporción, por espacio de 15 minutos, una vez a la semana (TTO recomendado por el Prof. Dr. Alberto Martí Bosch) más una dieta adecuada, finalmente fue dado de alta por su nefróloga, pues según ella, por remisión espontánea logró restablecer la funcionalidad de los riñones.

En el caso de los pacientes tratados con DM, también de forma general, está comprometido el sistema reno-humoral y se relacionan no pocos casos a nefropatías secundarias a la DM Tipo 2.

Algunas características de los diabéticos con insuficiencia renal son:

1. Daño cardíaco y vascular periférico severo de causa multifactorial.
2. Neuropatía autonómica.
3. Inestabilidad hemodinámica intradialítica.
4. Dificultad para lograr un adecuado acceso vascular para hemodiálisis.
5. Obesidad o desnutrición.
6. Presencia de neoplasias malignas.
7. Diferentes grados de invalidez física y mental, muchas veces severa.
8. Inadecuado apoyo familiar en algunos casos.

Cambios morfológicos y funcionales del sistema genitourinario. Métodos y diagnósticos

Bajo condiciones normales los riñones pueden mantener el equilibrio hidroelectrolítico y ácido-básico, pero las modificaciones producidas por el envejecimiento y el desequilibrio energético hacen a estos órganos menos tolerables a las agresiones, por ejemplo, la deshidratación, las infecciones, los medicamentos neurotóxicos, los daños inmunológicos y la insuficiencia cardíaca, que entre otras, provocan diferentes alteraciones del balance del medio interno. Se daña la capacidad de retener el sodio filtrado lo que produce una excreción urinaria de sodio aumentada, lo cual puede resultar indeseable, disminuye la capacidad de concentración urinaria y la excreción de potasio, pero también disminuye el potasio corporal total y también puede disminuir la secreción de aldosterona (hiporeninismo, hipoaldosteronémico), lo que facilita iatrogenias medicamentosas. Razón por la que insistimos en la solución a partir del equilibrio energético y endocrino, con el uso de terapias naturales que invocan la homeóstasis del organismo, por los mismos medios que potencialmente tiene el organismo humano.

Entre los cambios morfológicos y funcionales del sistema genitourinario tenemos:

1. Los riñones son menos tolerables a las agresiones, produciéndose diferentes alteraciones de balance del medio interno.
2. Se produce un aumento de la natruria (sodio excretado en la orina).
3. Disminuye la capacidad de concentración urinaria.
4. Disminuye la excreción urinaria de potasio.
5. Puede producirse un hiporeninismo hipoaldosteronémico.
6. Disminuye la vitamina D3 activada (dihidroxi- olecalciferol).

La disminución de la vitamina D3 activada puede producir hipocalcemia, osteoporosis y fracturas óseas, que se agravarán por la osteodistrofia renal, si además la persona padece una enfermedad renal crónica (ERC).

Existe una serie de medidas para evitar las alteraciones óseas:

1. Mantener una nutrición y un peso adecuado.
2. Realizar ejercicios físicos programados por un especialista o un técnico bien entrenado. Nosotros recomendamos los ejercicios de energía *Chikung*.
3. Garantizar la exposición a los rayos de sol en las horas menos dañinas para la piel.
4. Control del metabolismo fosfo-cálcico y de la acidosis

La disminución del filtrado glomerular (FG), motivada por los cambios estructurales y funcionales es muy variable y depende de los métodos de medición, la raza, el sexo, las variaciones genéticas y la existencia de otros factores de riesgo. En sentido general, el FG medido por el aclaramiento de creatinina desciende a partir de la cuarta década de vida a razón de 0.8 ml/min/1.73 m^2 de superficie corporal; sin embargo, aproximadamente más de un tercio de esta población puede mantenerse sin cambios. Resulta muy importante esta precisión para no cometer iatrogenias por defecto ni por exceso; por ejemplo, utilizar un antibiótico que tenga una depuración renal importante. El temor a la nefrotoxicidad no puede ser motivo de que se empleen dosis insuficientes para controlar y erradicar el germen responsable del proceso séptico. Aprovechamos y exponemos un ejemplo de un paciente diagnosticado con insuficiencia renal grado II, de 62 años, en quien la creatinina plasmática de 104 µmol/litro, y el cálculo por la fórmula de Cockroft-Gault, fueron el elemento principal para que el especialista definiera tal Insuficiencia renal. No tuvo en cuenta ni la edad del paciente, ni su normalización para 1.73 m² de superficie corporal. Por problemas éticos elementales no referiremos ni el nombre del paciente ni el de su médico. Afortunadamente el paciente de referencia evoluciona satisfactoriamente después de veinticinco sesiones de trabajo, donde se combinan diferentes técnicas terapéuticas energéticas; dicho paciente cursa con un Parkinson al parecer farmacológico a partir del uso abusado del amlodipino como hipotensor, ya sus presiones están normalizadas durante las 24 horas, tanto sentado como ortostáticamente. Los síntomas de rigidez y temblores en reposo han prácticamente desaparecido, así como el estado de cansancio general referido antes del comienzo de los tratamientos.

Recordemos que resulta escaso el valor de la creatinina sérica como índice aislado de la función renal. La disminución de la síntesis de la creatinina endógena (al disminuir la masa muscular con la edad), va a la par con la disminución de la filtración glomerular, lo que resulta en cifras de creatinina plasmática engañosamente normales. La determinación de los niveles de cistatin C sería otro elemento diagnóstico importante para medir la función renal, incluso para poder predecir una enfermedad cardiovascular, aunque todavía no se emplea de una manera masiva por no estar disponible. Resulta dificultoso mensurar el FG en los adultos mayores AM, utilizando el aclaramiento de la creatinina endógena; muchos pueden no estar euvolémicos (la hipovolemia y la hipervolemia son frecuentes en estos pacientes); en segundo lugar, los errores en la recolección de la orina son muy probables y los tratamientos con diuréticos y agentes nefrotóxicos pueden afectar la determinación del FG. La regla de oro para la evaluación de la función renal es la medición directa de esta mediante el uso del aclaramiento de la inulina. Puede utilizarse como alternativa el aclaramiento de otras sustancias exógenas, marcadas habitualmente con isótopos radioactivos, como el iodotalamato; las realizaciones de estas dos pruebas tampoco se encuentran disponibles para la práctica médica diaria, al menos en nuestro país.

Hagamos un poco de historia sobre un paciente: A partir del análisis de la información de las historias clínicas como paciente nefrótico y parkinsoniano, con historia de una severa hipertensión arterial, comenzamos el estudio para precisar la causa, en primer lugar, de la HTA. Desde el año 1995 este paciente debutó con una HTA severa, lo cual debe haber comenzado de manera ligera pero asintomáticamente, como en la mayoría de estos casos.

Las primeras valoraciones comenzaron por los cardiólogos; se practicaron diferentes pruebas de su función hemodinámica y electro cardiovascular. Se orientaron a partir de los resultados conductas terapéuticas adecuadas al momento a partir del uso de los siguientes hipotensores: atenolol, captopril y un BRA (lozartan), más un diurético, hidroclorotiazida. A pesar del tratamiento medicamentoso inicial, a nuestro juicio abusivo, el control de la HTA fue muy difícil. Al fin los BRA dieron una respuesta adecuada. Sabemos por experiencia y conocimientos de los sistemas que regulan la presión arterial, es decir:

1. Sistema nervioso central (SNC)
2. Sistema reno-humoral
3. Autorregulación local, interconexión de venas y arterias,

Que la causa (combinada) o al menos es nuestra hipótesis, es básicamente el sistema reno-humoral y SNC; de hecho, hay una predisposición genética marcada en cuatro miembros de esta familia, que tratamos de manera conjunta. Quizás las consecuencias de la degeneración vascular, historia de hiperlipidemia, (colesterol y triglicéridos), está condicionada inicialmente a partir del desajuste del sistema reno-humoral. Al utilizar la hidroclorotiazida, aumentó el ácido úrico por lo que el filtro riñón se afectó más, provocando una insuficiencia renal grado II en el año 2011, con el FG= 84.97 µmol/litro, siendo dos años después, FG= 83.64 µmol/litro. Recordemos que existen a nuestro juicio dudas del diagnóstico a partir de este cálculo, pues la última creatinina dio 104 µmol/litro, valor normal para hombres.

Hay que apuntar que este paciente tiene historia de litiasis.

El uso en un momento determinado de un anti-cálcico (amlodipine), a partir de una predisposición genética al Parkinson, provocó la expresión de síntomas marcados de rigidez y temblores con predominio del hemicuerpo izquierdo. Este paciente lleva nueve años con tratamiento para el parkinsonismo con dosis de 1,250 mg/día de levodopa, medicamento que en un principio logra un control sintomático y a partir de los dos años, se incrementan los síntomas. Se utiliza también actualmente una dosis de sulfato de amantadita de 1 ½ tab/día, o sea, 150 mg/día.

A partir de un evento cerebro vascular (isquemia), cosa que requiere un estudio más profundo, se incrementaron los síntomas de rigidez, descontrol de las braceadas y pérdida de fuerza muscular.

La hipotensión ortostática era marcada, provocando en ocasiones eventos de desfallecimientos ligeros (cosa prevista por el uso de la levodopa); como resultado importante, en la actualidad esta situación no se manifiesta.

La conducta terapéutica energética ha sido: el equilibrio de los meridianos de energía, podales intensos, controlando la tensión arterial en posición de sentado y ortostática, hasta deshacernos del uso de la hidroclorotiazida para disminuir el ácido úrico en la química, prohibimos el uso abusivo de cebolla, alimento que entre tantos aumenta las concentraciones de ácido úrico, la disminución casi a cero de la sal común, así como, en la medida del control de la HTA, eliminar poco a poco el uso del amlodipino, pues pensamos que es un parkinsonismo farmacológico.

Trabajamos también el control de los quince marcadores biológicos y utilizamos mucha meditación de atención simple y trascendental, conjuntamente con *Mudras* y técnicas de respiración del Prof. Dr. Deepak Chopra.

Después del control de la HTA, comenzamos a utilizar técnicas que aumentan la fuerza muscular, el fortalecimiento de la musculatura paravertebral y abdominal con ejercicios de respiración diseñados a tales efectos, el uso de tácticas de artes marciales para la mejoría ya evidenciada de la circulación articular y ósea, así como la práctica diaria de ejercicios lamas o tibetanos, para el equilibrio de los Siete *Chakras* y ocho tipos de ejercicios *Chikung*. Se incorporó también en los tratamientos diarios, las caminatas de animales. Hasta hoy hay una mejoría evidenciada y creemos que en los próximos tres meses será un paciente curado, y no precisamente por remisión espontánea.

Realmente son resultados que a veces nos asustan, pues mientras más intensamente se trabajan, más rápido se expresan los beneficios, es como si unos ejércitos inagotables de células inteligentes estuvieran esperando el estímulo necesario para entrar en acción y recuperar la funcionalidad orgánico-energética del organismo humano.

Bajo el nombre de enfermedades glomerulares se agrupa un gran número de enfermedades que causan daño glomerular. Hagamos un paréntesis y expliquemos qué son los glomérulos renales.

El glomérulo es la parte de la nefrona encargada de limpiar la sangre que entra por la arteria aferente y sale por la arteria eferente.

Las enfermedades glomerulares son afectaciones al microscópico ovillo capilar renal (glomérulo), que es donde se filtra la sangre y se produce la orina. Una persona normal tiene innumerables glomérulos. La glomerulopatía puede ser clasificada básicamente en primaria, cuando los riñones son los únicos afectados (de causa conocida o no) y en secundarias. En este último caso la lesión glomerular es parte de un proceso patológico que afecta otros sistemas.

Los síndromes clínicos que les caracterizan pueden ir desde cuadros muy floridos y graves, por ejemplo, las nefritis, de progresión rápida hasta otros menos llamativos y más solapados (alteraciones urinarias menores y persistentes, proteinuria en cifras inferiores al rango nefrótico y hematuria), que es precisamente donde puede demorar más el diagnóstico, razón por la que una vez más insistimos en la búsqueda de la disipación del dolor en los micro reflejos de los pies para adelantarnos a la expresión de la enfermedad.

Veamos un ejemplo de un caso clínico tratado recientemente:

Paciente: Mujer
Edad: 51 años.
Diagnóstico: Insuficiencia renal crónica estadio 5, estado terminal.

Paciente proveniente de Estados Unidos, que viene a Cuba con la intención de buscar una segunda opinión antes de comenzar tratamiento de hemodiálisis.

Esta paciente llega a nosotros con un estado clínico general poco deteriorado, poca capacidad aeróbica, refiere cansancio al esfuerzo físico intenso, disnea, palidez relativa, estado anímico normal, mucosas oculares con predominio del color blanquecino, temperatura corporal con predominio frío en miembros inferiores. Edemas en miembros inferiores bien marcados.

Peso corporal: 96.16 kg
Talla: 5´ 6 ½"
IMC= 30.12 (estado de obesidad)

Trae consigo análisis de laboratorio alarmantes, por ejemplo, creatinina 8.1 dmol/dlitro, lo cual es equivalente a 716.04 µmol/L (factor de multiplicación 88.4) al cálculo del FG por la fórmula de Cockroft-Gault, normalizada para 1,73 m² de superficie corporal:

FG= Peso en Kg * (140-edad) / 0.82 * creatinina plasmática (µmol/L)

Valor que se ofrece en ml/min, donde los valores normales se consideran entre 75/115 ml/min para las mujeres (creatinina normal en sangre de 44 a 80 µmol/L). y para hombres de 80 a 120 ml/min (creatinina normal en sangre de 62 a 106 µmol/L). Ver tabla número 2 (Valores Normales de Laboratorio) al final de este capítulo.

Al cálculo FG= 14.5758

Según la clasificación de la enfermedad renal crónica IRC:

Estadio	Descripción	FG (ml/min/ 1.73 m²)	Presentación
I	Daño Renal con FG normal o aumentado	≥90	Albuminuria, proteinuria, hematuria
II	Daño renal con FG ligeramente disminuido	60 - 89	Albuminuria, proteinuria, hematuria
III	FG moderadamente disminuido	30 - 59	IRC
IV	FG severamente disminuido	30 - 59	IRC pre terminal
V	Estado final de la enfermedad renal	< 15	IRCT

Acorde con los valores de los resultados analíticos anteriores, esta paciente, según la medicina alopática o convencional, está en estadio V o insuficiencia renal crónica terminal.

Con estas consideraciones preliminares comenzamos a trabajar el día 7 de noviembre del 2016 efectuando un análisis diferencial con los siguientes resultados:

Paciente que trae de esencia, o sea, hasta la quinta generación, por padre y madre, fibrosis pulmonar, cáncer de lengua, hipertensión arterial, gota y diabetes.

En vida, por la energía adquirida, predisposición a enfermar de hígado, vesícula biliar, pulmón, Intestino grueso, riñón y vejiga, bazo y estómago, en ese orden de prioridad; esta paciente está medicamentada con amlodipino y metoprolol.

Presiones de inicio: Ta= 154/91.89 frecuencia cardíaca

Puntos reflejos comprometidos con dolor intenso: Pozo linfático, sistema vestibular, glándula pituitaria, cerebelo y medula espinal, glándula pineal o epífisis, paratiroides, tiroides, retina, columna vertebral general, intestino grueso transverso, intestino delgado, riñón, uréteres, uretra, vejiga, C1, C2, C6, C7, T3, T4, T7, T8, L5, plexo sacral, sacro y coxis, ovarios, caderas, sistema linfático general, intermedio y superior, cuerdas linfáticas de las amígdalas, rodilla, punto B6 de bazo y páncreas.

El parque terapéutico utilizado en los primeros cinco días de tratamiento incluye: caminata de animales, ejercicios tibetanos, ejercicios para fortalecer la columna vertebral, ocho tipos de ejercicios *Chikung*, técnicas de respiración de Deepak Chopra, equilibrio de los Siete *Chakras* en tres minutos, dieta hipo sódica, baños termales con concentraciones de sal común adecuada por espacio de 20 minutos, tratamiento homeopático para la insuficiencia renal y podales intensos, más *Mudras* y técnicas de meditación trascendental, es decir, cuatro horas de trabajo intenso.

Hasta el quinto día de trabajo se observa una mejoría evidenciada en el estado clínico general de la paciente: aumento ligero de la capacidad aeróbica, presión arterial promedio de 135/82 (84), disminución marcada de los edemas en miembros inferiores y como resultado más alentador, peso corporal de 92.98 kg (recordemos que esta paciente comenzó con 96.16 kg, es decir, en cinco días de trabajo bajó de peso 3.18 kg).

La proteinuria en 24 horas fue de 0.75 g, es decir, ya no está en rango nefrótico, lo cual por norma ha de ser de 3 g o más de excreción de proteínas por la orina en 24 horas.

La creatinina plasmática fue de 489 µmol/L, lo cual implica FG= 20.63 ml/min/1.73 m²

| FG severamente disminuido | 30 - 59 | IRC pre- terminal |

Orientamos tratamientos alternativos diseñados por el Profesor Dr. Martí Bosch para casos de insuficiencia renal:

Tratamiento homeopático:

a. Depurativo: champora, 200 ch glóbulos, tomar un tubo, dosis única.

b. Riñón: *lycopodium* 30 ch granulado, tomar 5 gránulos desayuno y cena; *medorrhinum* 200 ch en gotas, tomar 2 gotas lunes, miércoles y viernes.

c. Hipertensión:
- *Aconitum napellus* 4 dh en gotas, tomar 2 gotas en agua desayuno y cena.
- Tratamiento con oligoelementos y biosales de Schusler.
- *Kalium muriaticum* en comprimidos, tomar 2 comprimidos en desayuno, comida y cena.
- Tratamiento fitoterático.
- Amargo sueco en elíxir, tomar 2.5 cc diluidos en agua antes de las comidas.
- *Kurapedra* en elíxir, tomar 2.5 cc diluidos en agua antes de las comidas.
- *Cordyceps* en cápsulas, tomar una cápsula con el desayuno y con la cena.

d. Tratamiento ortomolecular: Complejo B en comprimidos, tomar un comprimido con el desayuno (100).

e. Hidroterapia: Hacer baños de cuerpo entero en la bañera con agua caliente que no queme, con 2 kilos de sal y de unos 10 a 15 minutos diarios.

Aprovechamos una vez más para agradecer infinitamente al profesor Dr. Alberto Martí Bosch, quien mucho tiene que ver con estos alentadores resultados. Hasta ahora, la disciplina consciente y el tesón y empeño en curarse de la paciente han hecho posible frenar el deterioro del riñón y conseguir una mejor calidad de vida; esperamos que de seguir así finalmente resulte curada; ¿cuándo?, no lo sabemos...

Enfermedades glomerulares

1. Nefritis aguda
2. Nefritis rápidamente progresivas
3. Nefritis crónica
4. Síndrome nefrótico
5. Hematuria recurrente
6. Anormalidades urinarias persistentes (estos casos pueden diagnosticarse erróneamente como sepsis urinaria a repetición)

Síndrome nefrítico agudo: Término clínico que define la aparición súbita de hematuria, HTA, edema, oliguria y proteinuria generalmente moderada.

Familiaricémonos con algunos términos importantes:

- Albuminuria: Presencia de albúmina en la orina.
- Anuria: No orina o produce menos de 50 ml en 24 horas.
- Disuria: Alguna alteración, molestia o dolor al orinar.
- Oliguria: Orinar entre 50 y 400 ml en 24 horas.
- Polaquiuria: Orinar con mucha frecuencia, pero en pequeñas cantidades.
- Poliuria: Orinar más de 2 litros en 24 horas.
- Proteinuria en rango nefrótico: Mayor de 3 gramos de proteínas en 24 horas.

Síndrome nefrótico: Consecuencia clínica del aumento de la permeabilidad de la pared capilar del glomérulo, lo que produce una proteinuria masiva e hipo albuminuria y se acompaña de grados variables de edema e hiperlipidemia.

Las glomerulopatías por daño mínimo, las membranosas, las fibrilares y la glomeruloesclerosis segmentaria y focal por lo general se manifiestan clínicamente como un síndrome nefrótico. Estas tres últimas también se pueden presentar como un síndrome nefrítico, pero con una menor frecuencia. Este último síndrome se encuentra casi siempre en las glomerulopatías membrano-proliferativas y proliferativas, en la difusa aguda y en las crescénticas, todas ellas pueden en ocasiones causar síndrome nefrótico.

Las causas de glomerulopatía secundaria son numerosas, como las neoplasias (principalmente de colon, pulmón, discrasias de células plasmáticas y linfomas.) El síndrome nefrótico provocado por una amiloidosis no es excepcional, se caracteriza además por una neuropatía periférica y autonómica, hepatoesplenomegalia, púrpura y artropatías no inflamatorias.

Las causas de la glomerulopatía secundaria son:

1. Lupus eritematoso sistémico.
2. Púrpura de Schönlein- Henoch y otras vasculitis.
3. Nefropatía asociada a la anemia por células falciformes.
4. Hepatitis B y C.
5. SIDA.
6. La glomerulopatía asociada con medicamentos y drogas.
7. Las neoplasias.
8. La amiloidosis.

Tanto la glomeruloesclerosis del envejecimiento como la fibrosis túbulo-intersticial y la disminución del filtrado glomerular, no se consideran inevitablemente una consecuencia necesaria del proceso de envejecer, ya que existen una serie de factores que en potencia podrían ser controlados o modificados y que ofrecen optimismo en relación con terapéuticas futuras y pasadas, como la reflexología podal y el equilibrio energético. Estos factores son: la angiotensina II, el TGF-β, el óxido nítrico, los productos finales de glicosilación avanzada, el estrés oxidativo y el colesterol y sus fracciones, entre otros.

Enfermedad litiásica renal

Las litiasis, cálculos o piedras en los riñones, como comúnmente se le conoce, tienen un componente mayoritario de sales de calcio, aunque las litiasis de ácido úrico y mixtas cobran mayor importancia, ya que existen cada vez más casos con hiperuricemia, motivada principalmente por estilos de vida y hábitos alimentarios inadecuados. También existen las litiasis coraliformes (piedrecillas más difíciles de eliminar) secundarias a las infecciones urinarias. Este es el caso del Sr. Antonio Delgado, nuestro buque insignia, a quien consagramos tiempo, esfuerzo y dedicación extrema, a pesar de no guiarse por algunos tratamientos complementarios para deshacer definitivamente las piedras coraliformes, pues su nefrólogo se lo prohíbe, por lo que aún persisten las piedras (ver tabla no. 3 al final del apartado).

Las obstrucciones urinarias pueden deberse a litiasis o a tumoraciones benignas o malignas que comprometen el sistema excretor renal (en el caso del hombre, las afecciones prostáticas); puede ser una secuela de radiaciones que haya recibido el paciente en el tratamiento de una neoplasia intra-abdominal o genital o una fibrosis retroperitoneal, muchas veces de causa desconocida (¿realmente?)… Veremos en el capítulo dedicado a la acidez humoral que la causa en estos casos, es conocida….

El paciente con insuficiencia renal (IR) por obstrucción urinaria tiene algunas características clínicas y de los medios diagnósticos distintivos, puede tener una anuria total u orinar pequeñas cantidades por rebosamiento; la palidez y el color terroso de los pacientes crónicos no está presente, a veces se palpa un globo vesical o una masa renal, los niveles de creatinina y urea son muy elevados, lo que contrasta con un estado general relativamente conservado y sin síntomas urémicos muy llamativos (como vómitos, prurito, astenia, etc.); tampoco hay anemia o es ligera, en el ultrasonido renal los riñones están agrandados y se puede observar la dilatación de las vías excretoras de la orina, incluyendo la vejiga.

Las principales características diferenciadas de un paciente con IR obstructiva son:

1. Anuria Total.
2. No existe palidez ni color terroso.
3. El estado general conservado contrasta con la urea y creatinina muy elevadas.
4. Escasez de síntomas urémicos.
5. Muchas veces puede palparse un globo vesical y otras las masas renales.
6. No existe anemia o es ligera.
7. Riñones agrandados en el ultrasonido (en la IRC de otras causas generalmente son pequeños); dilatación de las vías excretoras de la orina, incluyendo la vejiga.

Existe un elemento ultrasonográfico que necesita ser dominado por todos los que enfrentan esta problemática. Cuando se produce una obstrucción del flujo libre de la orina, se trasmite una presión retrógrada al riñón o a los dos riñones si el obstáculo está por debajo o a nivel de la vejiga. Esta presión retrógrada produce a su vez una infiltración inflamatoria de la masa renal, se liberan mediadores (citoquinas), disminuyen algunas sustancias vasodilatadoras como las prostaglandinas y el riñón afectado produce una menor cantidad de orina. Esto trae como consecuencia que al realizar una ultrasonografía pueda aparecer solamente una ligera inflamación renal y el uréter obstruido, retrasando el diagnóstico y por consiguiente el tratamiento. Esta situación pre-diagnóstica confirma nuestra tesis de utilizar más bien medios diagnósticos naturales al alcance de todos y cuyo aprendizaje no cuesta demasiado tiempo ni esfuerzo personal, amén de las herramientas terapéuticas incluidas como un todo integral; es decir, usted amigo lector, con sus propias manos, a través de sus propios pies, puede diagnosticar, pronosticar y curar.

Obviamente, mucho más se podría disertar de las enfermedades renales, de las particularidades de los métodos de suplencia y el trasplante renal, de las complicaciones renales de las enfermedades malignas, etc., etc., pero para conseguir nuestros objetivos en este tratado, con lo que se ha dicho hasta aquí, es suficiente.

Tabla n.2: Valores normales de laboratorio

Orina		
Test		Unidad de medida
Leucocitos	0 - 1	X 10,000
Eritrocitos	0 - 1	X 10,000
Calcio	< 200	mg/ 24 horas
Fósforo	300- 800	mg/ 24 horas
Magnesio	3,0- 5,0	mmol/ día
Glucosa en orina de 24 h	0– 1.38	mmol/ L
Proteínas en orina de 24 h	< 0.4	g/ L
Cituria	albúmina: no contiene leucocitos: <10,000 eritrocitos: < 10,000 cilindros: < 2,500	células/ ml
Filtrado glomerular	70– 160	ml/ minuto
Conteo de Addis	albúmina: no contiene leucocitos: < 1,000 eritrocitos: < 1,000 cilindros: < 250	células/ minuto mg/ minuto

Hemoglobina	H: 13.0 – 17.0 M: 12.0 – 15.0	*g/ dl*
Hematocrito	H: 0.40 – 0.50 M: 0.37 – 0.45	
Leucocitos	5 – 10	$X\ 10^9/L$
Eritrocitos	H: 4.5 – 5.5 M: 4.0 – 4.5	$X\ 10^{12}/L$
Eritrosedimentación	H: 0 – 10 M: 0 –20	*mm/ hr*

Conteo diferencial de células sanguíneas	neutrófilos: 65 – 70 linfocitos: 25 – 40 eosinófilos: 1 – 3 monocitos: 4 – 8 basófilos: 0.5 – 1	%
VCM	82 – 92	*fl/ eritrocito*
HCM	26- 32	*pg/ célula*
CHCM	320 – 360	*g Hb/ dl*
Conteo de eosinófilos	150 – 350	*X 10^9 / L*
Conteo de reticulocitos	5 – 15	*X 10^3 / L*
Conteo de plaquetas	150 – 350	*X 10^9 / L*
Tiempo de sangramiento	1 – 3	*Minutos*
Tiempo de coagulación	5 – 10 (37 0° C)	*Minutos*
TPT Kaolín	30 – 60	*Segundos*
Tiempo de protrombina	0.3 > control	*Tiempo en segundos del paciente comparado con el tiempo del control o normal*
Factores de la coagulación	I: 4.0 – 10.0 II: 0.5 – 1.0 V: 0.5 – 1.0 VII: 0.5 – 1.0 VIII: 0.3 – 1.0 IX: 0.3 – 1.0 XI: 0.5 – 1.0	*umol/ L*
Fibrinógeno	2 – 4	*g/ L*

Química Sanguínea		
Test		Unidad de medida
Albúmina	35 – 45	g/ L
Amilasa	< 90	u/ L
Bilirrubina total	< 17	µmol/ L
Bilirrubina directa	< 7.0	µmol/ L
Bilirrubina Indirecta	< 12.0	µmol/ L
Calcio sérico	2.0 – 2.6	mmol/ L

Ceruloplasmina	19 - 57	g/ L
Creatinina	46 - 106	µmol/ L
Colesterol	Valor deseado < 5.2 Valor límite 5.2 –6.1 Elevado > 6.2	mmol/ L
Colesterol HDL	> 0.9	mmol/ L
Colesterol VLDL	< 0,77	mmol/ L
Colesterol LDL	< 3.36	mmol/ L
CK total	H: 38 – 174 M: 96 – 140	u/ L
Fosfatasa alcalina	98 – 279	u/ L
Fósforo	0.8 – 1.6	mmol/ L
Haptoglobina	15 – 200	mg/ dl
Hierro	H: 70 – 130 M: 60 – 120	µg/ dl
GGT	< 50	u/ L
Glucosa	Adultos: 3.2 – 6.1 Embarazadas: Inferior a 5.8 Glucosa alt. en ayunas: 6.1 – 6.9 Hipoglucemia: Menor de 2.2	mmol/ L
Lactato	Arterial: hasta 11,3 Venoso: 4,5-19,8	mg/ dl
LDH	230 – 460	u/ L
ALT	10-50	u/ L
AST	10-50	u/ L
Lipoproteína (a)	< 30	mg/ dl
Magnesio	1,6- 2,5	mg/ dl
Proteínas totales	60 – 80	g/ L
PCR	0.00 – 0.05	g/ L
Triglicéridos	0.40 – 1.81	u/ L
Transferrina	230- 420	mg/ dl
Urea	2.5 - 6.4	mmol/ L
Uratos	H: 202 – 416 M: 142 – 310	µmol/ L

	Iones y Gases		
Test	Niños	Adultos	Unidad de medida
Ionograma Na Cl K	0 a 30 días / > 1 mes 134 – 144 134 – 143 98 – 113 98 – 107 3.6 – 6.1 3.5 – 5.0	132 – 145 99 – 110 3.2 – 5.0	mmol/ L
Gasometría (arterial) pH EB BS PCO2 PO 2	7.35 – 7.45 +- 2.5 21 – 25 35 – 45 95 – 100	7.35 – 7.45 +- 2.5 21 – 25 35 – 45 95 – 100	mmol/ L
	Líquidos Biológicos		
Test	Niños	Adultos	Unidad de medida
Glucosa en LCR	-	2 – 3	mmol/ L

Test	Adultos	Unidad de medida
FSH	H: 1.5 – 12.4 M: Según fase del ciclo menstrual	mUI/ ml
LH	H: 1.7 – 8.6 M: Según fase del ciclo menstrual	mUI/ ml
Prolactina	H: 98 - 456 M: 127 – 650	μ UI/ ml
Estradiol	H: 28.0 – 156 M: Según fase del ciclo menstrual	pmol/ L

Progesterona	H: 0.7 – 4.3 M: Según fase del ciclo menstrual	nmol/ L
Testosterona	H: 9.9 – 27.8 M: 0.22 – 2.9	nmol/ L
TSH	0.800 – 3.80	µ UI/ ml
T3	1.3 – 3.1	nmol/ L
T4	75.00 – 144.0	nmol/ L
Cortisol	171 – 536	nmol/ L
Insulina	2-15	uUI/ ml
PTH	15 – 65	µg/ ml
DEAH-S	11.9 - 492.0	µg/ dl
AFP	< 10	µg/ ml
CA-125	< 35	U/ ml
CEA	< 5	µg/ ml
PSA	< 4.4	µg/ ml
ß -HCG	< 2	UI/ ml
CK-M masa	0 – 5	µg/ ml
Troponina T	< 0.01	µg/ ml
ProBNp	H: < 84 M: < 155	µg/ ml
Ferritina	H: 30 – 400 M: 13 – 150	µg/ ml
Fólico	3.71 – 17.5	µg/ ml
Vitamina B12	240.0 – 900.0	

Test	Niños	Adultos	Unidad de medida
Autoanticuerpos	-	< 1: 10	
Complemento C3	0.9 – 1.8	0.9 – 1.8	g /L
Complemento C4	0.1 – 0.4	0.1 – 0.4	g/ L
CH-50		> 23	U de CH50
Crioglobulinas	negativo	negativo	-
Ig A	según edad del paciente	0.70 – 4.00	g/ L
Ig G	según edad del paciente	7.00 – 16.00	g/ L
Ig M	según edad del paciente	0.40 – 2.30	g/ L
Inmuno complejo	-	<= 0.080	U.D.O

circulante (ICC)			
Factor reumatoide	-	< 8	UI/ ml
Fagocitosis	-	37 – 62	%
Pruebas de hipersensibilidad	-	2 a 3 induraciones > 2	mm

Hasta aquí hemos visto algunas enfermedades renales desde el punto de vista alopático. Veamos ahora las mismas desde un enfoque biomagnético, una alternativa curativa muy eficaz.

La medicina convencional se fundamenta en síntomas, síndromes, signos, descripciones anatómicas, resultados de laboratorio bioquímicos y biológicos, imágenes, estudios anatómicos y electromagnéticos, estudios de ultrasonidos, imágenes de rayos x, de fluoroscopía y otras tantas funciones de la genética, la inmunología, las proteínas, las enzimas, las hormonas y otras más que hacen imposible sintetizar y ordenar en pocas expresiones numéricas o conceptuales a toda la patología humana, pero gracias al descubrimiento en 1988 del par biomagnético por el Profesor Dr. Isaac Goiz Durán, y el entendimiento del biomagnetismo médico, se sintetizó en un conjunto armónico y coherente el código patógeno, yendo a la verdadera etiología de todas las enfermedades a partir de la combinación de microorganismos: virus, bacterias, hongos y parásitos.

A partir de aquí, sabemos que no debemos aferrarnos a los diagnósticos clínicos alopáticos, homeopáticos, neuropáticos y de otras disciplinas médicas porque son sintomáticos, sinológicos, sindromáticos, descriptivos, anatómicos, fisiológicos, microbiológicos, psicológicos, sociológicos, emocionales, pero pocas veces etiológicos.

Así por ejemplo, tomemos como ejemplo la propia la insuficiencia renal que venimos explicando y que diagnosticada desde un enfoque biomagnético encontramos que se produce por la presencia de cinco patógenos:

- Corona virus: Produce uretritis, cistitis, sangrado uretral, escozor, insuficiencia renal, falsa psoriasis, desprendimiento de proteínas.
- *Plasmidium vivax*: Miembro acortado, depresión, cansancio, trastorno emocional y psicológico, cabeza pesada, sordera,

problemas de equilibrio, tos crónica, insomnio, migraña, problemas músculo-esqueléticos, fibromialgia/ fibromiositis, falso reumatismo, fiebres recurrentes, escalofríos, problemas digestivos severos, falsa salmonellosis.
- *Proteus mirabilis*: Falso SIDA. Atrapa anatómica y funcionalmente al timo. Mediastinitis, falsa neumonía, mala respiración. Laringe, bronquios, pulmones.
- *Clostridium tetanicum*: Fatiga crónica, asma alérgica, asma bronquial, vitiligo, enfermedad de Addison, traumas. Duelen los senos. Incapacidad para desinflamarse. Sistema nervioso.
- Varicela: Constriñe vasos y uréteres. Infertilidad femenina, falsa psoriasis.

Por supuesto que la insuficiencia renal comienza en el primer corazón: el hígado, donde se genera la creatinina y el ácido úrico, por lo que hay que constantemente revisar todas las hepatitis y cualquier patógeno que tenga que ver con el mal funcionamiento del hígado.

Cuando logramos eliminar esos patógenos, estamos quitando la causa de la insuficiencia renal; luego, con dietas, restablecemos el daño de los glomérulos renales y podemos probar, como ya hemos hecho en nuestras prácticas clínicas, que la insuficiencia renal no es una enfermedad crónica como pretende obligarnos a aceptar la medicina convencional que se desgasta en recursos innecesarios y cirugías muy complejas y riesgosas, cuando la solución está simplemente en impactar los diferentes pares biomagnéticos comprometidos, más los diferentes reservorios con imanes de más de 1000 gauss (por demás baratos) y durante solo un corto periodo de tiempo de 10 a 12 minutos en esta latitud o 15 minutos en el norte de Europa y EEUU, con lo que se solucionaría un problema inmenso para una población con insuficiencia renal cada vez más numerosa en todo el mundo.

Así sucede con todas las patologías renales como síndrome nefrótico y demás.

¿Será tan difícil para los médicos y otros científicos aceptar que mediante el biomagnetismo médico se pueden curar casi todas las patologías? ¿La egolatría médica en algunos casos o los poderosos intereses de la industria farmacéutica en otros permitirán que se abra esta ventana de esperanza para tantos seres humanos en todo el planeta? No importa si no es así, beneficiaremos a cuantos podamos y propagaremos nuestras prácticas y nuestros resultados lo máximo posible en la medida de nuestras posibilidades.

5. Enfermedades metabólicas. Diabetes mellitus.

¿Qué es el metabolismo? Un conjunto de reacciones anabólicas (biosíntesis), reacciones catabólicas (degradación) y reacciones anfibólicas (que valen tanto para lo uno como para lo otro, dependiendo del estado fisiológico de la célula, más allá del anabolismo y catabolismo.)

Dentro de la degeneración metabólica, se encuentra una enfermedad caracterizada por niveles de glucosa en sangre elevados, la *diabetes mellitus*, que se expresa a partir de la muerte de las células β, los islotes de Langerhans, células cuya función es la generación de insulina. Esta enfermedad se dice que es crónica, criterio con el que no estamos de acuerdo pues existen en el organismo millones de células esperando a ser orientadas para rehacer la funcionalidad orgánica que dio lugar a la enfermedad; lo cual es difícil y conlleva dolorosas terapias, trabajo terapéutico intenso, disciplina en el reordenamiento energético, el cambio o modificación de estilos de vida y alimentación, así como adecuar los índices de masa muscular para trabajar normo peso, características a las que dedicaremos tiempo y explicaciones en este capítulo.

Indagando en la historia de la enfermedad, la primera referencia bibliográfica sobre la diabetes mellitus se halla en el papiro de Ebers (1,550 años a.n.e.), encontrado en 1862 en Tebas, hoy Luxor, donde se menciona por primera vez una enfermedad causada por la frecuente y abundante eliminación de orina y la utilización de unos remedios a base de determinadas decocciones.

La antigua literatura hindú en los Vedas describe que la orina en las personas con diabetes es pegajosa, con sabor a miel y que atraía fuertemente a las hormigas. Susruta, el padre de la medicina hindú, llegó incluso a diferenciar una diabetes que se daba en los jóvenes que conducía a la muerte y otra que se daba en personas de mayor edad. Pablo de Aegina refinó aún más el diagnostico de *diabetes dypsacus* y la asoció con un estado de debilidad de los riñones y exceso de micción que conducía a la deshidratación. Prescribió un remedio a base de ciertas yerbas como lechuga y trébol en vino tinto con decocciones de dátiles y mirto, para beber en los primeros estadios de la enfermedad, seguido de cataplasmas a base de vinagre y aceite de rosa sobre los riñones.

Los antiguos escritos chinos hablan de la enfermedad de la sed, planteada por Tchangking, luego de la observación de un paciente que ingirió diez litros de agua.

Durante el imperio Romano también se menciona a la diabetes mellitus. Cornelio Celso (contemporáneo de Cristo), describe una enfermedad consistente en poliuria indolora con amación.

Areteo de Capadocia le da el nombre de diabetes (pasar a través de un sifón), a una enfermedad caracterizada por la licuefacción de la carne y de los huesos en la orina. Galeno tuvo una concepción errada que persistió por catorce siglos, consistente en que el problema era una debilidad renal y que los líquidos se eliminaban sin cambio alguno. Unos siglos después el árabe Avicena describió la gangrena y la impotencia en los diabéticos y Paracelso evaporó estas orinas, encontrando cristales que creyó eran de sal. La primera referencia en la literatura médica occidental de una orina dulce en la diabetes se debe a Thomas Willis (1621-1679); en 1674 Thomas Willis probó las orinas de los diabéticos, encontrando que eran maravillosamente dulces, como embebidas con miel o azúcar, y le da el nombre de *mellitus*. Willis escribió que "... antiguamente esta enfermedad era bastante rara, pero en nuestros días, la buena vida y la afición por el vino, hacen que encontremos casos a menudo en la orina."

Fue Wirsung, de la Universidad de Padua, en 1642, quien reconoció el páncreas como glándula excretora. Brunner, treinta y cinco años más tarde, realizó una pancreatectomía en un perro, el cual se mantuvo hambriento y bebiendo agua sin cesar, pero no asoció estos síntomas con la diabetes mellitus y casi doscientos años tuvieron que transcurrir para reconocer el páncreas como órgano responsable de esta dolencia.

Esperamos que no tengan que transcurrir doscientos años más para aceptar que esta enfermedad tiene cura desde el equilibrio energético….

En el siglo XIX se lograron grandes avances en el conocimiento de la diabetes. Se afianzó el tratamiento dietético de la enfermedad, por Bouchardat, Cantani y Naunyn. El primero recomendaba a sus pacientes comer lo menos posible, y para lograr que hicieran ejercicios les decía: *"-gánense el pan con el sudor de su frente"*. Este francés demostró que el azúcar que había en la orina era glucosa. Kaulich descubrió la acetona en la orina y Kussmaul señaló como característica especial un tipo de respiración en el coma diabético.

Langerhans, de Berlín, descubrió en 1869 los islotes que llevan su nombre, islotes de Langerhans.

Fue Wollaston, del Guy Hospital de Londres, quien desarrolló el primer método para dosificar la glucosa, pero este método solo era útil para valores mayores de 600 mg de glucosa, lo que le llevó a inferir la no existencia de azúcar en sangre.

A inicios del siglo XX se expuso la teoría de que la diabetes mellitus es una enfermedad del páncreas. En esa época se denominó insulina a la secreción de los islotes de Langerhans, aunque esta no había sido aislada.

En 1921 Nicolás Paulescu, profesor de Fisiología de la Universidad de Medicina de Bucarest, descubrió la insulina a la cual llamó pancreína, ocho meses antes que los canadienses McLeod, Banting y Best.

McLeod y Banting citaron de manera incorrecta los hallazgos de Paulescu y ellos fueron los que recibieron el premio Nobel por el descubrimiento de la insulina, ignorando las investigaciones de Paulescu que incluso habían sido publicadas.

Nicolás Paulescu estuvo sumergido en el olvido hasta el año 1971, cuando al conmemorarse el cincuenta aniversario de su descubrimiento se le reconoció su primacía en el hallazgo de la insulina.

Diabetes mellitus, tipos y etapas de esta enfermedad

La diabetes mellitus es una enfermedad cuya característica fundamental consiste en los niveles altos de glucosa (hiperglucemia), secundarios al déficit de la secreción de insulina.

Durante la digestión el organismo transforma los azúcares complejos, almidones y otros alimentos en una forma de azúcar simple que se llama glucosa, la cual es transportada por la sangre a todas las células del organismo convertida en energía y se utiliza para las diversas funciones metabólicas. Si la glucosa no es necesaria en ese momento se almacena, pero para que esto ocurra se necesita la presencia de insulina.

La insulina es una hormona producida por las células beta de los islotes de Langerhans del páncreas. El páncreas es un órgano pequeño que se encuentra detrás del estómago y que produce varias hormonas, entre ellas, la insulina. Si se produce poca insulina o esta no tiene la calidad requerida, la glucosa no penetrará en las células y se elevará en los niveles de sangre, apareciendo entonces la diabetes mellitus.

Al no llegar el nutriente a las células, el organismo que funciona de manera armónica envía señales y estimula la ingestión de alimentos, lo que provoca hambre exagerada. De esta manera se obtendría más glucosa para engendrar la energía necesaria a la célula, pero la glucosa continúa sin entrar a ella, pues el déficit de insulina persiste. No obstante, el organismo, afanado en llevar aporte energético a las células, incrementa la producción de glucosa por el hígado y por supuesto, la consecuencia será una mayor hiperglucemia.

En su lucha por el equilibrio interno, el riñón aumenta la excreción de glucosa y unido a ella saldrán agua, sales y minerales, lo que llevará a la deshidratación. Esta pérdida de líquido favorecerá la sed, además del hambre. Por lo que tendremos a una persona con mucha hambre, que orina mucho y bebe mucha agua, y que al mismo tiempo exhibirá notable pérdida de peso por la falta de nutrientes.

Ahora bien, si el déficit de insulina es absoluto o muy prolongado, el organismo, en su empeño por la supervivencia, utilizará las grasas en demasías que ya en un inicio había utilizado para convertir en glucosa, y provocará incremento en sangre de acetonas, las cuales son tóxicas o venenosas al organismo, generando vómitos y por tanto más deshidratación, más perdida de sales, acidosis y coma, lo que puede poner fin a la vida del enfermo.

Tipos de Diabetes mellitus

La diabetes no se comporta de igual forma en todas las personas, a pesar de tener en común la hiperglucemia. La clasificación actual contempla 4 tipos de diabetes:

- Diabetes Tipo I
- Diabetes tipo II
- Diabetes gestacional
- Otros tipos de diabetes.

Tipo I

Es aquella en la que el déficit de insulina es absoluto, pues las células beta de los islotes de Langerhans han sido destruidas por un proceso autoinmune de manera progresiva. El proceso de destrucción puede llevar meses o años, pero la enfermedad se presenta cuando solo queda entre el 10% y 20% de tejido indemne. La susceptibilidad de desarrollar la diabetes tipo I se trasmite de manera genética. En esta entidad, la herencia predispone a padecerla, pero se requiere la acción de factores ambientales para que se manifieste clínicamente. Los que más se vinculan hasta el momento son: virales, dietéticos, psicosociales y tóxicos.

La ingestión de leche de vaca en los primeros meses de vida, principalmente antes del cuarto mes, se relaciona con una mayor incidencia de diabetes tipo I; recordemos que la leche de vaca y cualquiera de sus derivados, es un veneno que predispone a la acidificación metabólica, proporcionada por las proteínas de esta leche, las cuales inducen mecanismos inmunológicos causantes de la autodestrucción de las células beta del páncreas. De existir en esta etapa alguna complicación gastrointestinal, se incrementaría el riesgo de la enfermedad. Por lo que se reitera una vez más lo necesario que resulta la lactancia materna en los primeros meses de vida.

La diabetes tipo I es más frecuente en niños y jóvenes, pero puede aparecer a cualquier edad. Fue llamada con anterioridad diabetes juvenil, por su alta incidencia en esta etapa de la vida, pero cuando se corroboró que personas adultas o de cualquier edad podrían presentarla, también se decidió cambiar y denominarla *diabetes mellitus insulino dependiente* o diabetes tipo I.

Diabetes mellitus tipo II

En este tipo de diabetes el páncreas produce poca cantidad de insulina y en muchas ocasiones los receptores de las células del organismo que se unirán a la insulina serán resistentes a la acción de esta, ello se conoce con el nombre de insulino-resistencia. Es la más frecuente y constituye el 90% de las personas diagnosticadas con esta enfermedad. Generalmente se presenta en personas mayores de 40 años, aunque también puede observarse a edades más tempranas. La obesidad es uno de sus factores desencadenantes y también causa de la resistencia a la insulina. Se trasmite genéticamente, pero de manera diferente al tipo I. Con cierta frecuencia las personas con diabetes tipo II pueden necesitar tratamiento con insulina en alguna etapa de su vida, para alcanzar un buen control de la enfermedad.

Destacamos que los pacientes tratados con esta enfermedad, los insulinodependientes, logran disminuir las dosis de insulina hasta un 50% y más, manteniendo por supuesto, un control multifactorial, como consumo de agua hasta 6 litros de agua en el día, mantener un índice de masa corporal adecuado e incluso, en una primera etapa del tratamiento, el uso de cocimientos de yerbas hipotensoras como la albahaca morada. En el caso de mi persona, este control solo ha necesitado los trabajos diarios podales por lo que uno de los objetivos de este libro es enseñar a cualquier persona a ejecutarlo de manera diaria, así como el equilibrio energético de todos los meridianos de energía, en particular bazo-páncreas. Habría que hacer pruebas más específicas del páncreas para saber con exactitud qué pasa realmente cuando somos capaces de bajar los índices de hiperglicemia a valores normales sin el uso de medicamentos; a nuestro juicio, otras células del páncreas asumen la generación de insulina. Quizás en una pancreatectomía, una vez que muera, que ha de ser después de los cien años de existencia, se pueda corroborar esta tesis.

Diabetes Gestacional

Es aquella que aparece durante la gestación y una vez culminada esta desaparece. Toda mujer diagnosticada con esta debe ser reevaluada por su médico seis semanas después del parto, realizando una prueba de tolerancia a la glucosa y determinando así si el problema de salud se mantiene o no.

Otros tipos de diabetes

A este grupo pertenecen las hiperglucemias crónicas que pueden ser causadas por enfermedades endocrinas, pancreáticas, inducidas por drogas o medicamentos, infecciones y algunas enfermedades genéticas. Algunos ejemplos de ellas son el síndrome de Cushing, operaciones del páncreas, las inducidas por ingestión de esteroides, las secundarias a enfermedades virales y la que acompaña en ocasiones al síndrome de Down.

Diagnóstico de la Diabetes Mellitus

Los valores de glucemia oscilan en las personas sanas entre 4 mmol/L y 6 mmol/L, o su equivalencia en miligramos, de 72 mg/dl a 90 mg/dl. Para toda persona que presente niveles de glucemia en ayunas de 7 mmol/L (126 mg/dl) o más en dos mediciones, es suficiente para plantear que es portadora de una diabetes mellitus.

En este punto, a través de nuestros tratamientos podales, podemos ser más rigurosos a la hora de hablar de la portabilidad cuando el paciente refiere dolor en los puntos reflejos correspondientes en páncreas y duodeno, por lo que podemos decir con criterio práctico que más que un diagnóstico certero, podemos preparar al individuo genéticamente portador para que nunca se exprese tal enfermedad, siempre que se sigan los procedimientos de equilibrio energéticos que aplicamos.

En ocasiones no se puede hacer el diagnóstico con glicemias en ayunas y surge la necesidad de hacer una prueba de tolerancia a la glucosa oral (PTG oral). Esto requiere de la ingestión de abundantes carbohidratos tres días previos a la prueba y no haber estado con dieta restrictiva recientemente. La persona no deberá ingerir alimentos desde 8 horas antes de realizarse la investigación y permanecerá en reposo y sin fumar durante esta. Es conveniente que no exista alguna infección u otra enfermedad concomitante.

Si la glucemia fuera, a la segunda hora de la prueba, igual o mayor a 11.1 mmol/L (200 mg/dl), se puede afirmar que es portador de una diabetes mellitus. Para que esta investigación sea considerada normal, es necesario que tenga glucemia a la segunda hora menor que 7.8 mmol/L, pues valores entre 7.8 mmol/L y 11 mmol/L señalan que el individuo tiene un trastorno metabólico de la glucosa.

Síntomas de la enfermedad

Las personas con niveles elevados y mantenidos de glucosa en sangre tienen tendencia a tener mucha hambre, orinas frecuentes y sed intensa, además de marcada pérdida de peso. Se puede acompañar de picazón en el cuerpo por la pérdida de líquido en la piel y también en los genitales, en este caso por infecciones causadas frecuentemente por hongos (*candida albica*). El decaimiento es uno de los síntomas que aparecen más tempranamente sin causa aparente y que preocupa mucho al enfermo. Pueden estar presentes otros síntomas como molestias oculares y calambres en los miembros inferiores.

En la diabetes tipo I, además de los síntomas clásicos referidos, la presencia de vómitos, dolor abdominal, falta de aire, así como aliento a manzana, pueden estar presentes. Si el tiempo transcurre sin asistencia médica, ocurrirá perdida de la conciencia progresiva hasta llegar al coma y a la muerte. Este estadío grave se origina por la acumulación de ácidos en la sangre (cetoacidosis diabética) cuando el diagnóstico no se ha hecho precozmente, pero recordemos que el déficit de insulina se instala de forma progresiva y rápida. Aunque este fenómeno se observa con frecuencia en personas jóvenes, puede ocurrir también a personas con diabetes tipo II a cualquier edad, por lo que hay que estar atentos a estas sintomatologías y actuar de inmediato.

Control de la Diabetes Mellitus

El control clínico de un paciente se refiere al estado general de salud del individuo sobre la base de la presencia o no de expresiones sintomatológicas, valoración nutricional y adaptación psicológica a la enfermedad. El diabético bien controlado no puede tener sentimientos de minusvalía o creencia de estar permanentemente enfermo, razón por la que insistimos que sea cual sea el método de control de los niveles de glucosa en sangre, ya sea con la combinación adecuada de aporte energético controlado, el uso de medicamentos y/o por la realización constante y correcta de un programada de ejercicios físicos, más el control del índice de masa corporal (IMC), nos permite decir con conocimiento de causa, que ya no se está enfermo de diabetes. Veamos el siguiente ejemplo:

En el caso de la persona que suscribe el presente libro, hace más de tres años fui diagnosticado con una diabetes tipo II con valores de glicemia en ayunas entre 12 mmol/L y 13 mmol/L . Obviamente, hay una predisposición genética muy marcada a partir de que mi madre es insulinodependiente y mi padre, quien fue un diabético tipo II muy severo nunca aceptó hacerse insulinodependiente, razón por la que todos sus sistemas de manera gradual fueron sufriendo gastos irreversibles hasta terminar fulminado por un daño renal letal.

Al estar casado en aquella época con una doctora las recomendaciones fueron el uso de fármacos orales del grupo I (sulfoniruleas), en particular la más conocida en Cuba, glibenclamida. Más adelante ahondaremos sobre el tratamiento medicamentoso.

Bajo estrictas regulaciones nutricionales y el consumo de hasta tres glibenclamidas diarias, además de la práctica diaria de ejercicios de fuerza, nunca se logró un control adecuado de los niveles de glicemia en sangre. Se adjuntan registros del comienzo del uso de la reflexología podal como tratamiento especifico (ver tabla final).

Nuestra tesis sobre el uso de los medicamentos, siempre y cuando no sean totalmente naturales, es que de cierta forma inhiben o retrasan la homeóstasis del organismo. Es así de sencillo: El páncreas en el caso de los diabéticos tipo II genera muy poca insulina al aportársele por vía externa, puede decirse que actuando de forma inteligente y progresiva, pues si ya se la están suministrando no genera más; en cambio, cuando se le estimula desde los puntos energéticos reflejos y se consumen hasta 6 litros de agua se vuelve a generar insulina, y si no, ¿cómo se explican los registros de glicemia que adjuntamos? Recordemos algo en lo que el hombre moderno ha avanzado mucho, la concepción de que todas las células del cuerpo humano son inteligentes y que existen millones de células dispuestas a asumir las funciones de las muertas, solamente hay que enseñarles a hacerlo.

Veamos qué es el índice de masa corporal, IMC.

IMC= peso en kilogramos / talla elevada al cuadrado

IMC= peso en kilogramos / talla^2

La siguiente tabla establece la clasificación de la Organización Mundial de la Salud para los distintos valores de IMC:

IMC [peso (kg)/talla² (m)]	Clasificación de la OMS	Descripción popular
< 18.5	bajo peso	delgado
18.5 – 24.9	adecuado	aceptable
25.0- 29.9	sobrepeso	sobrepeso
30.0 – 34.9	obesidad grado I	obesidad
35.0 – 39.9	obesidad grado II	obesidad
> 40.0	obesidad grado II	obesidad

Existe una única manera de nutrirse pero numerosas formas de alimentarse, combinando de variadas formas los alimentos de cada grupo para obtener los nutrientes necesarios, por tanto, las dietas saludables pueden ser múltiples si se conciben adecuadamente.

Definamos que cosa es una dieta saludable:

Una alimentación adecuada o saludable es aquella dieta que incluye los siete grupos básicos de alimentos y debe cumplir los siguientes principios.
- Adecuada: A la edad, sexo, talla, estados fisiológicos, clima.
- Completa: Debe incluir los siete grupos de alimentos.
- Equilibrada: Entre los macronutrientes (proteínas, grasas y carbohidratos).
- Suficiente: En cantidad de alimentos.
- Variada: En color, sabor y consistencia.

Para seleccionar una alimentación adecuada es necesario conocer los cambios de las necesidades nutricionales a lo largo de la vida y el modo en que estas necesidades pueden cubrirse mejor con los alimentos disponibles. La edad, el sexo, el estado de salud y el nivel de actividad física influyen en las necesidades nutricionales.

Grupos de alimentos y porciones de referencia

Veamos una forma rápida y sencilla de combinar alimentos de los siete grupos diferentes nutricionales donde cada alimento de referencia en un grupo es equivalente desde el punto de vista nutricional a cada uno de los otros:

Grupo I. Cereales y viandas.

Una taza de arroz (160 grs); 1 pan suave (80 grs); 1/6 de pan de flauta de los grandes; 1 taza de pastas alimenticias cocinadas (spaguettis, coditos, fideos u otros); 1 papa mediana (200 grs) o 1 taza de puré; 1 plátano vianda pequeño (150 grs); media taza de otras viandas cocinadas.

Grupo II. Vegetales.

Una taza de vegetales de hojas, 6 ruedas de pepino (60 grs), 1 tomate mediano, pimiento o zanahoria, ½ taza de calabaza, remolacha o habichuelas (100 grs).

Grupo III. Frutas.

Una naranja mediana, mandarina, media toronja, 2 limones medianos, plátano fruta mediano o guayaba, 1 taza de melón de agua, ½ taza de fruta bomba o piña, ½ mango, ¼ de mamey mediano, ½ taza de pulpa de anón, guanábana o chirimoya (100grs).

Grupo IV. Carnes, pescado, huevo y frijoles.

Tres cucharadas de carne o vísceras (30 grs); 1 muslo pequeño de ave; 1 huevo (50 grs), ½ pescado mediano (30 grs), 1 taza de potaje de frijoles u otra leguminosa drenada (120 grs), equivalente a media taza de granos sin líquido.

Grupo V. Leche, yogurt, queso.

1 taza de leche fluida o yogurt (240 grs), 4 cucharadas rasas de leche en polvo (24 grs), una lasca de queso del tamaño de una cajita de fósforos (30 grs).

Grupo VI. Grasas.
Una cucharada de aceite, 1 cucharada de manteca, 1 cucharada de mayonesa o mantequilla (14 grs), 2 cucharadas de queso crema (30 grs).

Grupo VII. Azúcar.
Una cucharada de azúcar (12 grs), una cucharada de miel, una cucharada de mermelada dulce en almíbar (20 grs), 2 unidades de caramelo (15 grs).

Las funciones de los principales componentes de una dieta son:

1. Grasas, proteínas, carbohidratos y agua.

Estos son los encargados de las principales funciones que tiene la alimentación, proveer de energía al organismo y que este se desarrolle adecuadamente, según las características propias de cada etapa de la vida o estado fisiológico en que se encuentre el individuo.

El hombre para poder vivir y realizar todas sus funciones necesita del aporte continuo de energía, que le permita el funcionamiento de los diferentes sistemas y órganos para el desarrollo de una actividad física y los procesos biosintéticos relacionados con el crecimiento, la reproducción y la reparación de tejidos, igual para mantener la temperatura corporal.

A través de la alimentación se logra obtener la energía necesaria para estos fines por la oxidación de los carbohidratos, grasas y proteínas. El valor calórico o densidad energética de un alimento se define como la cantidad de energía que se produce cuando este es totalmente oxidado o metabolizado para producir dióxido de carbono y agua.

Valores promedios de energía de 1 gramo de cada uno de los principales macronutrientes:

Componentes	Valor energético por gramo (Kcal * Gramo $^{-1}$)
Grasas	9
Proteínas	4
Carbohidratos	4

Ver tabla de calorías adjunta como anexo.

Como se observa, la grasa es el nutriente que más energía aporta en la dieta, seguido de las proteínas y los carbohidratos; sin embargo las proteínas, debido a que son el constituyente principal de las células y resultan necesarias para el crecimiento, la reparación y la continua renovación de los tejidos, se manipulan en la dieta de manera tal que sean las que aporten en menor proporción la energía del organismo y puedan eficazmente realizar sus otras funciones.

Las vitaminas y los minerales no suministran energía, y el alcohol, aunque no es un nutriente, acompaña con frecuencia las comidas y también produce energía con un rendimiento aproximado de 7 kcal* gramo $^{-1}$ cuando se consume de manera moderada.

La unidad internacional de energía es el Joule, pero habitualmente se mide en kilocalorías (kcal) o en kilojoules (kJ); 1 kcal= 4.184 kJ.

Uno de los índices de calidad de la dieta más utilizados es el perfil calórico de los alimentos, el que se define como aporte energético de macronutrientes (proteínas, carbohidratos y lípidos o grasas) y la ingesta calórica total.

El agua... El agua se excluye generalmente de las listas de nutrientes, sin embargo, es imprescindible para la vida. Es un componente esencial que participa en las múltiples reacciones que ocurren en el organismo, sirviendo como transportador de nutrientes y vehículo de excreción de sustancias de desecho, también como lubricante y proporcionando soporte estructural a tejidos y articulaciones.

El agua constituye cerca de las dos terceras partes del peso corporal, por lo que es esencial para el organismo. Interviene en el proceso de termorregulación dada su elevada capacidad calorífica, es mayor en los hombres que en las mujeres y tiende a disminuir con la edad en ambos sexos como consecuencia de la pérdida de masa magra e incremento de grasa corporal y es en algunas personas mayores causa importante de la reducción de peso.

En nuestra experiencia, en tratamientos con personas afectadas con diabetes, recomendamos con muy buenos resultados el consumo de 6 litros de agua en el día incluso después de las comidas, lo cual, unido a las terapias podales y la ejecución de algunos *mudras*, provocan la disminución de valores de glicemia bien altos a valores normales en muy poco tiempo, lo que finalmente protege el daño sistémico y orgánico que se produce al tener valores de glicemia elevados.

2. Vitaminas y Minerales.

Las vitaminas son micronutrientes orgánicos sin valor energético, necesarias para el hombre en pequeñas cantidades y deben ser aportadas por la dieta. Algunas pueden formarse en el organismo, como la niacina a partir del triptófano y la vitamina D por exposición a la luz solar. Las vitaminas K2, B1, B2 y biotina son sintetizadas por bacterias intestinales. Sin embargo, generalmente esta síntesis no es suficiente para cubrir las necesidades.

Algunas vitaminas y minerales se han reconocido como antioxidantes dietéticos por los miembros del Buró de Alimentos y Nutrición del Consejo Nacional de Investigaciones de Estados Unidos, considerándose como tales aquellas sustancias presentes en los alimentos que hacen decrecer significativamente los efectos adversos de especies reactivas de oxígeno, especies reactivas de nitrógeno o ambas, sobre la función fisiológica normal del hombre. Los antioxidantes más importantes de la dieta son las vitaminas C, E, los carotenoides y los minerales zinc y selenio. Estos componentes previenen el daño celular causado por los radicales libres que inciden en la progresión de las enfermedades crónicas incluyendo el cáncer.

El conocimiento de la función de estas sustancias junto con otros componentes de los alimentos, constituye la base para aumentar el consumo de frutas y vegetales. Su gran importancia para el mantenimiento de la salud ha quedado demostrada a partir de la aparición de enfermedades provocadas por su ausencia en la dieta. Por ejemplo, la deficiencia de vitamina A puede producir ceguera y la falta de vitamina D puede retardar el crecimiento de los huesos. En la actualidad sabemos que su función nutricional va más allá de la prevención de las enfermedades deficitarias ya que también puede ayudar a prevenir algunas enfermedades crónicas.

Veamos las siguientes tablas:

Contenido de Vitamina C en algunas frutas y verduras:

Alimentos	Vitamina C mg/100 g	Alimentos	Vitamina C mg/100 g
Manzana	10	fresas	59
Plátano	10	naranja	70
Mandarina	25	fruta bomba	168
Mango	35	guayaba	300
Lima	37	brócoli	300
Toronja	40	ají maduro	369
Limón	50	acerola	1,300

Signifiquemos que, en el caso de los diabéticos, la fruta bomba o papaya es un excelente alimento pues tiene muy bajo contenido calórico y contiene una buena cantidad de vitamina C.

Contenido de Vitamina E en algunos alimentos:

Alimentos	Vitamina E mg/ 100g	Vitamina E IU*
Aceite de germen de trigo	119- 118	177- 191
Aceite de girasol	49	73
Aceite de maíz	26	39
Aceite de oliva	13- 22	19- 32
Mayonesa	13	19
Germen de trigo estabilizado	11	17
Camarón congelado	0.6	0.9
Pollo frito	0.5	0.7
Espinaca fresca	1.8	2.7
Brócoli fresco	0.5	0.7

Leyenda: * 1 mg de ddd-α-tocoferol es equivalente a 1.49 IU.

Los minerales esenciales para el ser humano son veinte y se distinguen en dos grandes grupos, según la cantidad en que sean necesarios y se encuentran en los tejidos corporales:

1. Macro minerales: calcio, fósforo, magnesio, sodio, potasio, cloro, azufre.
2. Micro minerales o elementos traza, que se encuentran en muy pequeñas cantidades; hierro, zinc, yodo, selenio, flúor, manganeso, cromo, cobre o molibdeno.

Los minerales no son destruidos o alterados por el calor, el oxígeno o los ácidos, únicamente pueden perderse por lixiviación (en el agua de lavado y cocción de los alimentos, en el caso de que esta no se consuma). Por ello a diferencia de las vitaminas no requieren un cuidado especial, cuando los alimentos que los contienen se someten a procesos culinarios.

Hablemos un poco más sobre los macronutrientes y los micronutrientes.

Carbohidratos

Los carbohidratos aportan gran cantidad de energía en la mayoría de las dietas humanas. Los alimentos ricos en hidratos de carbono suelen ser los más baratos y abundantes en comparación con los alimentos de alto contenido en proteínas o grasa. Los carbohidratos se queman durante el metabolismo para producir energía, liberando dióxido de carbono, disacáridos, oligosacáridos y polisacáridos.

Los monosacáridos constituyen la forma más simple, no pueden hidrolizarse a otra más sencilla. Ejemplos: glucosa, fructosa y galactosa.

Los disacáridos se forman mediante la unión de dos monosacáridos. Por ejemplo:

- Sacarosa (azúcar de mesa): es el resultado de la unión de una unidad de glucosa con otra de fructosa.
- Lactosa: está formada por la unión de una unidad de fructosa con otra de galactosa.
- Maltosa: es el resultado de la unión de dos unidades de glucosa (glucosa + glucosa).

Polisacáridos

Los polisacáridos están constituidos por unidades de glucosa; los principales de importancia nutricional son: almidón, dextrina y glucógeno.

Los hidratos de carbono son utilizados por las células en forma de glucosa, principal combustible del cuerpo. Luego de su absorción desde el intestino delgado, la glucosa se procesa en el hígado, que almacena una parte como glucógeno (polisacárido de reserva y equivalente al almidón de las células vegetales) y el resto pasa al torrente sanguíneo. La glucosa, junto con los ácidos grasos, forma los triglicéridos, compuestos grasos que se descomponen con facilidad en cetonas combustibles. La glucosa y los triglicéridos son transportados por el torrente sanguíneo hasta los músculos y órganos para su oxidación, y las cantidades sobrantes se almacenan como grasa en el tejido adiposo y otros tejidos para ser recuperadas y quemadas en situaciones de bajo consumo de carbohidratos.

Hagamos un paréntesis en este punto para explicar porque los tratamientos podales descritos en la literatura de las diferentes escuelas: la española, la canadiense, la hindú y la rusa, quizás no tengan los resultados fantásticos que hemos constatado en el tratamiento de la diabetes y los trastornos de lípidos.

En estas escuelas, se plantea trabajar básicamente los reflejos de la retina, sistema urinario y baso-páncreas, es decir, disipar dolor en esas zonas solamente. En nuestra práctica, con estos pacientes incorporamos además, hígado, intestino delgado y columna vertebral. Al final, pacientes con valores de 12 mmol/ L a 15 mmol/ L de glicemia, una vez ejecutados estos procedimientos, por cierto, dolorosos en un principio, logramos cifras de glicemia de 5 mmol/ L o 6 mmol/ L. También lo combinamos con la ejecución de los cinco *mudras* que trabajan sobre el fortalecimiento de estómago, páncreas, duodeno e intestinos. Esto último lo trataremos de manera amplia en el capítulo "*Mudras*".

Los carbohidratos se pueden encontrar en forma de carbohidratos complejos, los cuales son de más lenta absorción, pues están constituidos por polisacáridos, por ejemplo: cereales no refinados, legumbres y viandas. Los carbohidratos simples constituyen la otra forma de presentación de estos nutrientes, los cuales son de absorción más rápida y se encuentran en los azucares y en los alimentos elaborados con estas; como son los productos de confitería (galletas dulces, bombones, caramelos, etc.); también en las frutas y en las bebidas no alcohólicas, estas últimas tienen un alto contenido en calorías, pero muy bajo en nutrientes, por lo que han sido denominadas calorías vacías.

Proteínas

Las proteínas llegan a nuestro organismo provenientes de dos fuentes: vegetal y animal. La función primordial de las proteínas es producir tejido corporal y sintetizar enzimas y algunas hormonas como la insulina, que regulan diversas funciones metabólicas.

Las proteínas, cualquiera sea su procedencia, son descompuestas en aminoácidos por enzimas digestivas denominadas proteasas, posteriormente son absorbidas por el intestino, pasan a la sangre y luego a las células. De los veinte aminoácidos que componen las proteínas, ocho se consideran esenciales, pues el organismo no puede sintetizarlos y deben ser consumidos en la dieta; estos son imprescindibles para mantener los procesos vitales y garantizar la salud. Cuando se ingieren proteínas en exceso, la proteína extra se convierte en energía, por lo tanto es inútil consumir más de la que se necesita. Las proteínas de origen animal son más completas porque incluyen todos los aminoácidos esenciales.

Grasas

Alrededor de dos tercios del colesterol del cuerpo no proviene del colesterol de las comidas, sino que es fabricado en el hígado; su producción es estimulada por las grasas saturadas y se calcula a razón de 1,500 mg/ día, lo que equivaldría al consumo diario de seis huevos.

Aunque más escasas que los hidratos de carbono, las grasas producen más del doble de energía que los carbohidratos y las proteínas.

Las grasas de la dieta se descomponen en ácidos grasos que pasan a la sangre para formar los triglicéridos propios del organismo. Los ácidos grasos que contienen el mayor número posible de átomos de hidrogeno en la cadena del carbono, se llaman ácidos grasos saturados y proceden sobre todo de los animales, ya sea por el consumo de sus carnes o de sus derivados lácteos. Los llamados aceites tropicales, como los de dátil, coco y cacao, también son ricos en grasas saturadas.

Los ácidos grasos insaturados son aquellos que han perdido algunos átomos de hidrogeno. En este grupo se incluyen los ácidos grasos mono-insaturados que han perdido solo un par de átomos de hidrogeno.

Las grasas poli-insaturadas se encuentran sobre todo en los aceites de semillas y en el pescado, mientras que las mono-insaturadas se encuentran predominantemente en los aceites de oliva, colza y en la mayoría de los frutos secos.

Se ha detectado que las grasas saturadas elevan el nivel de colesterol en la sangre, mientras que las no saturadas tienden a bajarlo. Las grasas saturadas suelen ser sólidas a temperatura ambiente y las insaturadas, liquidas.

Las grasas poli-insaturadas en exceso también son dañinas, pues favorecen la formación de productos tóxicos derivados del oxígeno llamados radicales libres, cuyo incremento está involucrado en la génesis de la ateroesclerosis; también se les atribuye a las grasas poli-insaturadas mayor riesgo en la formación de cálculos. Cuando estas grasas se someten al calor, a la oxidación del aire o a la hidrogenación, se vuelven más peligrosas para la salud.

En el proceso llamado hidrogenación, se sintetizan los llamados ácidos transgrasos. Mediante este proceso se intenta estabilizar las grasas saturadas para que no se vuelvan rancias y mantenerlas sólidas a temperatura ambiente. Algunos expertos creen que estas grasas parcialmente hidrogenadas son incluso peores que las saturadas, porque aumentan el colesterol conocido como malo y disminuyen el colesterol bueno y además son dañinas para el revestimiento interior de las arterias del organismo.

Al igual que existen aminoácidos esenciales, existen ácidos grasos indispensables para el organismo, pues este no los sintetiza. Ellos son: el linoleico, el linolénico y el araquidónico.

Los ácidos grasos omega-3 aparentemente tienen un papel esencial en la formación de los tejidos del sistema nervioso, el feto y durante la infancia. Se encuentran más abundantes en los aceites de pescado. En 3,5 onzas de pescado cocinado hay entre 1,3 y 2,1 g de ácidos grasos omega-3, en dependencia del tipo de pescado.

Vitaminas y minerales

Las vitaminas se clasifican en dos grupos: liposolubles e hidrosolubles. Entre las liposolubles están las vitaminas A, D, E y K, y entre las hidrosolubles se incluyen la vitamina C y el complejo vitamínico B.

La acción antioxidante de las vitaminas es una de las acciones más estudiadas en los últimos años. El oxígeno es vital para nuestra existencia, pero de su metabolismo se desprenden sustancias toxicas que cuando se acumulan producen en el organismo reacciones oxidativas, las cuales causan alteraciones enzimáticas y estructurales, entre otras, a las células. A este daño producido a la célula se le denomina estrés oxidativo.

El cuerpo humano está preparado para defenderse de este proceso mediante mecanismos internos y externos. Entre los mecanismos externos están los nutrientes incorporados diariamente a la dieta. Los nutrientes que se destacan por esta acción son: vitamina A, vitamina C, vitamina E, los beta-carotenos y los minerales cromo, selenio, zinc, así como otras sustancias no nutrientes.

Las vitaminas liposolubles suelen absorberse con alimentos que contienen esta sustancia. Su descomposición la lleva a cabo la bilis del hígado, y después las moléculas emulsionadas pasan por los vasos linfáticos y las venas para ser distribuidas en las arterias. El exceso de estas vitaminas se almacena en la grasa corporal, el hígado y los riñones. Debido a que se pueden almacenar no es necesario consumir estas vitaminas a diario.

Los minerales inorgánicos son necesarios para la reconstrucción estructural de los tejidos corporales, además de que participan en procesos tales como: la acción de los sistemas enzimáticos, contracción muscular, reacciones nerviosas y coagulación de la sangre. Estos nutrientes minerales, que deben ser suministrados en la dieta, se dividen en dos clases:

- Macro elementos: Calcio, sodio, fósforo, magnesio, hierro, yodo y potasio.
- Micro elementos: Cobre, cobalto, manganeso, flúor y zinc.

Control clínico

El control clínico hace referencia al estado general clínico del individuo, sobre la base de la presencia de síntomas o no; adaptación psicológica a la enfermedad y valoración nutricional.

La valoración nutricional es de suma importancia para conocer si su peso corporal es el adecuado. La obesidad abdominal se correlaciona con una mayor incidencia de correlaciones cardiovasculares, por lo que se torna vital el control de esta. El IMC > 27 en una persona con diabetes es un factor de riesgo de daño cardiovascular y renal. Su establecimiento es muy lento y generalmente comienza con ligeras hipertensiones, por lo que a nuestros pacientes les calculamos al comienzo la PAM y vamos evaluando sus cambios para *dipper*, ya descrito en el primer capítulo.

Una manera práctica en que un individuo se puede revisar con frecuencia es la medida de su cintura, lo cual se mide alrededor del ombligo, en posición de pie, desde un punto medio entre el reborde costal y la cresta ilíaca, pasando por la cintura. Según la OMS se considera exceso de grasa abdominal cuando la medida de la cintura es mayor o igual a 102 cms en los hombres y mayor 88 cms en las mujeres. La obesidad abdominal es la de peor pronóstico, ya que entre otras cosas disminuye la acción de la insulina sobre las células. Además, la obesidad constituye el principal componente del síndrome metabólico, afección que cursa con un metabolismo anormal de la glucosa, HTA, elevación de los triglicéridos y disminución del colesterol bueno (HDL). Los individuos que lo padecen tienen una alta probabilidad de presentar enfermedades vasculares. Es por eso que insistimos, además de las terapias podales en la ejecución de ejercicios *Chikung*, muy fáciles de realizar y que no requieren de esfuerzo inmenso, más bien, concentración, precisión, perfección en los movimientos, uniformidad y sincronismo con la respiración. De los tantos existentes, trabajamos básicamente con ocho tipos de ejercicios *chikung*, más otros para fortalecer la musculatura para-vertebral y abdominal. Si le sumamos la ejecución de los ejercicios tibetanos o lamas, los resultados son más inmediatos y duraderos, pues estos trabajan directamente sobre el equilibrio de la distribución de energía de los siete vórtices principales o siete *chakras*. En el caso de los diabéticos los resultados son inmediatos, igual para enfermedades agudas no complejas, como las osteo-musculares, incluso hernias discales, que rápidamente son remitidas. Otras enfermedades de diversa índole también tienen mejoría y cura final, solo que hay que ser constantes y perseverantes en la ejecución diaria de estas terapias.

Hablemos un poco sobre las terapias medicamentosas, cosa con la que finalmente no estamos de acuerdo, pero no dejamos de reconocer que en un principio no se puede prescindir de ellas de manera brusca, en la medida que van teniendo efecto las diferentes terapias energéticas, es como dicen los chinos: "poco a poco". El organismo está habituado a regular los valores de glicemias en individuos con diabetes ya establecidas y medicamentadas y debe aprender a prescindir de ellos. Lo más importante es lograr el control de los niveles de glucosa en sangre en todo momento y a toda costa.

Tratamiento medicamentoso en la diabetes mellitus tipo II

Tras el fracaso de no alcanzar un control metabólico luego de un periodo de dieta y ejercicios, la medicina alopática o convencional dispone de otras opciones de tratamiento. Las opciones de fármacos hipo-glucemiantes en el tratamiento de la diabetes tipo I son variadas; existen cinco tipos de fármacos encargados de regular la glucemia en diabéticos tipo II:

- Grupo I: Sulfoniruleas.
- Grupo II: Biguanidas.
- Grupo III: Inhibidores de las alfa glucosidadas.
- Grupo IV: Tiazolidinedionas.
- Grupo V: Metiglinidas.

Sulfoniruleas

A mediados de los años 50 del siglo pasado se prepararon los primeros medicamentos pertenecientes a esta familia de medicamentos: la carbutamida y la tolbutamida; luego, alrededor de 1960, se incorporaron cuatro fármacos más, incrementándose las opciones de las denominadas sulfoniruleas (SU) de primera generación.

En 1969, con la introducción de la glibenclamida en el mercado, se inicia una nueva etapa en el tratamiento de las personas con diabetes mellitus tipo II, resultando ser el primer fármaco de las sulfoniruleas de segunda generación. Son más potentes que las iniciales y tienen menos grado de toxicidad. Difieren entre sí cada una de ellas en su potencia, duración de la acción, metabolismo y efectos indeseables.

Las sulfoniruleas tienen como principal mecanismo de acción aumentar la sensibilidad de la célula β para liberar la insulina en respuesta a la glucemia, por lo que se les ha denominado insulino-secretoras.

Se absorben rápidamente en el tracto digestivo y en la sangre se unen a la albúmina plasmática, de donde pueden ser desplazadas por otros fármacos.

El metabolismo de estos fármacos es fundamentalmente hepático y sus metabolitos se excretan por la orina y en menos porción por la bilis.

Sulfoniruleas más utilizadas

Primera Generación	Dosis	Duración de la acción
Clorpropamida (diabenese)(500mg)	125-500 mg	36 horas.
Tolbutamida (diabeton)	0,5 – 3 g	6-12 horas.
Segunda Generación	**Dosis**	**Duración de la acción**
Glibenclamida (euglucon, daonil)	2,5 – 20 mg	12-24 horas.
Glipizida (minodiab, glibenese)	2,5 – 20 mg	6-10 horas.
Glicacida (diamicron)	80 – 320 mg	8-24 horas.
Glimepirida (amaryl)	2-8 mg	*24 horas.*

Biguanidas

Las biguanidas han sido condenadas, prohibidas y criticadas por sus efectos tóxicos, pero las experiencias acumuladas a lo largo de los años evidencian que su indicación precisa en pacientes bien seleccionados es de gran utilidad en el tratamiento de la diabetes mellitus tipo II.

De los derivados de las biguanidas introducidas en el mercado: fenformina, metformina y butformina, ha sido la metformina la droga que ha podido imponerse.

Las biguanidas, a diferencia de las sulfoniruleas, no estimulan la secreción de insulina por las células beta del páncreas. Su efecto sobre la hiperglucemia se obtiene al reducir la producción de glucosa por el hígado, disminuir la resistencia a la insulina y retardar la absorción intestinal de los carbohidratos. De estos tres mecanismos, el primero es el más importante. En personas sin diabetes mellitus no producen hipoglucemias por lo que en realidad son fármacos reguladores de la glucemia y no agentes hipoglucemiantes orales. La metformina se absorbe de forma rápida por el intestino y se elimina íntegramente por el riñón sin sufrir cambios en su estructura.

En la actualidad está considerada como el medicamento ideal para el control de la diabetes tipo II en pacientes obesos por su efecto sobre la eliminación del apetito y también se le atribuye un efecto beneficioso sobre los lípidos, al reducir los niveles de colesterol y triglicéridos plasmáticos.

La dosis utilizada oscila entre 500 mg y 1,750 mg al día, excepcionalmente se puede llegar hasta tres gramos.

Puede asociarse a otros compuestos hipo-glucemiantes. Existen contraindicaciones por la acidosis láctica, por incremento de la producción de lactato en sangre y hasta hoy es la complicación más seria que se puede presentar con el uso de la metformina.

Inhibidores de las alfa glucosidadas

De más reciente aplicación en las ciencias médicas, su acción se basa en la inhibición de las enzimas intestinales alfa-glucosidadas, que están encargadas de la ruptura de moléculas de carbohidratos complejos para convertirse en carbohidratos simples. Es por eso que en los tratamientos podales incluimos la estimulación o disipación de dolor en los intestinos.

Al inhibir la acción de estas enzimas, demora el metabolismo de los carbohidratos y de ahí su gran utilidad en la hiperglucemia postprandial.

La acarbosa o glucobay son los medicamentos de este grupo más comercializados. La dosis usual es de 150 a 300 mg al día. Se puede comenzar el tratamiento con dosis de 25 mg al día e incrementar progresivamente hasta llegar a 100 mg por comida.

Contraindicaciones: embarazo, lactancia, trastornos digestivos crónicos, síndromes de mala absorción intestinal, ulceras del intestino grueso.

Efectos indeseables: flatulencia, diarreas, distensión abdominal. Puede provocar hipoglucemia y no responderá adecuadamente con el suministro de azúcar común, por estar demorada su absorción; deberá en estos casos, administrarse glucosa como tal, por vía oral o endovenosa.

Tiazolidinedionas

Por su mecanismo de acción pueden ser utilizadas en pacientes que muestran resistencia a la acción de la insulina (insulinoresistencia). La rosiglitazona y la poglitazona son los productos actualmente comercializados.

Metiglinidas

A este grupo pertenecen la repaglinida y la nateglinida. Ambas estimulan la insulino-secreción. Su tiempo de acción es más corto y son muy útiles para la hiperglucemia postprandial. La repaglinida se puede usar en pacientes con daño renal. Su eliminación es hepato-biliar.

Contraindicaciones: embarazo, lactancia e insuficiencia hepática. Efectos indeseables: hipoglucemia, cefalea, diarreas.

Nos queda hablar sobre el tratamiento con insulina. Realmente, a pesar de ser imprescindible para la medicina alopática o convencional por los efectos ya explicados, preferimos el uso de tratamientos menos invasivos, más naturales y que de cierta forma invoquen a la acción de la homeóstasis del organismo de manera propia.

Hay ocasiones en que resulta imprescindible el uso de medicamentos, al menos en una primera etapa de nuestros tratamientos, lo cual corrobora la tesis del afamado y respetado profesor Dr. Alberto Martí Bosch. Enfrentemos las enfermedades con todos los recursos posibles, ampliemos los pilares de tratamientos para todas las enfermedades.

Al cierre de este apartado, intercambiando información con el Profesor Dr. Alberto Martí Bosch, supimos de la existencia de un medicamento natural en España que ayuda mucho a los diabéticos dependientes de insulina; cito:

"...En los oligo-elementos o elementos en trazas, mencionar la importancia del cromo (Cr) y el vanadio (V) en el proceso de *banding* entre la insulina y la molécula de azúcar para que esta pueda ser metabolizada por la célula (en España hay un producto natural llamado cromsulina que contempla la suplementación con cromo + vanadio + magnesio + complejo B) que corrige el llamado efecto Somogy, donde según Somogy el organismo destruye la insulina suministrada como reacción autoinmune.

Hemos podido comprobar que este efecto ocurre cuando al aumentar las dosis de insulina se agotan por hiperconsumo dichos elementos y entonces la insulina se acumula al no poder ser metabolizada y como esta se vuelve tóxica, el organismo la destruye.

Lo que hay que hacer es aportar dichos nutrientes y los niveles de insulina requeridos por el paciente, al volver a ser efectiva…"

Y como colofón y resultado palpable, al día 30 de noviembre del 2016 a las 17:05 h, mi madre, diabética dependiente ya de solo 20 unidades de insulina (utilizaba 40 unidades diarias) me dice: -tengo el azúcar en 12.6…; le hago un podal intenso para disipar el dolor del punto reflejo de la octava y novena vértebra torácicas, además de retina, páncreas, sistema digestivo y sistema linfático, resultando en 10 minutos un 4.9 de glicemia;, dígame usted amigo lector si no es para confiar….

Veamos un método complementario para tratar la diabetes desde los meridianos de energía, donde se aplican manipulaciones puntuales hasta disipar dolor. En los casos de pacientes dependientes de insulina, se debe llevar un control estricto de las tomas de glicemia pues en la práctica la glicemia baja mucho luego de estos tratamientos y los podales, lo que requiere finalmente la adecuación del suministro de insulina.

El método de localización de los puntos acupunturales (se aplica manipulación digito puntual) por la división en CHI consiste en dividir en varias partes iguales el espacio entre relieves anatómicos y tomar como medida una de las divisiones a la cual se le llama CHI. Generalmente el tamaño de un CHI equivale a la distancia transversal del dedo pulgar de cada persona.

Medida de 1 CHI

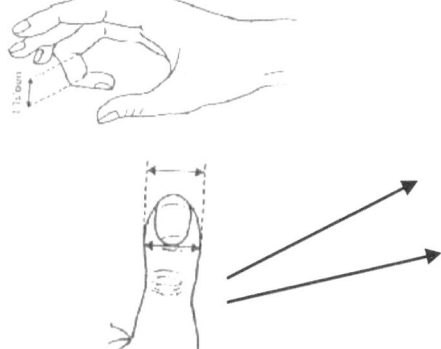

Este método se usa para localizar la posición de los puntos acupunturales de la espalda, partiendo de la línea medio posterior hacia el meridiano vejiga.

Las distribuciones puntuales probadas para tratar la diabetes desde nueve puntos de los meridianos son: vejiga, intestino delgado, triple función, hígado, vaso concepción y fuera de meridiano.

Meridiano Vejiga

Puntos a tratar del meridiano vejiga: UB 20, UB22, UB27, UB49.

Ubicación:
UB 20: A 1.5 CHI hacia afuera del borde inferior de la apófisis espinosa de la undécima vértebra dorsal.
UB 22: A 1.5 CHI hacia afuera del borde inferior de la apófisis espinosa de la primera vértebra lumbar.
UB 27: A nivel del primer agujero del sacro, 1.5 CHI hacia afuera del meridiano vaso gobernador.
UB 49: A 3 CHI hacia afuera del borde inferior de la apófisis espinosa de la primera vértebra dorsal.

Localización de puntos meridiano vejiga

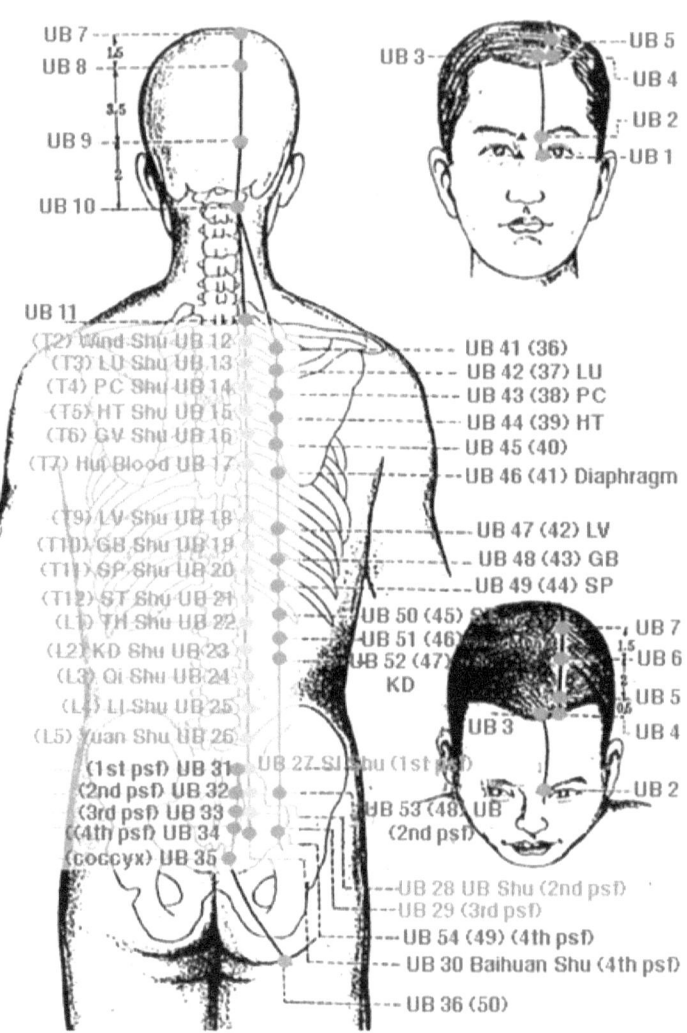

Meridiano intestino delgado

Punto a tratar del meridiano intestino delgado: SI 4:

Ubicación: En el lado cubital de la mano, en la depresión entre la base del quinto metacarpiano y el hueso triangular.

Localización de puntos meridiano intestino delgado

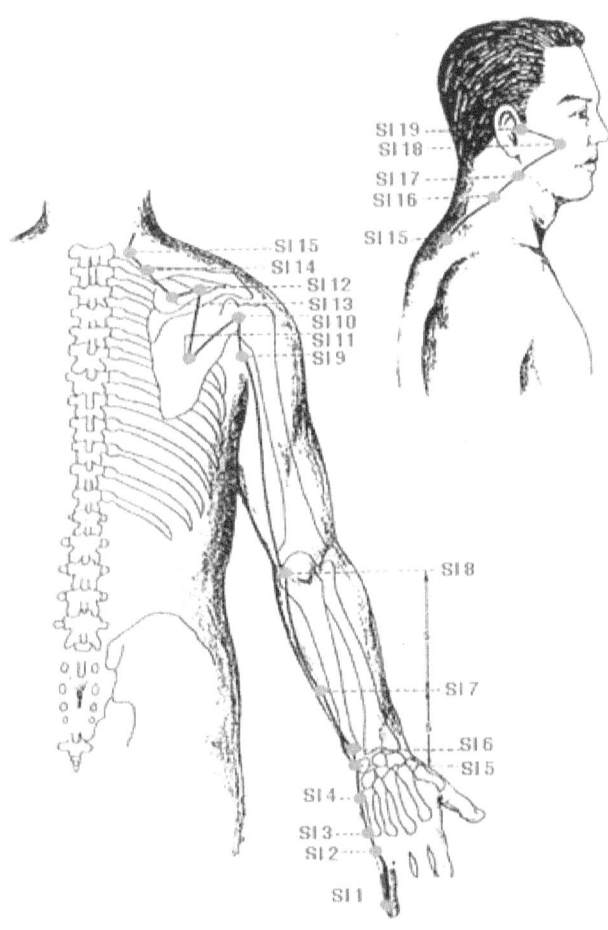

Meridiano triple función

Punto a tratar: TH 4

Ubicación: En la unión del cubito y el carpo, en la depresión lateral del músculo extensor común digital.

Localización de puntos meridiano triple función

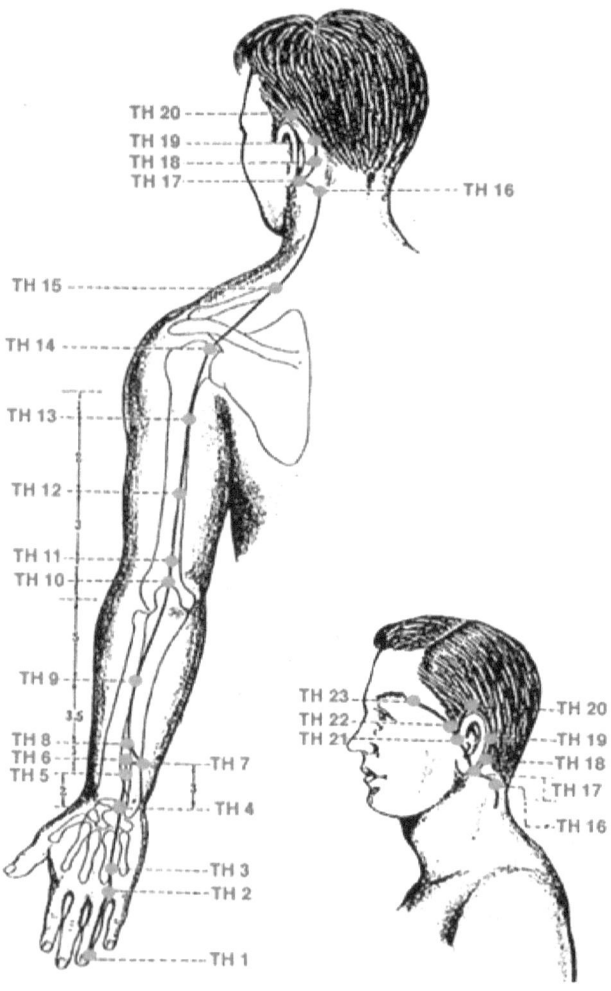

Meridiano Hígado

Punto a tratar: LV 14

Ubicación: En la línea mamaria, dos costillas más abajo del pezón, en el sexto espacio intercostal.

Localización de puntos meridiano hígado.

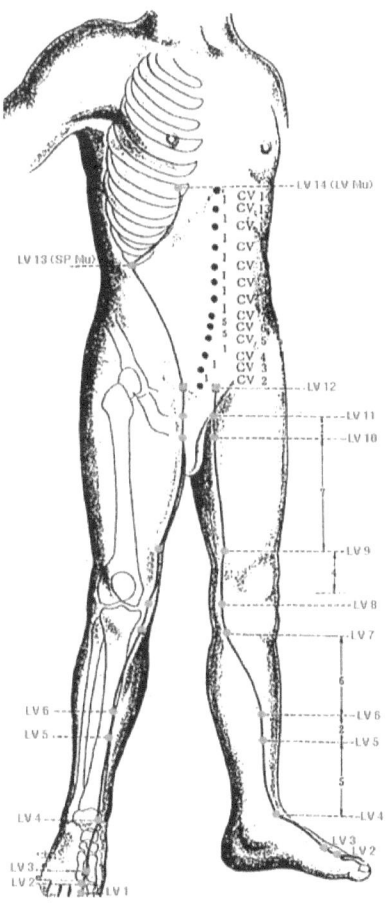

Meridiano vaso concepción

Punto a tratar: VC 12

Ubicación: En la línea media del abdomen, 4 CHI por encima del ombligo.

Localización de puntos meridiano vaso concepción

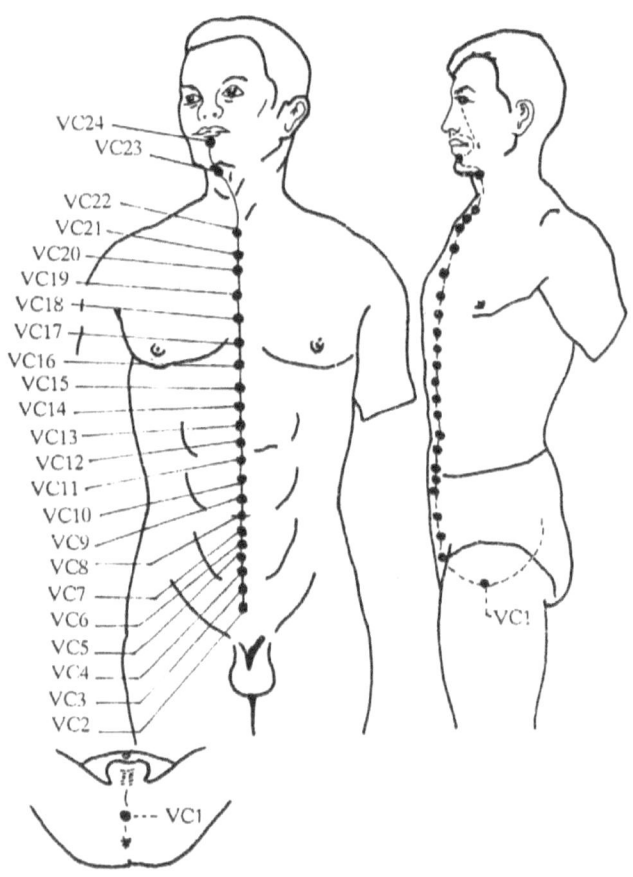

Punto fuera de meridiano

Punto a tratar: PFM 14

Ubicación: A dos CHI laterales entre la octava y la novena vértebras dorsales.

Hasta aquí hemos enfocado la diabetes mellitus desde una óptica alópata y bioenergética, veamos ahora la verdadera etiología de esta enfermedad, que al involucrar a tantos micro-organismos resulta ser una de las más complejas.

Como ya conocemos, la insulina se genera en el páncreas. Mucha gente tiene la creencia equívoca que ya en el páncreas esta se incorpora al torrente sanguíneo, lo cual no es así, ya que la insulina fluye junto al resto del flujo pancreático hacia el duodeno, habiéndose mezclado antes con el flujo proveniente del conducto vesicular; es aquí donde se absorbe la insulina. La existencia de micro-organismos no permite que llegue al torrente sanguíneo de manera íntegra para quemar el azúcar en sangre; existen más de 42 micro-organismos patógenos que producen falsa diabetes.

Según este nuevo concepto existen seis tipos de diabetes que pudieran comprometer 142 o más pares biomagnéticos o canales de energía.

1. Diabetes mellitus juvenil (Daniela)
2. Diabetes insípida verdadera (hipoglicemia)
3. Diabetes mellitus verdadera
4. Diabetes ignatie
5. Diabetes falsa verdadera mellitus
6. Diabetes falsas

Entre los micro-organismos y disfunciones que producen falsa y verdadera diabetes tenemos:

1. Sarampión
2. Amebiasis intestinal
3. *Clostridium botulinum*
4. *Chlamydia trachomatis*
5. Adenovirus 36
6. VIH
7. *Staphylococcus aureus*
8. Shigella
9. *Helicobacter pilori*
10. Oncocercos
11. Salmonella tifus
12. Morganella tifus
13. Bordenela
14. Bordetela
15. Gardenerela
16. Yersinia pestis
17. *Staphylococcus albus*
18. *Chlamydia pneumoniae*
19. Espiroqueta
20. Trichomonas
21. *Klebsiella pneumoniae*
22. *Vibrium cholerae*
23. Roberta
24. *Enterobacter cloacae*
25. Pasteurella
26. Ameba histolítica
27. Parásitos intestinales
28. Parvo virus
29. Tenia o solitari
30. Tripanosoma cruzi
31. Trichomonas
32. Varicela zoster
33. Especial: cabeza de páncreas –páncreas
34. *Cyclospora cayetannensis*
35. Parodititis o paperas
36. Especial (cabeza de páncreas -punta de páncreas)

37. Rabia II
38. Hepatitis J. oxiuros
39. Klebsella
40. Herpes 5 genital
41. *Clostridium dificile*
42. Diabetes mellitas
43. Virus del Nilo ligamento pancreático -bazo y peri-renal
44. Citomegalovirus

Pares disfuncionales especiales que inciden en la alteración de la insulina:

- Ojo derecho - cerebelo izquierdo
- Ojo izquierdo - cerebelo derecho
- Páncreas – glúteo (derecho/ izquierdo)
- Cadera - cadera (bilateral)
- Riñón derecho - uretra

Como resumen, y a modo de conclusión para la cura de la diabetes mellitus verdadera, se le envió un mensaje al Dr. Isaac Goiz Durán, el cual nunca fue respondido (no sabemos si lo recibió); aún así este hecho nos estimuló a buscar la solución por nuestra cuenta, con mucho estudio y práctica clínica elemental con resultados muy positivos y probatorios.

Según ideas expresadas en su libro "El Fenómeno Tumoral", cito:

"-...En fin, que sin bases clínicas ya se llegó a conclusiones patógenas fatalistas, al extremo de hacernos creer que el gen SLC2A4 del cromosoma 17 es el responsable de la susceptibilidad a la diabetes..."

- ¿Por qué en los pacientes en cuyo organismo están presentes algunos de los micro-organismos ya mencionados, no se altera la generación de insulina, no se genera la enzima insulinasa, ni se enerva el páncreas hasta provocar hiperglicemia?
- ¿Es posible, por información establecida en la línea 539 del fichero LISTA X PARES.xls, versión del 27/02/14 (la que tenemos disponible), producir el reordenamiento del cromosoma 17?

- En la línea 540 del fichero anterior, se plantea la posibilidad de la producción de células madres, ¿cómo hacer en el caso de la diabetes?

Ya hoy sabemos cómo nombrar el gen SLC2A4 del cromosoma 17, poner imanes en los ganglios mesentéricos versus páncreas y al mismo tiempo, logramos el reordenamiento del cromosoma 17.

Conste que así sucede con casi todas las patologías, solo habría que saber el gen y cromosoma y lo demás es cuestión de tiempo y perseverancia.

Por eso resulta tan compleja y difícil esta enfermedad, son muchos micro-organismos y cada uno tiene suficientes pares bio-magnéticos donde pueden estar presentes.

Los pacientes a veces se asustan por los nombres y la medicina alópata los concibe a nivel sanguíneo, linfático, pulmonar y humoral, pero no los concibe en los diferentes canales de energía ya que lo confunden con el sistema nervioso periférico.

De ahí que el Dr. Profesor Goiz Durán plantee que el 99% de los diabéticos es falso positivo, como el 70% de los cánceres son falsos.

Veamos para culminar este enfoque una referencia del libro "El Fenómeno Tumoral" del Dr. Goiz Durán:

"Hasta la fecha, todas las ramas de la patogenia aportan conocimientos y enfoques distintos que desafortunadamente no llegan a satisfacer la verdadera etiología del fenómeno tumoral; baste citar a la teoría viral, pero, ¿qué virus es el que despierta al cáncer? La teoría de la alergia especifica el consumo de carnes o cárnicos, pero no es en realidad la alimentación y menos el fenómeno alérgico el productor de células cancerosas, porque el organismo tiene sistemas de defensa y porque el fenómeno tumoral se da a partir de células bien alimentadas y aún sin toxinas o transgénicos. La teoría sobre la alteración bioquímica del entorno celular y su corrección por medio de la urea aplicada intramuscularmente, aún

cuando tiene razón en todos sus enunciados, no es así en el de la génesis del tumor; más bien en el aspecto terapéutico.

Claro que esta comunicación trata de una hipótesis, pero: ¿cuántos conocimientos de la fisiología y de la biología están aún a ese nivel y son aceptados como base de nuestro cientificismo actual?; porque gracias al entendimiento del par biomagnético, entendimos -increíblemente- al fenómeno tumoral directamente en su etiología sin abordarlo en el síntoma; pero ya esto no es una teoría, sino más bien una tesis fundamentada en catorce años de investigación y en más de diez mil pacientes curados de verdaderos o falsos cánceres pero diagnosticados ortodoxamente como tales; ya que, el fin perseguido es evitar la neoplasia. Pero, como este "sueño" parece imposible de lograrse en un futuro inmediato, por el momento bastaría con el diagnóstico temprano; sin embargo, no se han logrado métodos completamente objetivos para distinguir neoplasias benignas de malignas, o para identificar imágenes histológicas, lugares de origen, y conducta biológica prevista para un crecimiento nuevo.

En esta segunda edición que fue autorizada por la Universidad Nacional de Loja, de la República de Ecuador, aparte de la revisión obligada, se sustenta con más de veinte mil pacientes tratados de diferentes manifestaciones tumorales; infiltrados, quistes, abscesos, displasias, y de ellos, diez mil casos de neoplasias benignas y malignas, metástasis y necrosis sépticas que espero me permitan justificar el alto honor que se me concedió de dictar dos cursos en sus instalaciones sobre Biomagnetismo Médico, y el compromiso escrito de hacerlo los próximos años. Mi gratitud a la Universidad y a sus autoridades."

1. Reflexología podal. Cómo auto curarse y adelantarse a su enfermedad.

Llegamos a la reflexología podal, la que aplicada de manera conjunta con el amplio parque terapéutico que utilizamos, nos ha permitido obtener, en el orden práctico, fantásticos resultados tratando diversas enfermedades y padecimientos.

¿De dónde proviene nuestra energía?

La energía proviene de tres fuentes importantes:

La primera la recibimos de los gametos que son las dos células fundamentales del hombre (espermatozoide) y la mujer (óvulo); estas dos células al encontrarse se fusionan, y allí comienza la concepción o fecundación que todos conocemos. De ésta unión brota la energía vital genética de un nuevo ser, y estas primeras células empezarán a reproducirse hasta alcanzar billones de células que componen la maravillosa arquitectura del cuerpo humano (formado por treinta billones de células), diferenciadas o especializadas por grupos en: células de la piel, musculares, nerviosas, óseas, sanguíneas, sexuales, etc.

La segunda fuente de energía la recibimos mediante el aire que respiramos. La respiración pulmonar sirve para introducir el oxígeno en el cuerpo y ello nos permite llevarlo a todas nuestras células, ya que sin él pronto morirían, y de ésta forma reciben la energía vital para su existencia.

La tercera fuente de energía la recibimos de la alimentación que ingerimos y absorbemos, a saber, las proteínas, grasas, glúcidos o hidratos de carbono, alcoholes, etc. Toda ésta energía el cuerpo la usa para realizar las actividades, tanto voluntarias como involuntarias, y el cuerpo necesita ciertas cantidades de los diversos elementos que son imprescindibles para su normal funcionamiento; es por ello que debemos ingerir una dieta equilibrada para mantener la apropiada energía y no alterar nuestro metabolismo debido a excesos o defectos en la nutrición. A decir verdad, no es solamente una herramienta de carácter terapéutico, también nos permite hacer diagnósticos certeros y hasta adelantarnos a la expresión de las enfermedades.

Hay criterios muy disímiles de las diferentes escuelas: la española, la canadiense, la mexicana, la hindú y finalmente la rusa, de los que hemos aprendido y a nuestro modesto juicio, mucho le debemos, pero lo que más se acerca a la cura definitiva o al menos el equilibrio energético de los doce meridianos principales y los dos extraordinarios, son las manipulaciones puntuales de la escuela rusa. Vale decir que todos y cada uno de los conocimientos en este sentido han sido descargados de internet, no hemos pasado curso alguno, es el resultado de una amplia, minuciosa y consciente revisión bibliográfica a partir de los escasos recursos de los que disponemos, ejerciendo de manera continua en el orden práctico y que humildemente exponemos al mundo para que finalmente, cada quien aplique por sí mismo.

Quién empezó a difundir éstos conocimientos en el mundo occidental, fue un norteamericano llamado William H. Fitzgerald (1872- 1942), que era un otorrinolaringólogo que trabajó en Londres y Viena y fue un excelente y reconocido especialista, y que gozaba entonces de una gran reputación dentro de la profesión médica, tanto en Estados Unidos como en Inglaterra. Él se había graduado en la Universidad de Vermont, estando tres años en el hospital municipal de Boston, se unió a la plantilla del *London Ear, Nose and Throat Hospital*", y fue ayudante del profesor Politzer y del profesor Otto Chiari, que fueron dos prestigiosos autores y tenían en su haber bastantes libros escritos de medicina. Mientras el Dr. Fitzgerald estaba de director del hospital E.N.T. de Hartford, en Connecticut, Estados Unidos fue cuando descubrió la Reflexoterapia, y la presentó a la clase médica de su época. Él había podido observar durante su trabajo que haciendo presiones sobre ciertas partes del cuerpo, se podía evitar la anestesia en muchas ocasiones, a fin de poder practicar pequeñas operaciones.

A través del tiempo fue indagando el porqué de éste fenómeno y descubrió que la cabeza y los pies representan dos puntos claves, dos polos opuestos entre los que circulan unas corrientes energéticas separadas unas de otras, unas en el lado izquierdo, y otras en el lado derecho, y que éstas corrientes energéticas verticales van desde la cabeza a cada extremidad de los dedos de los pies y las manos. Así es como los dedos gordos de los pies representan la cabeza y como cada zona de los pies y las manos corresponden a diversas partes del cuerpo, órganos, músculos y glándulas situadas a lo largo del recorrido, sobre los que se puede actuar a distancia por medio de presión en la zona refleja correspondiente.

Mediante comprobación paciente tras paciente, se fue formando un diagrama de las zonas correspondientes a los diferentes órganos, músculos y glándulas del cuerpo.

En 1913, Fitzgerald comunicó sus experiencias a sus colegas, hasta que llegó la noticia al Dr. Edwin F. Bowers, médico y escritor de Nueva York, el cual quiso conocer a Fitzgerald y después de analizar el método cuidadosamente, escribió un artículo divulgándolo al público en 1916 con el nombre de Zonoterapia. Durante un tiempo ésta terapia estuvo bastante de moda y se difundió mucho en los Estados Unidos.

Posteriormente el Dr. Joe Riley, reafirmó la técnica trazando diagramas muy detallados, y en 1919 publicó un libro con el título "Zona-Terapia Simplificada". En los años treinta una masajista norteamericana, Eunice D. Ingham, discípula de Riley, se tomó gran interés sobre éste tema, el cual lo rebautizó con el nombre "método Ingham de masaje por compresión", quien no solo experimentó el método ampliamente, sino que hizo diagramas sistemáticos con las nuevas experiencias obtenidas con diferentes personas y también se dedicó a la enseñanza y tuvo muchos discípulos, algunos provenientes de Europa; éstos se hicieron terapeutas bajo su docencia, y así se fue extendiendo hacia Europa en los años setenta donde ésta nueva terapia se enseñaba y practicaba ya extensamente.

Durante éstos últimos años se ha popularizado en todo el mundo ésta técnica, gracias a la gran difusión de la digitopuntura y otras terapias alternativas, llegándose a observar unos excelentes resultados, especialmente si el organismo posee todavía suficiente energía para hacer reaccionar las células del cuerpo de una manera progresiva, en beneficio de todos los órganos que mediante reflejo estamos tratando, hasta llegar a recuperar la armonía del cuerpo en conjunto.

Esto no significa que la Reflexoterapia sea una panacea que cura todas las enfermedades y que elimina todos los dolores, no queremos decir esto, pero lo que si afirmamos debido a la experiencia obtenida de diferentes médicos y masajistas es que puede aliviar muchos dolores, que puede dar un fuerte empuje, revitalizando las células del cuerpo, actuando sobre los órganos y sistemas de nuestro organismo, mediante el uso de nuestra propia energía para su auto curación, y recuperar así su estado de armonía y equilibrio.

Si los comparamos con el resto del cuerpo, los pies son unos miembros relativamente pequeños, no obstante, su importancia no puede ser medida por dicho criterio; pero además de esto, en su misión de proporcionar motilidad, constituyen una envoltura valiosísima, que encierra todos los terminales nerviosos que hacen posible el poder establecer contacto con cada órgano y cada glándula del cuerpo humano.

Algunos de los puntos reflejos son, como del tamaño de un alfiler y conectan con los mecanismos internos del cuerpo humano.

Los órganos mayores son representados por un área mayor, la cual les corresponde en el pie. Cuando hacemos un masaje general de compresión no debe en él ser omitido ningún punto, ya que cada uno de ellos corresponde o está ligado a una parte de un órgano o glándula específicos, y el fallo en aplicar la adecuada presión en algún punto, significaría que quizás hayamos olvidado el área que más necesita de una ayuda.

Especialmente el primer masaje que hagamos deberá ser de tipo general, de chequeo o exploración para conocer en qué zonas existen problemas. Usando la técnica de reflexoterapia y aplicándola sistemática y consecutivamente, es posible lograr la cobertura de todos los reflejos y poder así obtener los resultados que todos deseamos.

Hasta hoy la disposición de 74 puntos en los pies (de la escuela rusa), ha sido la más exacta en la ubicación del mapa humano. La manipulación adecuada de las zonas reflejas, logran incidir sobre todos los sistemas de salud, a saber:

- Aparato digestivo
- Aparato respiratorio
- Aparato circulatorio
- Sistema linfático
- Aparato excretor
- Esqueleto y músculos.
- Sistema nervioso.
- Órganos de los sentidos.
- Sistema endocrino.
- Aparato reproductor.

Hurguemos un poco en la historia: Este arte curativo se pierde en el velo del tiempo, pero existen evidencias de su uso desde hace más de 5,000 años por las civilizaciones egipcias y chinas, entre otras. Personas muy entrenadas a base de experiencias fueron descubriendo poco a poco la existencia de puntos muy específicos en los que se podía estimular el funcionamiento de órganos y glándulas de diferentes partes del cuerpo.

El origen del masaje zonal se pierde en la noche de los tiempos, pero no es necesario tratar de descubrirlo con nuestra mente racional. El masaje zonal es algo también instintivo, incluso en las tradiciones de una civilización que hoy está condicionada y reprimida para tocar otro cuerpo, cuando acariciamos a alguien en un gesto de amor y consuelo. Es un modo no verbal de expresarse, de relacionarse, de dar y recibir. Está en general aceptado por los estudiosos del masaje en los pies, que desde hace más de cincuenta siglos, lo utilizaron en China y la India como auxilio en el diagnóstico y la cura de las molestias físicas.

Hipócrates, quien vivió en el siglo V A.C. y que está reconocido como el Padre de la Medicina Occidental, (que por otra parte con el correr de los siglos, se ha alejado mucho de los principios hipocráticos) comprendió el valor del masaje y lo enseñó a sus discípulos.

Un paso adelante, más que un paso cualitativo, ha hecho la reflexoterapia con el descubrimiento del inglés Robert St. John, el padre de la "terapia prenatal", que se basa en que la observación del reflejo de la columna vertebral en los pies es también el reflejo del periodo de gestación. La concepción corresponde a las primeras vértebras y el nacimiento al coxis; las treinta y ocho semanas de gestación están distribuidas a lo largo de la columna vertebral y se dividen en cinco importantes estados, durante los cuales se forma el modelo con el que se nace:

1. Pre-concepción: El niño gravemente retardado será aquel cuya conciencia estará próxima a la nueva vida con repugnancia, debido a las influencias hereditarias.

2. Concepción: La conciencia que no haya dominado este estadio, que representa el desafío del ingreso en la materia, redundará en un niño incapaz de ponerse en relación con los factores del lugar.

3) post-concepción: Hasta la vigésimo-tercera semana, cuando el feto comienza a moverse. Influencias represivas en este periodo provocarán inmadurez de carácter o trastornos pulmonares y escaso desarrollo del tórax.

4) pre-nacimiento: Hasta la trigésimo octava semana. La puesta en marcha de la conciencia se aparta hacia el mundo objetivo y se verifica el primer reto social. En este período puede formarse la tendencia al miedo, a la reluctancia, al deseo de rechazar lo inevitable: la entrada al mundo. El niño desarrolla en este estadio tensiones que influirán en los órganos de la digestión y la reproducción. Es también el síndrome del plexo solar que se manifiesta en inestabilidad emotiva.

5) nacimiento: Es el fin de todo lo anterior, el emergente del "modelo prenatal" que ha determinado la configuración psicosomática del niño.

Pero todo esto debe cambiarse, ya que el periodo de gestación tiene la misma área de reflejos que la columna vertebral, como la manipulación del reflejo de ella afloja la tensión en la columna vertebral, así también afloja la tensión o los bloqueos que se ha formado en el periodo prenatal y del cual dependen las actitudes mentales que controlan nuestra vida de todos los días.

Un simple masaje hecho no más de una vez por semana sobre el reflejo de la columna vertebral, con un toque suave y movimiento rotatorio, alrededor de media hora en cada pie (menos si se trata de niños o si la persona está agitada o impaciente), permite poner en foco al periodo formativo de la gestación. Lo que es nuevo y distinto en el periodo básico de esta terapia es que ella pone en movimiento la capacidad del paciente de cambiar lo que tiene en su interior. Esta es una verdadera metamorfosis que se convierte en absoluta y permanente o influencia a la misma estructura genética.

Quienes obtienen el mayor beneficio del mejoramiento notable al retorno a la normalidad completa son los niños, los incapacitados mentales y físicos (sean mongólicos espásticos o paralíticos), especialmente si el tratamiento es realizado por los padres. "Los limites están en el ambiente, en los defectos importantes, en la edad del paciente, cuanto más joven mejor es", escribe Robert St. John, que ha tratado con éxito a muchos niños gravemente retardados. Incluso el masaje en las manos y en la cabeza está indicado como una alternativa, cada tres o cuatro veces de realizado en los pies: St. John ha encontrado una conexión entre los reflejos en estas partes y el principio del movimiento (pies) de la ejecución (manos) y del pensamiento (cabeza). Robert St. John considera que cualquiera está en condiciones de hacer este masaje, pero insiste: siempre que las motivaciones sean justas. Quien está estimulado por una necesidad de dominar a los otros o de encontrar una "muleta" para sus propios "bloqueos" se dará cuenta de que no está capacitado para este trabajo. La atención debe estar en el masaje y en afirmar la sensibilidad en las manos para aprender a percibir los puntos de mayor tensión y de mayor y resonancia.

Robert St. John aconseja hacer diagnósticos y hablar con el paciente de los males que le aquejan. No tiene ficha clínica de sus pacientes y no publica sus historias como "casos clínicos", porque considera que una vez ocurrido el cambio, el estadio de desequilibrio ya forma parte del pasado y no hay ninguna necesidad de evocarlo.

Veamos ahora una óptica de la reflexología podal a partir de las teorías y manipulaciones prácticas que sustentan esta teoría desde la medicina holística:

    1-Procesos reflejos
    2-Manipulaciones
    3-Zonas reflejas del pie

El estudio del pie se basa en dos teorías fundamentales, la de la *red zonal* del Dr. Fitzgerald y la de las *zonas transversas*, que resultan imprescindibles para el estudio y la localización de puntos reflejos de nuestro cuerpo con puntos reflejos de los pies, desde donde tenemos acceso a toda la estructura orgánica-celular, que más allá se manifiesta como cuantos de energía. Veamos una representación gráfica de tal observación:

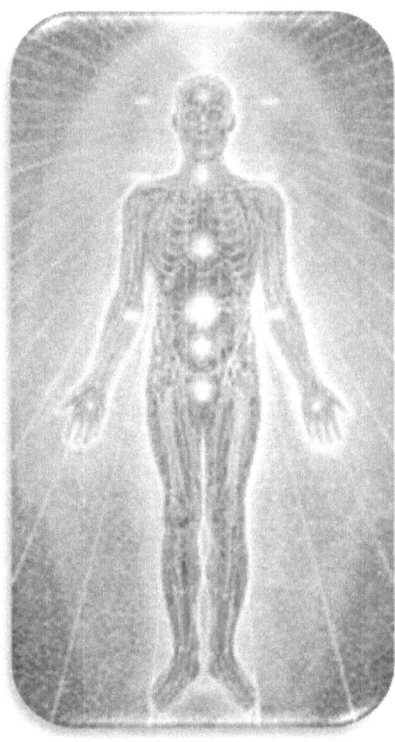 

Esta es una buena forma de ilustrar lo que es realmente nuestro cuerpo en el plano cuántico: un campo de energía, transformación e inteligencia. Es así como lo vieron los antiguos clarividentes védicos, quienes lo denominaron el cuerpo "sutil". Este cuerpo sutil o de mecánica cuántica está entretejido inseparablemente con los campos de energía e inteligencia del cosmos.

La teoría de la red zonal

El cuerpo está atravesado por diez líneas verticales que atraviesan desde la cabeza a los pies y estas zonas tendrían correspondencia con las líneas de los pies o de las manos, es decir, podemos localizar los órganos del cuerpo de una manera longitudinal en los pies, gráficamente seria como sigue:

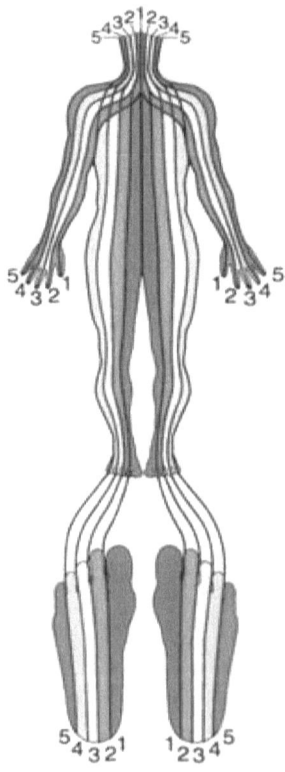

Por ejemplo, los pulmones estarían reflejados en las zonas 2, 3 y 4 de la planta del pie, tal y como se observa en la siguiente ilustración, pues abarcan estas tres zonas de las líneas corporales.

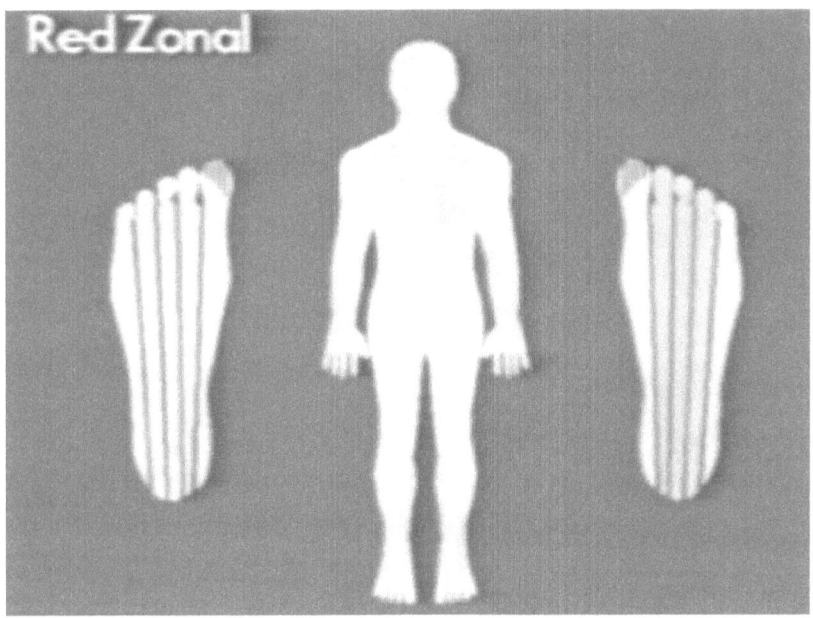

Sin embargo, esto podría representar un problema pues a la hora de localizar un órgano este podría encontrarse a lo largo de estas líneas, pero habría que definir a qué nivel de las líneas corporales exactamente; es ahí donde aparece la teoría de las zonas transversas.

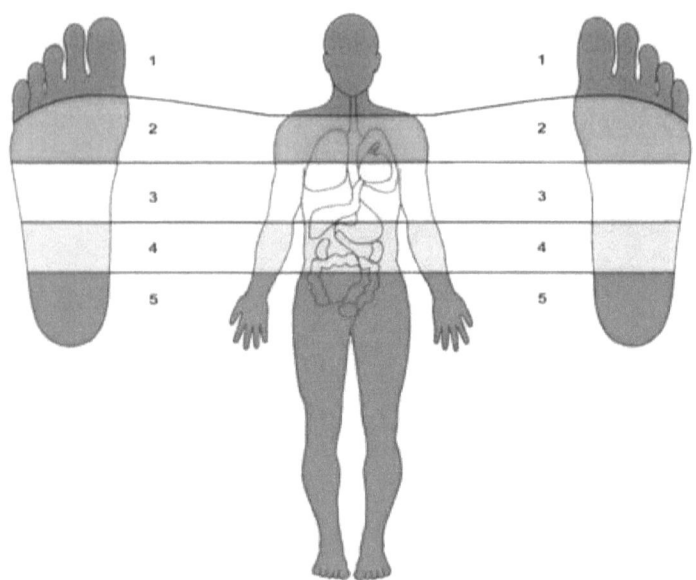

En el anterior grafico podemos ver la figura de una persona y los pies a cada lado, así la ubicación transversal correspondiente a cada órgano quedaría distribuida de la siguiente manera:

Órganos de la cabeza

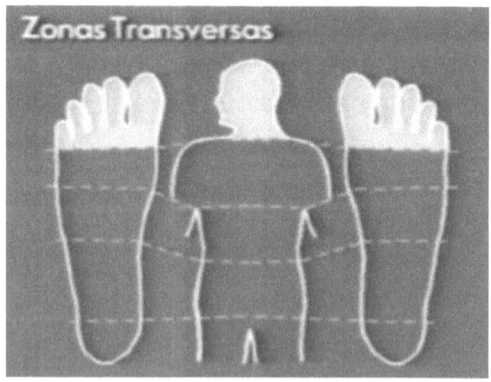

Órganos del diafragma, es decir, corazón y pulmones (circulación y respiración)

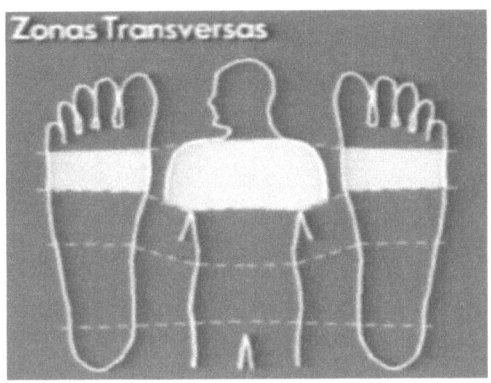

Órganos de la digestión y sistema excretor urinario e intestinos, por ejemplo, riñones

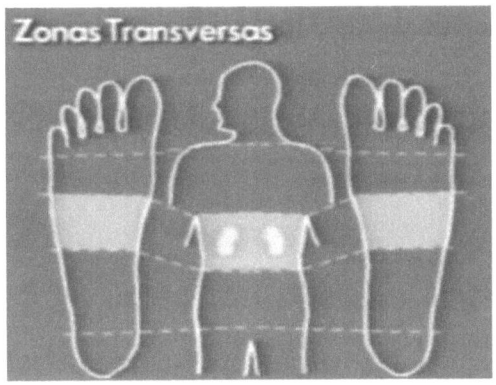

Y asi sucesivamente , por ejemplo los organos pélvicos:

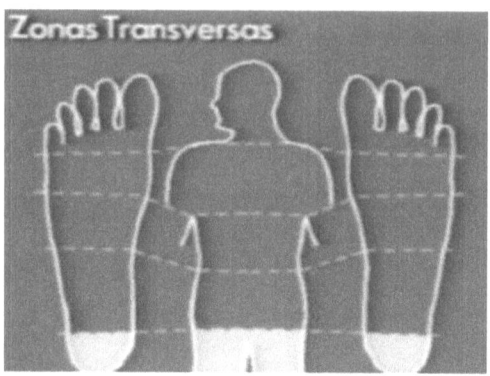

Ahora, la conjunción de las dos teorías, la del Dr. Fitzgerald y la de las zonas transversas nos ayudaría a la localización de los órganos en los pies, de esta forma resultarían ubicados los puntos de reflexión de los diferentes órganos en ambos pies:

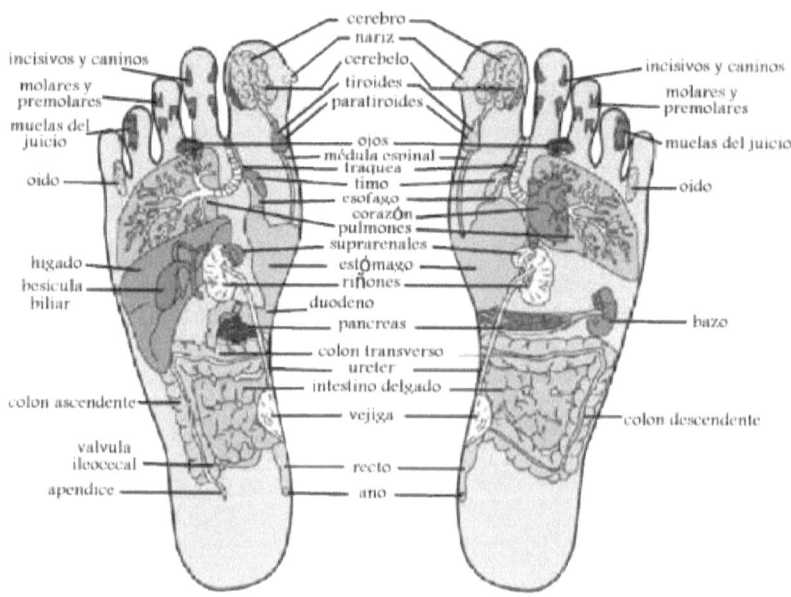

En el orden práctico existen cinco tipos de manipulaciones básicas:

- Presiones
- Fricciones
- Rotaciones
- Vibraciones
- Técnicas de apoyo

La práctica durante más de siete años y la acción concreta y específica sobre cada enfermedad o patología, han reafirmado los consejos y orientaciones de todas las escuelas de reflexología, es decir, la canadiense, la mexicana, la española, la hindú y la rusa, siendo esta última realmente la más efectiva a la hora de efectuar un masaje, pues al hacerlo de manera intensa sobre la zona del pie adolorida, tal y como recomiendan los seguidores de esta escuela, ha sido lo que realmente más efecto terapéutico inmediato ha tenido.

Los siguientes gráficos son los más exhaustivos de los tantos que se pueden obtener hoy día, aunque hay algunos puntos que no coinciden exactamente, lo que hemos ajustado con criterios prácticos:

A Clavícula
B Esternón
C Timo
D Pleura
E "Parto"
F Costillas
G Boca
H Ilíaco
I Muslo
J Rodilla
K Pierna
L Pies
M Coxis
N Sacro
O Plexo hipogástrico
P Ileo
Q Nervio ciático

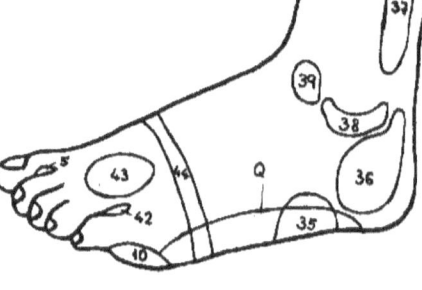
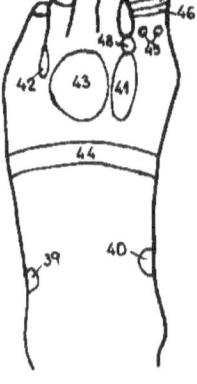
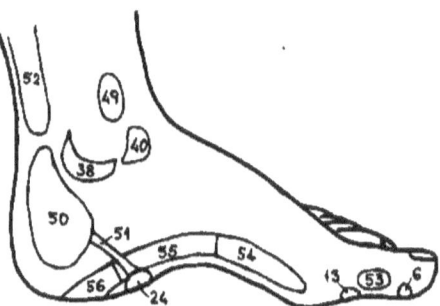

0 Hipófisis (Pituitaria)
1 Cabeza en general
2 Senos frontales
3 Bulbo raquídeo, Cerebelo
4 Epífisis
5 Sien, Trigémino
6 Nariz
7 Nuca
8 Ojos
9 Oídos
10 Hombro
11 Trapecio
12 Tiroides
13 Paratiroides
14 Pulmones, Bronquios
15 Estómago
16 Duodeno
17 Páncreas
18 Hígado
19 Vesícula biliar
20 Plexo solar
21 G.Suprarrenales
22 Riñón
23 Ureter
24 Vejiga
25 Intestino delgado
26 Apéndice
27 Válvula Ileo Cecal
28 Colon ascendente
29 Colon transverso
30 Colon descendente
31 Intestino recto
32 Ano
33 Corazón, Circulación
34 Bazo
35 Rodilla
36 Ovarios, Testículos
37 Bajo vientre
38 Cadera
39 G.Linfáticas (Cabeza, Torax, Axilas)
40 G.Linfáticas (Abdomen)
41 Cisterna linfática (Torax, Tráquea)
42 Oído interno (Equilibrio)
43 Seno / Pecho
44 Diafragma
45 Amígdalas
46 Maxilar inferior
47 Maxilar superior
48 Laringe, Tráquea
49 Ano
50 Útero, Próstata
51 Vagina/Pene, Uretra
52 Intestino recto, Hemorroides
53 Vértebras cervicales
54 Vértebras dorsales
55 Vértebras lumbares
56 Vértebras sacras y cixígeas

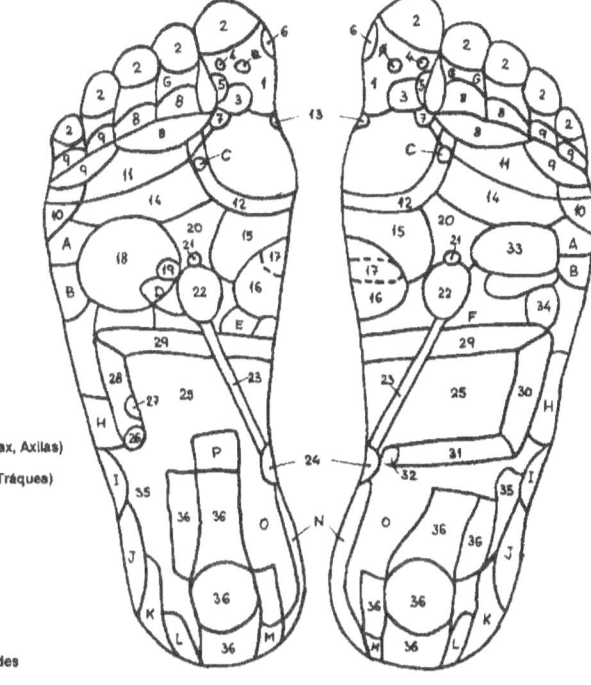

Dcho.   Izdo.

Así entonces, tendríamos 74 puntos o zonas para ubicar toda la estructura orgánica de nuestro cuerpo y desde donde podríamos ejercer terapias para más de 146 enfermedades y padecimientos. La reflexología podal como masaje general es muy buena para armonizar ciertos aspectos a nivel cutáneo y nuestra propia experiencia práctica ha arrojado resultados positivos en cuanto a:

1. Crecimiento de pelos/ vellosidad
2. Mejor elasticidad/ turgencia
3. Mejor hidratación
4. Mejor transpiración
5. Mejor textura
6. Mayor espesura
7. Mejor espesura, color y pigmentación
8. Mayor integridad de la piel/descamación cutánea
9. Mayor perfusión tisular
10. Mejores pulsos medios
11. Disminución y desaparición de edemas
12. Disminución y desaparición de várices
13. Mejores síntomas neuróticos
14. Regulación de temperatura tisular

La reflexoterapia podal actúa sobre todo el organismo, efectuando una estimulación de todas las fuerzas positivas al influir sobre los diferentes órganos y sistemas del cuerpo: circulatorio, nervioso, digestivo, etc., normalizando y equilibrando el funcionamiento de éstos.

Sabemos que todo reflejo es una respuesta involuntaria a un estímulo, es la reacción de un órgano, un músculo etc., que mediante una presión o un golpe puede actuar a larga distancia a través de los circuitos nerviosos y mediante las micro-corrientes eléctricas que recorren a lo largo y ancho de todo nuestro cuerpo. Visto desde el punto de vista de la medicina alopática o convencional, sencillamente, estamos estimulando los baro-receptores para la estimulación en el órgano o estructura correspondiente de las sustancias u hormonas necesarias para el establecimiento de la homeóstasis; así por ejemplo, al estimular el punto reflejo de la hipófisis, estimulamos la generación de vasopresina, sustancia u hormona que se genera en el hipotálamo y es secretada por la neurohipófisis y que mejora la circulación hídrica de los riñones al estimular el punto reflejo de las suprarrenales, provocando la generación adicional de noradrenalina, de endorfinas, etc.

Nuestras células poseen la propiedad de la excitabilidad respondiendo a los estímulos que les llegan. Pues bien, la reflexoterapia podal actúa indirectamente sobre nuestras células estimulando su función mediante las presiones que vamos efectuando con los dedos sobre ciertas zonas precisas de nuestros pies, activando con ello tanto nuestros centros nerviosos como nuestros canales de energía.

La reflexoterapia al principio es posible que por parte del profano en la materia sea aceptada con cierto escepticismo, debido a que, con una técnica tan sencilla, parezca casi imposible poder llegar a solucionar gran diversidad de problemas, que quizás incluso con otras técnicas más modernas no se hayan podido solucionar, y todo ello sin efectos secundarios.

Ahora bien, a la hora de intentar lograr un poder inmenso sobre el equilibrio energético y que se establezca la homeóstasis del organismo, es decir, aliviar o curar cualquier enfermedad, hay que ser intensos, buscar el dolor y disiparlo.

Las terapias naturales han recobrado el lugar honorable que se merecían ya que se ha demostrado plenamente que se puede lograr en muchos casos la completa curación, debido a ello cada día van alcanzando más popularidad ya que se han podido conseguir resultados espectaculares en una gran cantidad de enfermos.
La reflexoterapia podal forma parte de la medicina natural, ya que funciona mediante el efecto de activar con masajes compresivos en los pies nuestra propia energía y también puede ayudar a nuestro cuerpo a desprenderse de las toxinas acumuladas en ciertas zonas del organismo, que por reflejo encontramos en nuestros pies; dicho de otra forma, se trata de un masaje a base de presiones en ciertas zonas específicas de los pies, que tienen correspondencia con todos los órganos del cuerpo, con cuyo masaje compresivo activamos y ayudamos a mejorar.

Veamos algunos ejemplos de algunas combinaciones puntuales para cada padecimiento o enfermedad que se acercan bastante a la realidad, aunque a nuestro juicio no es lo más efectivo pues en la práctica siempre confluyen otros padecimientos o causas que están más allá del diagnóstico; es decir, aunque al ser más exhaustivos e intensos no hemos logrado adelantarnos a la enfermedad que viene de esencia, aún así representa una herramienta muy poderosa para hacer diagnóstico, pronóstico y terapias curativas.

ABCESOS: Zona correspondiente a su localización y sistema linfático.
AUSENCIAS: Trastornos del cerebro, zona cabeza entera.
ACCIDENTES: Zona correspondiente.
ACNÉ: Suprarrenales, riñón-uréter-vejiga.
AGORAFOBIA: Riñones-uréter-vejiga, el aparato digestivo, cabeza, cambiar la alimentación.
ALERGIAS: Suprarrenales, riñón-uréter-vejiga, válvula ileocecal, paratiroides.
HALITOSIS: Estómago, vigilar dentadura que no esté cariada.
AMIGDALITIS: amígdalas, sistema linfático.
ANEMIA: Estómago, intestinos, metabolismo, bazo.
AFONÍA: Laringe, amígdalas, sistema linfático.
ANGINA DE PECHO: Suprarrenales, riñones-uréter-vejiga. Estómago, corazón y hombro.
APENDICITIS: Apéndice, sistema linfático, consultar al médico.
APETITO (falta): Aparato digestivo, tiroides.
ARTRITIS Y ARTROSIS: Zona correspondiente a la articulación, suprarrenal, hígado, riñones-uréter-vejiga, sistema linfático, para artrosis paratiroides.
ASMA: Suprarrenales, riñones-uréter-vejiga, paratiroides, hígado, pulmones-bronquios, sistema linfático.
ATROFIA MUSCULAR: Hipófisis, suprarrenales, riñones-uréter-vejiga, paratiroides, aparato digestivo, sistema linfático, cambiar alimentación.
MAL DE BASEDOW: Hipófisis, tiroides.
BAZO: Masaje en las zonas del bazo.
BOCA SECA: Zona maxilar superior e inferior, comer lentamente para dar estímulo a las glándulas salivares.
BOCIO: Hipófisis, tiroides, sistema nervioso.

DOLORES DE BRAZOS: Masaje zona correspondiente, nuca.
BRONQUITIS: Pulmones-bronquios suprarrenales, sistema linfático.
CAÍDA DE CABELLOS: Hipófisis, ovarios-testículos, suprarrenales, aparato digestivo, metabolismo.
FALTA DE CALCIO: Paratiroides.
CALAMBRES DE PIERNAS: Hígado, aparato digestivo, paratiroides.
CÁNCER: Sistema linfático y zona correspondiente sistema nervioso.
CELULITIS: Sistema linfático, ovarios-testículos.
CIÁTICA: Suprarrenales, riñones-uréter-vejiga, plexo solar, rodilla, zona refleja debajo talón y sobre el nervio ciático suave, lumbares.
TRASTORNOS CIRCULATORIOS: Corazón, paratiroides, suprarrenales, riñones-uretra y vejiga.
CISTITIS: Riñones-uréter, vejiga. insistir en vejiga y sistema linfático.
DOLORES DEL CÓCCIX: Vértebras sacras y cóccix, nuca masaje directo.
COLESTEROL: Reflejo tiroides, hígado.
COLITIS: Estómago, intestinos metabolismo, sistema linfático.
COLUMNA VERTEBRAL: Toda la columna vertebral.
CORAZÓN: Corazón y circulación, suprarrenales, sistema linfático y aparato digestivo completo.
CRECIMIENTO: Hipófisis, tomar muchas vitaminas, en especial la C y B.
DELGADEZ: Tiroides, aparato digestivo y metabolismo.
DESVANECIMIENTO: Corazón, suprarrenales.
DIABETES: Hipófisis, tiroides, aparato digestivo, páncreas, hígado.
DIAFRAGMA: Diafragma, aparato digestivo y metabolismo.
DIENTES (gingivitis): Maxilares, si hay infección sistema linfático.
DOLOR DE CABEZA: Plexo solar, cabeza general, hígado, controlar uñas de pies.
EDEMAS: Suprarrenales, riñones-uréter-vejiga, corazón, sistema linfático.
ECZEMAS: Suprarrenales, riñones-uréter, vejiga, hígado.
EMBARAZO: Hipófisis, ovarios, útero, senos, precaución al principio.
ENFERMEDADES GENITALES: Zona refleja genitales y sistema linfático.
ENFERMEDADES INFECCIOSAS: Riñones-uréter-vejiga, suprarrenales, sistema linfático, columna vertebral, bazo.
ENURESIS: Riñones-uréter-vejiga, plexo solar.
EPILEPSIA: Cabeza general, sistema linfático, intestinas.
EQUILIBRIO: Cabeza general, oído interno, zapatos cómodos.
ESCLEROSIS EN PLACAS: Cabeza general, columna vertebral, riñones-uréter-vejiga, sistema linfático, aparato digestivo, metabolismo.

ESTERILIDAD: Hipófisis, ovarios-testículos, útero y próstata.
ESTOMAGO: Estómago, plexo solar.
ESTREÑIMIENTO: Plexo solar, intestinos especialmente el colon descendente y el recto, comer ensaladas, frutas, verduras y salvado.
ESTRABISMO: Cabeza general, ojos.
EXTENUACIÓN: Riñones-uréter-vejiga, paratiroides, aparato digestivo y metabolismo y cabeza en general.
FARINGITIS: Zona correspondiente, sistema linfático.
FATIGA: Debilidad muscular: tiroides, paratiroides, suprarrenales.
FIEBRE: Sistema linfático, amígdalas y bazo.
FIEBRE DEL HENO: Riñones-uréter-vejiga, cabeza en general, senos frontales, nariz, pulmones-bronquios, hígado, comer miel.
FRACTURAS: Articulación correspondiente, paratiroides, aparato digestivo.
FRIGIDEZ FEMENINA: Hipófisis, ovarios, útero.
GASES: válvula ileocecal, intestino grueso, insistir en el recto.
GARGANTA: Laringe, amígdalas, sistema linfático superior.
GLANDULAS HINCHAZÓN: Sistema linfático.
GOTA: Suprarrenales, riñones-uréter-vejiga, hígado.
HEMATOMAS: Paratiroides, si se tiene tendencia tomar vitamina K.
HEMORROIDES: Intestino recto, ano, suprarrenales, riñones-uréter-vejiga.
HERNIA DEL DISCO: Columna vertebral, riñones-uréter-vejiga, aparato digestivo, hígado, vesícula biliar.
HERPES ZOSTER: No tratarlo con reflexología si está en estado agudo, pues puede provocar dolor, las erupciones deben cubrirse con polvos de talco y taparse con vendas, después del ataque agudo se puede tratar fortaleciendo los nervios con vitamina B1, reflexoterapia: plexo solar, aparato digestivo, metabolismo, riñones-uréter-vejiga.
HIGADO: Aparato digestivo, hígado y vesícula biliar en caso de inflamación el sistema linfático.
HIPERTENSIÓN: Plexo solar, riñones-uréter-vejiga, cabeza general, poca sal.
HIPO: Diafragma, plexo solar, estómago.
HUESOS: frágiles, descalcificación: paratiroides.
ICTERICIA: Hígado, vesícula biliar, duodeno, sistema linfático.
IMPOTENCIA: Hipófisis, testículos, tiroides, tomar vitamina E.
INFARTO: Suprarrenales, riñones-uréter-vejiga, diafragma, aparato digestivo y metabolismo.

INFLAMACIONES: Zona de reflejo del órgano y sistema linfático.
INSOMNIO: Plexo solar, cabeza general.
INTOXICACIÓN por comidas: Aparato digestivo, metabolismo, riñones-uréter vejiga, sistema linfático.
LARINGITIS: Laringe, sistema linfático.
LEUCEMIA: Amígdalas, sistema linfático, bazo.
LUMBAGO: Columna vertebral, insistir en las lumbares.
MAREOS: oído interno, está el centro del equilibrio.
MENOPAUSIA TRASTORNOS: Hipófisis, ovarios, útero, bajo vientre.
MENSTRUACIONES DOLOROSAS: Hipófisis, ovarios, útero, bajo vientre, y no masajear durante la menstruación, puede aumentar el flujo.
MUSCULARES DOLORES: Zona reflejo correspondiente, hígado, páncreas, riñón-uréter vejiga y suprarrenales.
NARIZ SANGRE: Nariz, paratiroides, tomar vitamina K.
NERVIOSISMO: Plexo solar, riñones-uréter-vejiga, paratiroides, cabeza en general, aparato digestivo y metabolismo
NEURALGIA: Sien, trigémino y sistema nervioso.
NEURITIS: Paratiroides, columna vertebral, sistema nervioso, cabeza.
NUCA: Nuca, vértebras cervicales, sacro y cóccix.
OBESIDAD: Tiroides.
OJOS: Suprarrenales, riñones-uréter-vejiga, nuca, ojos, sistema linfático.
OREJAS: Orejas, oído interno, vértebras cervicales, cabeza en general y sistema linfático; para el dolor, suprarrenales, paratiroides.
OÍDOS ZUMBIDOS: Cabeza en general y oído interno, nuca.
ORZUELOS: Sistema linfático, ojos lado contrario, recordar los cruces.
PAPERAS (parótidas): Amígdalas, ovarios-testículos, sistema linfático.
PARÁLISIS: Cabeza general, nuca, columna vertebral, insistir en hipófisis.
PARKINSON mal de: Suprarrenales, riñones-uréter-vejiga, cabeza general, nuca, aparato digestivo, metabolismo.
PESADEZ MENTAL: Hipófisis, tiroides, cabeza en general.
PIEL: Riñones-uréter-vejiga, aparto digestivo y metabolismo, hígado.
PIERNAS HINCHADAS: Riñones-uréter-vejiga, corazón, sistema linfático.
PIERNAS ULCERADAS: Riñones-uréter-vejiga, aparato digestivo, metabolismo.
PIES ARDIENTES: masaje completo, plexo solar.

POLIOMIELITIS: Masaje general insistiendo en hipófisis, suprarrenales.
PRESIÓN SANGRE: Hipotensión e hipertensión, riñones-uréter-vejiga, corazón, cabeza general, para hipotensos oído interno, suprarrenal.
PRÓSTATA: Próstata, suprarrenales, riñón-uréter-vejiga.
PULMONÍA: Pulmones-bronquios, suprarrenales, sistema linfático, paratiroides.
QUEMADURAS: Zona refleja de la parte afectada, suprarrenales, riñón-uréter-vejiga, sistema linfático.
QUISTES: Zona refleja afectada, sistema linfático en caso de ser en los ovarios, pituitaria, tiroides y útero.
RESFRIADO: Cabeza en general, nariz, sistema linfático, senos cabeza, pulmones y bronquios.
RESPIRACIÓN: Pulmones-bronquios, cabeza en general, corazón, nariz, diafragma.
REUMATISMO: Suprarrenales, riñón-uréter-vejiga, paratiroides, aparato digestivo, metabolismo, zonas correspondientes.
RIÑONES: Riñones-uréter-vejiga, suprarrenales, sistema linfático.
RODILLA: Rodilla, paratiroides.
SANGRE: Sistema linfático, corazón.
SINOSITIS: Senos frontales, sistema linfático, paratiroides, intestinos
SOFOCACIONES: Hipófisis, tiroides, ovarios.
TENDINITIS: Zona correspondiente, brazo correspondiente a pierna.
TESTÍCULOS: Hipófisis, sistema linfático.
TOS: Pulmones-bronquios, sistema linfático, suprarrenales.
TROMBOSIS: Suprarrenales, riñón-uréter-vejiga.
TUMORES: Zona afectada reflejo, sistema linfático, bazo, columna vertebral, amígdalas.
ÚLCERA: Estómago, duodeno.
UÑAS FRÁGILES: Hipófisis, paratiroides, estómago, intestino, metabolismo.
URTICARIA: Riñón-uréter-vejiga, hígado.
VAGINITIS: Riñón-uréter-vejiga, útero, sistema linfático.
VÁRICES: Suprarrenales, riñón-uréter-vejiga, hígado, intestino recto.
VEJIGA: Riñón-uréter-vejiga, sistema linfático.
VÉRTIGO: Cabeza en general, oído interno.
VIENTRE dolores: Estomago, intestinos, metabolismo.

La intensidad, el tiempo, la duración y la forma de aplicar estos masajes son muy diversos y como cada médico tiene su librito, cada reflexólogo lo tiene igual; nuestro proceder en este sentido es intenso, sistemático y bien exhaustivo, de ahí que hasta la fecha, con más de setecientos pacientes tratados, los resultados sean inmejorables. Claro está, esto no es la panacea, por lo que lo combinamos con digitopuntura de los 365 puntos de los catorce meridianos regulares, los cientos de puntos fuera de meridiano, los puntos *Ashi*, los puntos de los cinco elementos de los meridianos regulares del *ying* y el *yang*, los puntos pasajes, los de la cara y la cabeza, los puntos *Yo*, los puntos fuente, los puntos de urgencia, etc., además de técnicas de respiración de Deepak Chopra, *Mudras*, ejercicios *Chikung*, técnicas de meditación de simple atención y trascendental, ejercicios tibetanos y medios naturales como baños termales, dietas de desintoxicación y mantenimiento, tratamientos homeopáticos y fitoterápicos, en fin, es un parque terapéutico inmenso, por lo que los medios para ajustar el desequilibrio energético y las enfermedades son interminables; por supuesto, los resultados tienen que ser muy buenos. Así, por ejemplo, enfermos de insuficiencia renal crónica en cualquier fase, diabéticos, enfermos neurológicos, de cáncer y de las enfermedades más complejas y diversas, encuentran el camino al alivio y cura de sus dolencias y enfermedades.

Alimento	P.C. %	AGUA g	CAL	PROT g	H.C. g	GRASA g	SATU g	MONO g	POLI g	COL mg	FIBRA g	SODIO mg	POTASIO mg	MAGNES mg	CALCIO mg	FOSFORO mg	HIERRO mg

TABLAS DE COMPOSICION DE ALIMENTOS

A lo largo de las tablas se pueden encontrar los siguientes signos acompañando a los datos de composición de alimentos

- ***, **** Indica que la cantidad de este componente es menor que la unidades reflejadas en la tabla y, que en la mayoría de los casos se puede considerar la cantidad mínima o trazas, y a efectos prácticos "0".
- **–** Indica que el valor se ha calculado al no haberlo encontrado en ninguna tabla de composición de alimentos.
- **?** Indica que el valor que acompaña es desconocido
- **Ma** Datos analíticos realizados en peces del litoral de Málaga

Huevos, Lácteos y derivados

Alimento	P.C. %	AGUA g	CAL	PROT g	H.C. g	GRASA g	SATU g	MONO g	POLI g	COL mg	FIBRA g	SODIO mg	POTASIO mg	MAGNES mg	CALCIO mg	FOSFORO mg	HIERRO mg
Huevo clara	100	87.3	53	11.1	0.7	0.2	0.0	0.0	0.0	0	0.0	170	154	12	11	21	0.20
Huevo cocido	88	74.9	147	12.3	0.0	10.9	3.1	4.7	1.6	385	0.0	140	140	12	52	220	2.10
Huevo entero	88	74.1	160	12.9	0.7	11.2	3.1	4.7	1.4	385	0.0	144	147	12	56	216	2.10
Huevo frito	100	63.3	232	14.1	0.0	19.5	4.4	10.6	2.4	435	0.0	220	180	14	64	260	2.50
Huevo tortilla	100	68.8	190	10.6	0.0	16.4	3.5	9.2	2.0	355	0.0	1030	120	18	47	190	1.70
Huevo yema	100	50.0	359	16.1	0.3	31.9	8.8	13.2	4.0	1260	0.0	51	138	16	140	590	7.20
Leche con grasa vegetal	100	89.7	58	3.0	4.4	3.2	0.5	2.1	0.5	4	0.0	70	150	14	125	95	100.00
Leche condensada dulce	100	26.1	320	8.2	51.9	8.8	5.8	2.6	0.2	29	0.0	88	360	27	238	236	0.25
Leche de cabra	100	86.6	68	3.7	4.3	3.9	3.4	0.8	0.1	11	0.0	42	181	14	127	109	0.05
Leche de oveja	100	82.7	96	5.3	4.7	6.3	4.6	1.5	0.3	12	0.0	30	182	12	183	115	0.10
Leche de vaca 0.07% mg	100	90.9	35	3.5	4.8	0.1	0.1	**.*	**.*	3	0.0	53	150	14	123	97	0.12
Leche de vaca 1.65% mg	100	89.6	48	3.4	4.8	1.6	1.1	0.4	0.1	5	0.0	47	155	12	118	91	0.05
Leche de vaca 3.5% mg	100	87.7	65	3.3	4.8	3.6	2.4	1.0	0.1	12	0.0	48	157	12	120	92	0.05
Leche de vaca 3.2% mq	100	87.7	65	3.3	4.8	3.2	2.1	0.9	0.1	11	0.0	48-	157-	12-	120-	92-	0.05-
Leche evaporada ideal	100	72.0	142	7.4	11.3	7.5	0.0	0.0	0.0	24-	0.0	95	320	25	240	180	0.10
Leche polvo descremada	100	4.3	366	35.0	51.9	1.0	0.7	0.3	**.*	3	0.0	557	1580	110	1290	1020	0.80
Leche polvo entera	100	3.5	490	25.2	38.1	26.2	17.8	8.4	0.7	97	0.8	371	1160	110	920	714	0.70
Leche suero en polvo	100	3.5	339	11.7	73.5	0.5	0.4	0.1	**.*	0	0.0	968	2288	199	2054	1348	1.24
Nata para montar	100	62.0	302	2.4	3.4	31.7	20.5	9.3	1.0	109	0.0	34	112	10	80	63	0.03
Yogur de frutas desnatado	100	81.4	69	3.8	12.8	0.1	0.1	**.*	**.*	1	0.0	57	187	14	128	95	0.06
Yogur de frutas entero	100	74.4	102	3.9	15.5	2.6	1.8	0.7	0.1	10	0.0	82	210	16	127	96	0.00-
Yogur desnatado	100	89.8	39	4.4	4.9	0.1	0.0	0.0	**.*	0	0.0	50	180	10	140	100	0.06
Yogur natural 3.5% mg	100	87.0	69	3.8	4.9	3.8	1.8	1.0	0.1	12	0.0	40	150	10	120	90	0.04
Cuajada	100	81.9	75	4.5	1.4	4.5	3.3	1.2	0.2	25	0.0	155	315	18	146	106	0.46
Queso azul	100	44.0	364	20.6	2.0	31.3	25.0	7.4	1.4	88	0.0	1375	60	19	368	292	0.66
Queso azul promedio	100	40.8	374	20.9	1.8	31.5	24.2	8.0	1.4	86-	0.0	1357-	70-	20-	395-	319-	0.62-
Queso Brie 50% mg	100	45.5	342	22.6	1.0	27.9	18.5	7.6	0.8	100	0.0	1170	152	27	400	188	0.50
Queso Camembert 45% mq	100	52.0	286	21.0	0.2	22.3	14.0	6.1	0.7	62	0.0	970	110	17	570	350	0.15
Queso castellano manchego	98	30.4	438	25.5	0.9	37.3	32.0	9.1	1.0	95	0.0	603	88	23	626	566	0.71
Queso de bola (Edam) 40%mq	98	43.6	331	23.4	2.0	26.3	19.9	7.2	1.0	92	0.0	649	67	19	734	467	0.74
Queso de cabra fresco	100	54.7	270	17.4	1.1	21.8	18.1	5.7	0.7	90-	0.0	480	90	88	543	818	0.40
Queso de cabrales	100	41.8	379	21.5	2.1	32.6	22.0	10.1	1.2	84	0.0	1067	95	16	358	379	0.50
Queso emmental 45% mg	100	35.7	385	28.7	0.5	29.7	20.5	7.2	1.1	92	0.0	4450	107	35	1020	636	0.31
Queso en lonchas 40% mq	100	75.0	148	10.8	0.7	11.3	7.5	3.1	0.3	37-	0.0	42	118	10	82	187-	0.34-
Queso fresco 0% mg	100	86.3	47	7.5	3.9	0.2	0.0	0.0	0.0	4	0.0	33	110	12	1126	50	0.40
Queso fresco Burgos	100	54.0	286	16.0	3.6	24.0	20.3	5.7	0.8	70	0.0	222	93	21	622	385	0.61
Queso fresco desnatado	100	81.3	76	13.5	4.0	0.3	0.2	0.1	0.0	1	0.0	40	95	12	92	160	0.40
Queso fresco graso 40%mq vaca	100	73.5	161	11.1	3.3	11.4	7.6	3.1	0.4	37	0.0	34	82	10	95	187	0.34
Queso fundido desgrasado	100	69.5	111	15.5	2.8	4.3	3.1	1.1	0.2	15-	0.0	740	144	87	385	924	0.42
Queso fundido extragraso	100	52.4	274	14.1	2.3	23.2	16.8	6.5	0.9	77-	0.0	774	128	10	343	668	0.48

Alimento	P.C. %	AGUA g	CAL	PROT g	H.C. g	GRASA g	SATU g	MONO g	POLI g	COL mg	FIBRA g	SODIO mg	POTASIO mg	MAGNES mg	CALCIO mg	FOSFORO mg	HIERRO mg
Queso fundido graso	100	54.8	238	15.0	2.3	18.8	13.7	5.2	0.7	64-	0.0	893	128	11	398	648	0.55
Queso fundido semigraso	100	58.3	196	14.9	4.2	13.3	9.9	3.7	0.5	94-	0.0	857	165	36	356	860	0.50
Queso gallego	100	46.6	330	19.4	0	28.0	20.4	8.0	1.0	96-	0.0	547	55	16	559	394	0.63
Queso Gruyère	100	33.2	414	29.8	0.9	32.3	19.9	9.3	1.7	105	0.0	336	81	37	950	605	0.30
Queso idiazabal	100	33.2	434	23.3	0	37.8	32.5	8.8	0.9	100-	0.0	443	77	21	757	522	0.47
Queso manchego	100	37.5	395	23.0	0.9	33.6	23.4	7.8	0.9	70	0.0	670	80	59	685	544	0.54
Queso manchego en aceite	100	27.7	457	26.5	0.5	38.8	28.8	11.8	1.1	100-	0.0	707	82	20	579	801	0.64
Queso manchego mezcla oreja y vaca	100	36.4	410	22.0	0	35.6	28.3	9.2	1.0	100-	0.0	625	98	25	751	547	0.51
Queso Parmesano	100	29.6	379	35.6	0.1	25.8	18.5	7.1	0.6	68	0.0	704	131	45	1290	840	1.02
Queso Roquefort	100	39.4	361	21.5	0.2	30.6	23.0	8.2	1.3	75-	0.0	1810	91	30	662	392	0.60
Queso Zamorano	100	32.0	428	25.3	0.9	36.3	31.3	8.5	0.8	95	0.0	661	98	22	615	534	0.60
Requesón	100	74.5	75	9.9	2.3	7.3	5.6	2.0	0.3	25	0.0	57	111	21	591	329	0.56
Crema de chocolate chamburcy	100	70.9	131	2.9	20.6	4.1	0.0	0.0	0.0	0	0.5	40	137	18	102	90	0.00
Cuajada chamburcy	100	81.9	91	4.9	7.6	4.5	0.0	0.0	0.0	0	0.0	79	241	18	175	125	0.10
Dalky chocolate	100	71.5	143	2.3	18.4	6.7	0.0	0.0	0.0	0	0.4	42	131	8	82	69	0.00
Dalky fresa	100	72.1	141	2.5	18.2	6.5	0.0	0.0	0.0	0	0.1	39	108	9	78	59	0.10
Natillas chamburcy	100	74.7	113	2.6	19.0	2.9	0.0	0.0	0.0	0	0.0	40	112	9	99	77	0.00
Petit suisse 40% mg	100	76.1	141	9.6	3.0	10.1	6.8	2.8	0.3	20	0.0	32	115	10	111	90	0.30
Petit suisse 60% mg	100	68.5	211	8.3	3.0	18.5	12.3	4.9	0.6	50	0.0	30	110	10	94	60	0.30
Petit suisse con frutas	100	64.0	180	6.0	20.0	8.5	5.7	2.3	0.3	20	0.0	30	100	40	100	60	0.307
Helado bloque crocanti-Camy	100	53.4	247	4.8	27.2	13.2	0.0	0.0	0.0	0	0.4	49	198	12	130	140	0.60
Helado bloque nata/chocolate ll-Camy	100	65.7	158	3.6	23.6	5.5	0.0	0.0	0.0	0	0.6	60	202	21	133	111	0.20
Helado bloque nata/fresa ll-Camy	100	66.8	156	3.3	23.8	5.3	0.0	0.0	0.0	0	0.0	54	155	11	131	98	0.10
Helado bloque tres gustos ll-Camy	100	66.4	156	3.5	23.4	5.4	0.0	0.0	0.0	0	0.4	58	185	17	132	107	0.20
Helado bloque y granel nata 1-6l Camy	100	67.6	153	3.3	23.0	5.3	0.0	0.0	0.0	0	0.0	53	150	11	130	97	0.10
Helado cornete Camychoc -- Camy	100	49.9	247	3.6	33.1	11.1	0.0	0.0	0.0	0	1.3	85	201	29	101	105	0.50
Helado cornete moka - Camy	100	52.8	230	3.9	31.9	9.7	0.0	0.0	0.0	0	0.7	92	178	20	112	104	0.40
Helado cornete nata/fresa - Camy	100	53.4	222	3.55	33.9	8.1	0.0	0.0	0.0	0	0.3	86	140	14	102	89	0.40
Helado cornete vainilla - Camy	100	52.9	239	3.9	30.6	11.2	0.0	0.0	0.0	0	0.5	89	158	17	111	102	0.40
Helado tarta whisky Sr-Camy	100	53.4	219	3.55	35.4	7.0	0.0	0.0	0.0	0	0.1	44	121	8	93	93	0.40
Helado tartita Jijona/crocanti	100	54.3	236	4.4	27.7	12.0	0.0	0.0	0.0	0	0.7	46	199	19	131	124	0.50

Carnes y vísceras
Porcino

Alimento	P.C. %	AGUA g	CAL	PROT g	H.C. g	GRASA g	SATU g	MONO g	POLI g	COL mg	FIBRA g	SODIO mg	POTASIO mg	MAGNES mg	CALCIO mg	FOSFORO mg	HIERRO mg
Cerdo carne grasa promedio	100	59.2	237	18.9	0.0	18.0	6.7	8.1	2.3	63-	0.0-	363-	310-	23-	9-	153-	2.03-

Alimento	P.C. %	AGUA g	CAL	PROT g	H.C. g	GRASA g	SATU g	MONO g	POLI g	COL mg	FIBRA g	SODIO mg	POTASIO mg	MAGNES mg	CALCIO mg	FOSFORO mg	HIERRO mg
Cerdo carne magra promedio	100	67.2	142	21.5	0.0	6.3	2.2	2.8	0.7	62	0.0	68	369	24	6	218	0.86
Cerdo costillas	83	58.7	246	20.9	0.0	17.0	6.3	7.6	2.8	71	0.0	950	324	26	11	160	2.50
Cerdo chuletas	80	66.9	198	19.0	0.0	13.0	4.8	5.8	1.7	70	0.0	65	315	24	11	150	1.80
Cerdo filetes	100	67.6	190	19.3	0.0	11.9	4.4	5.3	1.6	57	0.0	74	348	24	2	173	0.98
Cerdo jamón cocido graso	100	62.0	207	21.4	0.0	12.8	4.8	5.8	1.7	85	0.0	960	270	23	15	136	2.30
Cerdo lomo solo carne	100	70.0	159	22.0	0.0	7.2	2.5	3.2	0.8	63	0.0	66	362	23	5	206	0.84
Cerdo lomo o solomillo	100	66.9	198	19.0	0.0	13.0	4.8	5.8	1.7	70	0.0	65	315	24	11	150	1.80
Cerdo músculos solamente	100	74.7	111	22.0	0.0	1.9	0.7	0.9	0.1	65	0.0	56	418	27	3	204	1.00
Cerdo paletilla (lacón)	100	58.3	287	16.7	0.0	23.9	8.9	10.7	3.1	49	0.0	74	291	25	9	149	1.80
Cerdo pierna solo carne	100	72.8	138	21.0	0.0	5.3	1.9	2.4	0.6	61	0.0	69	376	21	6	230	0.87
Cerdo rabo	70	46.1	378	17.8	0.0	33.5	11.6	14.6	3.9	97	0.0	62	274	8	18	50	0.007
Cerdo solomillo solo carne	100	74.8	112	21.0	0.0	2.5	0.9	1.1	0.3	65	0.0	49	362	23	7	362	1.31
Oreja de cerdo	95	61.3	233	22.5	0.0	15.1	5.5	7.1	1.8	82	0.0	191	55	7	21	41	2.40
Pies de cerdo	42	58.3	264	22.1	0.0	18.8	6.5	8.8	2.2	106	0.0	62	274	7	59	55	0.99

Vacuno

Alimento	P.C. %	AGUA g	CAL	PROT g	H.C. g	GRASA g	SATU g	MONO g	POLI g	COL mg	FIBRA g	SODIO mg	POTASIO mg	MAGNES mg	CALCIO mg	FOSFORO mg	HIERRO mg
Ternera chuleta magra	88	74.5	118	21.1	0.0	3.1	1.4	1.3	0.2	70	0.0	93	369	16	13	195	2.10
Ternera falda magra	100	72.9	133	21.3	0.0	4.5	1.2	2.0	0.4	69	0.0	92	326	14	13	196	2.10
Ternera filete (pierna magra)	100	76.4	98	21.3	0.0	1.8	0.6	0.4	0.6	70	0.0	94	360	25	13	198	1.20
Vaca buey carne grasa promedio	100	60.7	214	19.0	0.0	15.3	7.0	6.3	0.8	68	0.0	80	299	18	10	186	2.86
Vaca buey carne magra promedio	100	69.4	126	20.9	0.0	4.7	1.7	2.0	0.3	69	0.0	65	358	22	8	204	2.28
Vaca/buey aguja	100	70.8	149	19.3	0.0	7.4	2.8	3.3	0.3	60	0.0	77	319	20	10	184	2.34
Vaca/buey babilla	100	72.2	124	21.1	0.0	3.8	1.3	1.6	0.2	60	0.0	62	364	24	4	210	2.17
Vaca/buey carne extramagra	100	75.1	111	22.0	0.0	1.9	0.8	0.8	0.1	65	0.0	61	350	24	5	180	2.10
Vaca/buey cola	55	66.8	190	20.1	0.0	11.5	5.3	4.8	0.6	59	0.0	107	260	20	13	160	2.70
Vaca/buey contra	100	70.0	144	21.9	0.0	5.6	1.9	2.5	0.3	59	0.0	59	371	25	9	214	2.38
Vaca/buey costillas	83	59.1	275	18.1	0.0	21.9	10.2	9.1	1.2	65	0.0	75	327	16	9	132	2.60
Vaca/buey chuletas	80	65.0	233	18.5	0.0	17.0	7.9	7.1	0.9	65	0.0	86	290	17	11	167	2.60
Vaca/buey falda	99	61.0	247	19.9	0.0	18.0	8.4	7.5	0.9	60	0.0	81	276	17	12	186	3.00
Vaca/buey lomo alto graso	100	65.0	233	18.6	0.0	17.0	7.9	7.1	1.1	65	0.0	86	290	17	11	167	2.80
Vaca/buey lomo bajo graso	100	68.2	180	20.6	0.0	10.2	4.7	4.2	0.5	65	0.0	74	335	23	12	157	2.50
Vaca/buey lomo magro (costal)	100	69.1	160	19.8	0.0	8.3	3.4	3.4	0.3	59	0.0	65	353	21	8	191	2.14
Vaca/buey lomo magro (lumbar)	100	70.3	142	21.5	0.0	5.5	2.1	2.4	0.2	59	0.0	59	349	22	5	185	1.78
Vaca/buey morcillo	100	73.0	128	21.8	0.0	3.9	1.2	1.7	0.2	39	0.0	63	387	14	20	204	2.32
Vaca/buey pierna (promedio)	97	73.8	126	20.6	0.0	4.3	2.0	1.8	0.2	65	0.0	61	342	20	4	182	2.10
Vaca/buey redondo	100	71.3	132	21.8	0.0	4.3	1.5	1.8	0.2	54	0.0	53	383	23	4	210	1.46
Vaca/buey solomillo	100	68.4	160	20.8	0.0	7.9	3.0	3.1	0.4	62	0.0	54	367	24	6	211	2.78
Vaca/buey tapa	100	71.2	127	22.8	0.0	3.3	1.1	1.3	0.2	59	0.0	52	383	25	3	219	2.09

Cabra, oveja, aves y caza

Alimento	P.C. %	AGUA g	CAL	PROT g	H.C. g	GRASA g	SATU g	MONO g	POLI g	COL mg	FIBRA g	SODIO mg	POTASIO mg	MAGNES mg	CALCIO mg	FOSFORO mg	HIERRO mg
Cabra promedio	81	70.0	154	19.5	0.0	7.9	2.4	3.3	0.8	78	0.0	88	350	24	10	190	1.95
Capón asado	74	58.7	229	29.0	0.0	11.7	0.0	0.0	0.0	86	0.0	49	255	24	14	246	1.80
Carne de caballo	0	72.6	133	21.4	0.0	4.6	1.4	1.6	0.7	52	0.0	53	360	24	6	221	3.82
Ciervo	7	74.7	118	20.6	0.0	3.3	1.6	1.4	0.2	70	0.0	61	330	29	7	249	1.90
Codornices	70	75.9	116	22.4	0.0	2.3	0.8	0.6	0.6	43	0.0	47	281	31	15	179	4.50

Tablas de Composición de Alimentos Ver 2.1 GMP

Alimento	P.C. %	AGUA g	CAL	PROT g	H.C. g	GRASA g	SATU g	MONO g	POLI g	COL mg	FIBRA g	SODIO mg	POTASIO mg	MAGNES mg	CALCIO mg	FOSFORO mg	HIERRO mg
Conejo casero promedio	79	69.6	158	20.8	0.0	7.6	3.1	1.4	2.5	71	0.0	47	382	29	14	224	3.50
Conejo de campo	64	74.6	124	21.9	0.0	4.0	1.6	0.8	1.3	71	0.0	67	360	25	22	220	1.00
Cordero carne grasa promedio	100	47.1	364	13.5	0.0	34.5	14.8	11.1	1.3	78	0.0	92-	320-	17-	9-	147-	1.26-
Cordero carne magra	100	75.0	118	20.4	0.0	3.4	1.5	1.1	0.1	70	0.0	94	289	19	12	162	1.80
Cordero chuletas de lomo alto	81	52.0	352	14.9	0.0	32.0	13.7	10.3	1.3	78	0.0	90	345	17	9	138	1.31
Cordero chuletas de lomo bajo	87	66.7	199	18.7	0.0	13.2	5.7	4.3	0.5	78	0.0	75	295	19	9	140	1.65
Cordero costillas grasas	89	48.0	385	12.0	0.0	37.0	15.8	12.0	1.2	78	0.0	93	294	16	9	155	1.20
Cordero paletilla	78	56.1	314	15.6	0.0	28.0	12.0	9.0	1.0	71	0.0	66	260	18	7	150	1.20
Cordero pierna	54	64.0	239	18.0	0.0	18.0	7.7	5.8	0.7	70	0.0	78	380	23	10	213	2.50
Cordero promedio	81	63.9	225	17.6	0.0	16.6	7.1	5.4	0.6	71	0.0	84	301	24	10	194	2.30
Corzo	82	75.7	103	21.4	0.0	1.3	0.5	0.4	***.*	70	0.0	60	309	24	5	220	3.00
Faisán	86	68.9	160	23.8	0.0	6.6	1.8	3.3	1.5	.07	0.0	40	243	20	11	251	1.80
Ganso asado	100	46.7	319	29.3	0.0	22.4	0.0	0.0	0.0	160	0.0	150	410	31	10	270	4.60
Hígado de pollo	100	70.3	137	22.1	0.0	4.7	1.3	2.4	1.1	555	0.0	68	218	18	18	240	7.40
Jabalí	100	74.7	114	19.5	0.0	3.4	1.3	1.6	0.4	60	0.0	50-	371-	24-	5-	150-	0.89-
Liebre	80	73.3	115	21.6	0.0	3.0	1.2	0.6	1.0	80	0.0	50	400	25	9	220	2.40
Menudillos de pollo crudos	100	74.9	124	17.9	1.8	4.5	1.2	1.1	1.4	262	0.0	77	228	18	10	197	5.86
Menudillos de pollo fritos	100	47.9	277	32.5	4.4	13.5	0.0	0.0	0.0	445	0.0	113	330	25	8	286	10.32
Mollejas de pollo	100	76.2	118	18.2	0.6	4.2	1.0	1.1	1.5	130	0.0	76	236	16	8	135	3.51
Mollejas de pollo cocidas	100	67.3	153	27.2	1.1	3.7	0.0	0.0	0.0	194	0.0	67	179	20	16	155	4.15
Paloma cocinada	55	72.0	230	27.8	0.0	13.2	0.0	0.0	0.0	90	0.0	110	410	34	16	400	19.40
Paloma cruda	77	56.6	294	18.5	0.0	23.8	7.5	9.7	3.1	.07	0.0	110	410	34	16	400	19.40
Pato carne solamente	72	75.0	122	19.7	0.0	4.8	2.0	1.5	0.8	110	0.0	110	290	19	12	200	2.40
Pato promedio	80	63.7	232	18.1	0.0	17.2	4.6	9.9	1.9	110	0.0	140	292	17	11	187	2.10
Pato salvaje	62	66.5	211	17.4	0.0	15.2	4.9	6.8	2.0	80	0.0	56	249	20	5	168	4.16
Pavo promedio	73	69.7	157	22.4	0.0	6.8	1.7	2.4	1.8	65	0.0	66	315	28	26	238	1.50
Perdiz asada	61	54.5	212	36.7	0.0	7.2	0.0	0.0	0.0	120	0.0	100	410	36	46	310	7.70
Pollo muslo	75	74.7	109	20.6	0.0	2.4	0.7	0.6	0.8	74	0.0	95	250	15	15	188	1.90
Pollo pechuga	72	75.0	106	22.8	0.0	1.0	0.3	0.2	0.4	60	0.0	66	264	15	14	212	1.10
Pollo promedio	74	72.7	138	20.6	0.0	5.6	1.9	3.3	1.8	81	0.0	83	359	37	12	200	1.80

Visceras

Alimento	P.C. %	AGUA g	CAL	PROT g	H.C. g	GRASA g	SATU g	MONO g	POLI g	COL mg	FIBRA g	SODIO mg	POTASIO mg	MAGNES mg	CALCIO mg	FOSFORO mg	HIERRO mg
Callos de vaca	100	75.4	138	14.8	0.0	8.3	3.9	3.4	0.4	95	0.0	73	100	15	150	90	10.00
Corazón de ternera	85	77.0	114	15.9	0.0	5.1	2.4	2.1	0.4	193	0.0	104	265	25	16	180	3.70
Hígado de cerdo	93	71.8	139	20.1	0.5	5.7	1.7	1.3	2.3	340	0.0	77	350	21	10	362	22.10
Hígado de cordero	94	70.4	126	21.2	0.0	4.0	1.7	1.3	0.1	300	0.0	95	282	.07	4	364	12.40
Hígado de ternera	100	71.2	119	19.2	0.0	4.1	1.9	1.7	0.2	360	0.0	87	316	19	9	306	7.90
Hígado varios animales promedio	100	70.1	123	20.2	0.2	4.6	1.9	1.4	0.9	333-	0.0-	86-	316-	13-	8-	344-	14.13-
Lengua de vaca/buey	90	66.8	212	16.0	0.0	15.9	7.6	6.8	0.9	108	0.0	100	255	10	10	229	3.00
Riñones de cerdo	87	76.3	117	16.5	0.0	5.2	2.4	1.4	1.9	365	0.0	173	316	18	7	260	10.00
Riñones de cordero	97	78.5	98	16.5	0.0	3.0	1.3	1.0	0.1	375	0.0	239	252	17	13	262	7.50
Riñones de vaca	88	75.0	129	16.7	0.0	6.4	2.9	3.0	0.1	380	0.0	200	290	18	10	260	11.50
Riñones varios animales promedio	100	73.9	107	16.5	0.0	4.6	2.1	1.6	0.8	372-	0.0-	205-	256-	18-	10-	261-	9.30-

Tablas de Composicion de Alimentos Ver 2.1 GMP.

Alimento	P.C. %	AGUA g	CAL	PROT g	H.C. g	GRASA g	SATU g	MONO g	POLI g	COL mg	FIBRA g	SODIO mg	POTASIO mg	MAGNES mg	CALCIO mg	FOSFORO mg	HIERRO mg
Sangre de cerdo	100	79.2	80	17.8	0.1	0.1	**.*	**.*	**.*	40	0.0	207	185	20	5	49	6.60
Sangre de vaca	100	80.5	77	17.8	0.0	0.1	0.1	0.1	**.*	190	0.0	330	44	6	6	19	49.00
Sesos de cordero	98	78.0	129	10.9	0.0	9.1	0.0	0.0	0.0	2200	0.0	140	270	15	5	305	3.80
Timo de vaca (mollejas)	100	67.8	236	12.2	0.0	20.4	9.4	8.5	1.1	223	0.0	96	360	07	1	393	2.10

Embutidos y productos cárnicos tratados por el calor

Alimento	P.C. %	AGUA g	CAL	PROT g	H.C. g	GRASA g	SATU g	MONO g	POLI g	COL mg	FIBRA g	SODIO mg	POTASIO mg	MAGNES mg	CALCIO mg	FOSFORO mg	HIERRO mg
Cecina	100	45.0	252	39.0	0.0	9.5	4.4	3.9	5.5	120-	0.0	2100	621	39-	48	321-	9.80
Chistorra 1¦ (BOE)	0	25.9	490	12.7	7.0	45.7	16.5	21.4	5.6	60-	0.7-	811-	326-	27-	25-	131-	1.65-
Chistorra 2¦ (BOE)	0	16.8	575	11.7	7.5	55.4	20.0	26.0	6.7	62-	0.7-	809-	308-	26-	25-	123-	1.61-
Chorizo 1¦ (BOE)	0	37.2	380	15.5	5.9	32.7	11.8	15.3	4.1	61-	0.7-	818-	379-	31-	25-	156-	1.77-
Chorizo 2¦ (BOE)	0	35.1	401	15.0	5.9	35.3	12.7	16.5	4.4	61-	0.7-	817-	369-	30-	25-	151-	1.75-
Chorizo 3¦ (BOE)	0	29.3	455	14.1	6.5	41.4	15.0	19.4	5.1	61-	0.7-	815-	352-	29-	25-	144-	1.71-
Chorizo blanco	99	46.0	322	19.8	0.0	27.0	10.0	12.7	3.5	75-	0.0	1116	242	13	9	74	1.28
Chorizo cerdo ibérico 1¦ (BOE)	0	23.9	512	12.1	7.0	48.3	17.5	22.7	5.9	59-	0.7-	810-	316-	27-	25-	126-	1.63-
Chorizo cerdo ibérico ex. (BOE)	0	33.1	423	14.6	5.7	37.9	13.7	17.7	4.7	61-	0.7-	816-	362-	30-	25-	148-	1.73-
Chorizo de la campiña Córdoba	99	32.7	360	21.4	0.0	30.6	11.3	13.7	4.0	78-	0.0	955	297	18	23	75	2.54
Chorizo de la sierra Córdoba	99	35.0	437	21.0	0.0	14.5	17.6	5.1	84-	0.0	1233	319	26	35	54	3.96
Chorizo de patata Córdoba	98	17.0	585	6.5	18.0	54.1	20.1	24.3	7.0	44-	0.0	1041	393	29	19	42	4.12
Chorizo extra norma BOE	0	38.0	367	15.5	5.2	30.7	11.0	14.3	3.8	65-	0.7-	823-	415-	33-	25-	174-	1.86-
Chorizo Pamplona 1¦ (BOE)	0	21.0	520	15.0	7.6	47.7	17.3	22.3	5.8	67-	0.7-	896-	367-	30-	28-	150-	2.06-
Chorizo Pamplona ex. (BOE)	0	25.8	471	17.7	6.1	41.8	15.1	19.5	5.1	72-	0.7-	903-	412-	34-	25-	172-	2.24-
Jamón curado loncha solo carne	100	55.9	195	27.8	0.3	8.3	2.8	3.8	1.1	07	0.0	07	07	07	07	07	1.31-
Jamón pata negra	98	43.0	357	31.8	0.0	25.6	9.5	11.5	3.3	108-	0.0	2050	331	22	29	94	1.92
Jamón serrano	87	43.3	377	18.0	0.0	33.3	12.4	15.0	3.8	73	0.0	1400	248	20	10	207	2.25
Lomo embuchado	99	46.9	323	26.9	0.0	24.0	8.9	10.8	3.1	92-	0.0	905	20	20	11	69	1.25
Morcón	98	41.7	399	25.0	0.0	33.2	12.3	14.9	4.3	93-	0.0	857	330	18	16	72	1.63
Salchichón	99	39.5	376	26.7	0.0	30.0	11.1	13.5	3.9	94-	0.7-	1323	385	23	07	88	2.39
Salchichón extra	0	32.1	407	19.8	6.6	33.5	12.2	15.9	3.9	76-	**.*	829-	383-	30-	10-	188-	1.03-
Salchichón primera	0	29.4	435	17.7	8.0	36.9	13.4	17.4	4.3	72-	**.*	824-	344-	27-	10-	169-	0.94-
Salchichón segunda	0	26.8	454	17.3	9.3	38.6	14.0	18.3	4.5	71-	**.*	823-	336-	25-	10-	165-	0.93-
Salchichón tercera	0	20.6	509	15.5	11.2	44.7	16.2	21.1	5.2	70-	**.*	818-	303-	25-	10-	150-	0.86-

Productos cárnicos tratados por el calor

Alimento	P.C. %	AGUA g	CAL	PROT g	H.C. g	GRASA g	SATU g	MONO g	POLI g	COL mg	FIBRA g	SODIO mg	POTASIO mg	MAGNES mg	CALCIO mg	FOSFORO mg	HIERRO mg
Butifarra catalana	99	54.3	249	17.7	0.4	19.6	7.2	9.0	2.4	57-	**.*	845-	325-	28-	9-	160-	0.93-
Cabeza de jabalí o de cerdo	100	46.5	335	21.5	0.0	27.7	10.3	12.4	2.7	79-	0.0	907	180	12	26	53	3.13
Chicharrón	100	21.7	445	36.5	0.0	33.2	12.3	14.9	4.3	120-	0.0	857	180	14	26	69	2.63
Farinato	98	12.0	553	5.0	25.9	47.7	11.4	28.8	5.1	14-	1.4-	219-	86-	14-	26-	61-	0.60-
Jamón cocido extra Oscar-Mayer	100	68.0	114	18.6	1.8	3.6	0.0	0.0	0.0	07	0.0	07	07	07	07	07	0.007
Jamón de Paris "Fleury Michon"	100	66.5	102	21.0	0.5	4.0	0.0	0.0	0.0	07	0.0	07	07	07	07	07	0.007
Jamón york	97	62.0	207	21.4	0.0	12.8	4.8	5.8	1.2	85	0.0	960	270	24	15	136	2.30
Morcilla asturiana (38.5%h)	98	38.5	419	4.3	4.9	42.5	16.0	19.5	5.5	31-	1.8-	776-	206-	20-	35-	53-	1.93-
Morcilla de arroz (38.4%h)	98	38.4	390	4.0	11.5	36.5	13.7	16.8	4.7	36-	1.7-	730-	171-	28-	31-	44-	1.99-
Morcilla de arroz (49.2%h)	98	49.2	312	3.2	9.2	29.2	11.0	13.4	3.8	29-	1.3-	569-	135-	19-	25-	35-	1.57-

Alimento	P.C. %	AGUA g	CAL	PROT g	H.C. g	GRASA g	SATU g	MONO g	POLI g	COL mg	FIBRA g	SODIO mg	POTASIO mg	MAGNES mg	CALCIO mg	FOSFORO mg	HIERRO mg
Morcilla de cebolla córdoba	98	46.0	364	11.3	12.5	32.1	9.7	14.4	4.2	119	0.0	781	200	57	43	66	14.51
Morcilla de cebolla (20%h)	98	18.5	473	8.7	16.6	41.4	15.5	19.0	5.4	45	6.8	1940	576	57	109	121	5.19
Morcilla de cebolla (38%h)	98	38.1	348	6.4	12.2	30.4	11.4	13.9	4.0	33	5.0	1415	421	41	80	89	3.79
Morcilla de cebolla (50%h)	98	50.1	270	5.0	9.4	23.7	8.9	10.9	3.1	26	3.9	1092	327	32	62	69	2.94
Morcilla del año córdoba	98	30.9	502	7.8	17.9	44.4	16.5	19.9	5.8	98	0.0	993	305	24	33	32	6.26
Morcilla lustre córdoba	98	34.0	520	12.8	11.9	46.8	17.4	21.0	6.1	162	0.0	717	230	17	36	31	18.07
Mortadela soucí	98	52.3	349	12.4	0.0	32.8	12.2	14.7	4.3	56	0.0	668	207	11	42	143	1.10
Mortadela usda (calculada)	100	52.3	311	16.4	3.1	25.4	9.5	11.4	3.4	56	0.0	1246	163	11	18	97	1.40
Pate de foiegras	98	53.9	319	14.2	0.0	28.6	10.6	12.8	3.7	150	0.0	738	173	15	10	191	6.40
Pate de hígado de pollo	100	58.9	201	13.5	6.6	13.1	4.5	6.3	1.9	337	0.0	786	137	8	10	147	9.19
Pate de hígado no especificado	100	53.9	319	14.2	1.5	28.0	10.2	12.3	4.4	243	0.0	697	138	13	70	200	5.50
Salami	95	27.7	525	17.8	0.0	49.7	18.6	20.7	6.6	0	0.0	1260	302	0	35	167	1.30
Salami extra (BOE)	95	26.5	481	14.6	7.2	43.7	15.9	20.9	5.1	66	**.*	1260	302	24	35	141	0.80
Salami primera (BOE)	95	18.3	544	14.4	9.4	49.9	18.1	23.6	5.8	69	**.*	1260	302	23	35	140	0.80
Salchicha bockwurst	100	56.1	307	13.3	0.5	27.6	9.9	12.8	3.0	54	0.0	700	212	15	44	149	0.93
Salchicha bratwurst	100	56.1	301	14.1	2.1	25.9	9.4	12.2	2.7	60	0.0	557	212	15	44	149	1.29
Salchicha francfurt pollo	100	57.5	257	12.9	6.8	19.5	5.5	8.3	3.9	101	0.0	1370	98	9	95	130	2.00
Salchicha francfurt vaca	100	54.0	322	11.3	2.4	29.4	12.0	14.4	1.2	52	0.0	1024	159	10	12	82	1.33
Salchicha francfurt vaca-cerdo	100	53.9	320	11.3	2.6	29.2	10.9	13.7	2.7	50	0.0	1120	167	10	11	86	1.15
Salchicha frankfurt light	100	69.6	125	15.0	0.4	7.1	2.7	3.2	0.8	49	0.0	611	261	21	6	131	1.06
Salchicha knackwurst	100	55.5	308	11.9	1.8	27.8	10.3	12.8	2.9	58	0.0	1010	199	11	11	98	0.91
Salchicha munich weisswurst	100	59.9	291	11.1	0.0	27.0	9.8	12.5	3.1	47	0.0	620	122	12	25	100	0.77
Salchicha vienesa	100	59.9	279	10.3	2.0	25.2	9.3	12.5	1.7	52	0.0	953	101	7	10	49	0.88
Salchichas campolight	100	72.8	121	10.1	0.2	8.8	3.3	4.1	1.1	37	0.0	447	177	14	4	88	0.72
Salchichas promedio	100	55.1	287	12.0	2.4	25.5	9.5	12.0	2.3	56	0.0	992	167	11	23	99	1.23
Sobrasada mallorquina	98	16.3	574	15.8	3.4	55.2	20.1	25.1	7.2	75	1.3	821	412	34	21	162	2.12

Peces, moluscos y crustáceos

Pescados blancos

Alimento	P.C. %	AGUA g	CAL	PROT g	H.C. g	GRASA g	SATU g	MONO g	POLI g	COL mg	FIBRA g	SODIO mg	POTASIO mg	MAGNES mg	CALCIO mg	FOSFORO mg	HIERRO mg
Acedia (Ma)	71	76.8	87	20.8	0.0	0.4	0.1	0.1	0.1	50	0.0	100	309	49	27	195	0.80
Bacaladilla (Ma)	75	79.9	74	17.7	0.0	0.4	0.1	**.*	0.1	47	0.0	72	356	25	24	184	0.44
Bacalao en salazón	100	16.1	290	62.8	0.0	2.4	0.5	0.3	0.7	152	0.0	7027	1458	133	160	950	2.50
Bacalao fresco	75	80.8	79	17.7	0.0	0.4	0.1	0.1	0.1	47	0.0	72	356	25	24	184	0.44
Congrio	80	75.3	114	18.1	0.0	4.6	0.9	1.15	0.6	40	0.0	50	240	20	71	270	1.30
Gallo	69	77.7	73	16.0	0.0	1.0	0.0	0.0	0.0	50	0.0	150	250	29	120	260	0.907
Gallo/tapaculos (Ma)	69	76.8	90	20.2	0.0	1.4	0.4	0.4	0.4	50	0.0	150	250	29	120	260	0.90
Lenguado	71	80.0	87	17.5	0.0	1.0	0.4	0.4	0.1	50	0.0	100	309	49	27	195	0.80
Lenguado (Ma)	71	76.7	91	20.1	0.0	1.2	0.3	0.3	0.4	50	0.0	100	309	49	27	195	0.80
Merluza pescadilla	70	80.8	81	17.2	0.0	0.9	0.2	0.2	0.3	67	0.0	294	294	21	41	142	0.34
Merluza pescadilla (Ma)	70	77.7	86	19.4	0.0	1.0	0.2	0.2	0.3	67	0.0	101	291	21	41	142	0.34
Pescado blanco promedio	80	77.2	75	16.9	0.0	0.8	0.1	0.2	0.2	60	0.0	108	291	24	54	174	0.49
Pijota (Ma)	70	73.6	104	23.2	0.0	1.3	0.3	0.3	0.4	67	0.0	101	294	21	41	142	0.34
Platija	55	81.4	77	16.5	0.0	0.7	0.2	0.3	0.3	48	0.0	92	332	24	27	200	0.54
Platija (Ma)	56	72.0	88	21.2	0.0	0.8	0.2	0.1	0.3	63	0.0	184	311	22	61	198	0.90

Alimento	P.C. %	AGUA g	CAL	PROT g	H.C. g	GRASA g	SATU g	MONO g	POLI g	COL mg	FIBRA g	SODIO mg	POTASIO mg	MAGNES mg	CALCIO mg	FOSFORO mg	HIERRO mg
Rape	73	83.5	70	14.9	0.0	0.7	0.1	0.1	0.3	50-	0.0	109	235	20	41	177	0.60
Rape (Ma)	73	82.4	66	14.9	0.0	0.7	0.1	0.1	0.3	50-	0.0-	109-	235-	20-	41-	177-	0.60-
Raya	100	79.3	99	20.5	0.0	1.3	0.0	0.0	0.0	07	0.0	90	250	27	38	155	0.75
Rodaballo	46	80.4	87	16.7	0.0	1.7	0.4	0.4	0.4	50-	0.0	114	290	45	17	159	0.50
Rodaballo (Ma)	46	76.7	89	20.4	0.0	0.9	0.2	0.2	0.4	60-	0.0-	114-	290-	45-	17-	159-	0.50-
San Pedro	44	78.1	90	18.2	0.0	1.4	0.4	0.4	0.4	50-	0.0	114-	151	45	17	230	0.50-
Solla	56	80.7	80	17.1	0.0	0.8	0.2	0.3	0.2	63	0.0	104	311	22	61	198	0.90
Tenca	60	76.5	82	17.7	0.0	0.7	0.0	0.0	0.0	40-	0.0-	80	245	16	31	156	0.80

Pescados Semigrasos

Alimento	P.C. %	AGUA g	CAL	PROT g	H.C. g	GRASA g	SATU g	MONO g	POLI g	COL mg	FIBRA g	SODIO mg	POTASIO mg	MAGNES mg	CALCIO mg	FOSFORO mg	HIERRO mg
Baila (Ma)	66	71.1	126	23.2	0.0	3.7	1.4	0.8	1.2	68-	0.0-	70-	356-	30-	80-	200-	1.49-
Besugo (Ma) (OtoRo)	60	69.1	155	21.1	0.0	7.8	2.4	2.5	2.3	60-	0.0-	123-	239-	24-	184-	236-	1.70-
Besugo (Ma) (primavera-verano)	60	74.3	107	21.1	0.0	2.6	0.8	0.8	0.7	60-	0.0-	123-	239-	24-	184-	236-	1.70-
Besugo/Dorada/Breca	60	79.4	118	17.3	0.0	1.7	0.4	0.4	0.4	60	0.0	123	239	24	184	236	1.70
Breca (Ma)	60	77.6	89	18.8	0.0	1.6	0.5	0.3	0.6	60-	0.0-	123-	239-	24-	184-	236-	1.70-
Cabracho	48	76.9	110	18.2	0.0	3.6	0.7	1.9	1.2	34	0.0	80	308	29	22	201	0.69
Cazon especies mixtas escualos	100	73.6	130	21.0	0.0	4.5	0.9	1.8	1.3	51	0.0	79	160	49	34	210	0.84
Cazon (Ma)	80	78.5	82	18.7	0.0	0.9	0.2	0.2	0.3	51-	0.0-	79-	160-	49-	34-	210-	0.84-
Denton, carapelo (Ma) (primavera)	60	70.5	135	22.4	0.0	5.1	1.6	1.6	1.5	60-	0.0-	123-	239-	24-	184-	236-	1.70-
Denton, Carapelo (Ma) (Resto Año)	60	74.1	103	22.4	0.0	2.3	0.4	0.4	0.4	60-	0.0-	123-	239-	24-	184-	236-	1.70-
Dorada (Ma) (invierno)	60	70.1	141	22.0	0.0	5.9	1.7	2.1	1.6	60-	0.0-	123-	239-	24-	184-	236-	1.70-
DORADA (Ma) (OtoRo)	60	68.2	158	22.0	0.0	7.8	2.3	2.7	2.1	60-	0.0-	123-	239-	24-	184-	236-	1.70-
Dorada (Ma) (primavera)	60	74.5	102	22.0	0.0	1.5	0.4	0.5	0.4	60-	0.0-	123-	239-	24-	184-	236-	1.70-
Estornino	60	72.4	122	21.8	0.0	3.9	1.4	1.1	1.0	79	0.0	64	360-	37	65	239	1.00-
Hurta (Ma)	60	77.3	87	19.9	0.0	0.8	0.2	0.2	0.3	60-	0.0-	123-	239-	24-	184-	236-	1.70-
JUREL (Ma) (Resto Año)	60	74.4	103	21.9	0.0	1.7	0.5	0.4	0.6	79-	0.0-	64-	360-	37-	65-	239-	1.00-
Jurel (Ma) (verano)	60	71.7	127	21.9	0.0	4.4	1.4	1.0	1.5	79-	0.0-	64-	360-	37-	65-	239-	1.00-
Jurel/chicharro/palometa	60	75.3	119	19.8	0.0	3.9	1.2	1.3	0.8	79	0.0	64	360	37	65	239	1.00
Lubina especies mixtas	66	75.6	114	18.9	0.0	3.7	0.8	1.4	1.2	80	0.0	70	356	30	80	200	1.49
Lubina (Ma)	66	76.4	95	19.8	0.0	1.8	0.5	0.4	0.6	68-	0.0-	70-	356-	30-	80-	200-	1.49-
Maso	85	79.2	92	19.4	0.0	3.5	0.2	0.2	0.4	34	0.0	67	369	26	21	186	0.89
Pescado semigraso promedio	80	72.4	105	19.8	0.0	2.9	0.8	0.8	0.8	77	0.0	78	349-	35-	57-	241-	2.69-
Pez espada	95	74.5	123	19.4	0.0	4.4	0.6	1.9	1.2	39	0.0	102	343	27	10	506	0.81
Pez espada (Ma)	95	70.7	131	22.9	0.0	4.4	1.1	2.2	0.7	39-	0.0-	102-	342-	27-	10-	260-	0.81-
Salmonete de arena (Ma) (invierno)	52	70.8	142	20.6	0.0	6.6	2.0	2.1	2.0	34-	0.0-	69-	404-	29-	53-	217-	1.50-
Salmonete de arena (Ma) (primavera)	52	68.8	159	20.6	0.0	8.6	2.6	2.7	2.6	34-	0.0-	69-	404-	29-	53-	217-	1.50-
Salmonete de arena (Ma) (Verano-OtoRo)	52	74.4	110	20.6	0.0	3.1	0.9	0.9	0.9	34-	0.0-	69-	404-	29-	53-	217-	1.50-
Salmonete de roca (Ma) (invierno)	52	71.7	138	19.7	0.0	6.6	2.0	2.1	2.0	34-	0.0-	69-	404-	29-	53-	217-	1.50-
Salmonete de roca (Ma) (Verano-OtoRo)	52	75.3	106	19.7	0.0	3.1	0.9	0.9	0.9	34-	0.0-	69-	404-	29-	53-	217-	1.50-
Salmonete roca (Ma) (primavera)	52	69.7	156	19.7	0.0	8.6	2.6	2.7	2.6	34-	0.0	69-	404-	29	53	217-	1.50-
Salmonete	52	74.6	126	20.4	0.0	4.3	1.3	1.4	1.1	34	0.0	69	404	29	53	217	1.50
Salpa, salema (Ma)	60	71.3	136	22.9	0.0	5.8	1.9	1.1	2.3	60-	0.0-	123-	239-	24-	184-	236-	1.70-
Sargo (Ma)	60	76.5	95	19.7	0.0	1.8	0.5	0.5	0.5	60-	0.0-	123-	239-	24-	184-	236-	1.70-

Alimento	P.C. %	AGUA g	CAL	PROT g	H.C. g	GRASA g	SATU g	MONO g	POLI g	COL mg	FIBRA g	SODIO mg	POTASIO mg	MAGNES mg	CALCIO mg	FOSFORO mg	HIERRO mg
Trucha	52	76.3	108	19.5	0.0	2.7	0.7	0.7	1.0	56	0.0	40	465	27	18	242	0.69
Trucha (Ma)	52	75.8	103	19.5	0.0	2.7	0.6	1.0	0.8	56	0.0	40	465	27	18	242	0.69
Pescados Grasos																	
Anchoas en aceite	100	50.3	210	28.9	0.0	9.7	2.2	3.7	2.7	95	0.0	3668	544	69	232	252	4.63
Anguila	70	59.3	285	15.0	0.0	24.5	5.6	11.5	1.4	142	0.0	65	217	21	17	223	0.60
Anguila ahumada	76	51.1	335	17.9	0.0	28.6	8.6	13.3	3.8	188	0.0	500	243	18	19	250	0.67
Anguila (Ma)	70	67.5	166	21.8	0.0	8.8	2.4	4.2	1.4	142	0.0	65	217	21	17	223	0.60
Arenque ahumado	61	61.0	211	22.2	0.0	12.9	1.9	6.4	4.2	75	0.0	720	285	50	66	254	1.40
Arenque crudo	70	65.3	238	18.2	0.0	17.8	2.7	8.9	5.8	91	0.0	117	360	31	34	250	1.10
Arenque seco	59	64.0	122	17.0	0.0	6.0	0.9	3.1	2.1	50	0.0	67	0	0	0	0?	0.00
Atún en aceite (escurrido, aceite soja)	100	52.5	290	23.8	0.0	8.2	1.5	3.0	2.9	32	0.0	361	343	28	7	294	1.20
Atún fresco	61	61.5	232	21.5	0.0	15.5	4.1	4.0	5.1	60	0.0	43	280	28	40	200	1.00
Atún fresco (Ma)	61	72.9	106	24.0	0.0	1.2	0.4	0.3	0.3	60	0.0	43	280	28	40	200	1.00
Boquerón (Ma) (invierno)	73	72.6	123	21.1	0.0	4.3	1.3	0.9	1.7	100	0.0	104	278	41	82	233	4.90
Boquerón (Ma) (primavera)	73	74.3	108	21.1	0.0	2.6	0.8	0.5	1.0	100	0.0	104	278	41	82	233	4.90
Boquerones	73	75.3	107	20.1	0.0	2.3	0.6	0.5	0.7	100	0.0	104	278	41	82	233	4.90
Caballa	65	68.0	187	18.7	0.0	11.9	3.8	3.9	2.5	69	0.0	95	396	30	12	244	1.00
Caballa en conserva	98	69.2	156	23.2	0.0	6.3	1.9	2.2	1.8	79	0.0	379	194	37	241	301	2.04
Caballa (Ma) (invierno)	65	61.2	233	19.6	0.0	17.2	5.6	4.3	6.0	69	0.0	95	396	30	12	244	1.00
CABALLA (Ma) (otoño)	65	75.3	106	19.6	0.0	3.1	1.0	0.8	1.0	69	0.0	95	396	30	12	244	1.00
Caballa (Ma) (primavera)	65	76.6	95	19.8	0.0	2.0	0.6	0.4	0.6	69	0.0	95	396	30	12	244	1.00
Caballa (Ma) (verano)	65	70.7	148	19.6	0.0	7.8	2.5	1.9	2.7	69	0.0	95	396	30	12	244	1.00
Conservas pescado promedio	100	59.2	189	26.5	0.1	12.1	4.1	2.3	2.3	104	0.0	1470	465	55	287	415	2.88
Pescado graso promedio	80	65.7	165	19.9	0.0	9.4	2.3	3.3	3.6	62	0.0	108	368	27	41	262	1.58
Salmon	64	65.5	208	19.9	0.0	13.6	2.5	5.5	5.5	35	0.0	51	371	29	13	266	1.00
Salmon ahumado	100	64.9	142	25.4	0.0	4.5	0.9	2.0	1.0	46	0.0	1880	420	32	19	250	0.60
Sardina arenque fresco	70	65.3	238	18.2	0.0	17.8	2.7	7.7	5.8	91	0.0	117	360	31	34	250	1.10
Sardinas en aceite de soja	100	55.6	228	24.1	0.0	13.9	2.4	6.9	3.6	140	0.0	505	397	52	330	430	2.70
Sardinas en salsa de tomate	100	65.0	177	17.8	0.5	11.6	3.1	5.5	2.8	100	0.0	700	410	51	460	400	4.60
Sardinas frescas	59	73.8	130	19.4	0.0	5.2	1.3	1.3	2.5	91	0.0	100	360	24	85	258	2.40

Alimento	P.C. %	AGUA g	CAL	PROT g	H.C. g	GRASA g	SATU g	MONO g	POLI g	COL mg	FIBRA g	SODIO mg	POTASIO mg	MAGNES mg	CALCIO mg	FOSFORO mg	HIERRO mg
					Moluscos y Crustáceos												
Alsesia especies mixtas	25	81.8	74	12.8	2.6	1.0	0.1	0.1	0.3	34	0.0	56	314	9	46	169	13.98
Berberecho/Chirla cocidos	100	78.9	48	11.3	0.0	0.3	0.0	0.0	0.0	40	0.0	3520	43	51	130	200	26.00
Bígaro cocidos	19	79.1	74	15.3	0.0	1.4	0.0	0.0	0.0	100	0.0	1140	150	360	140	220	15.00
Bivalvos promedio	40	82.5	55	10.9	0.6	1.0	0.3	0.1	0.3	89-	0.0	1108-	213-	52-	64-	217-	12.20-
Bogavante	36	79.8	85	15.9	0.0	1.9	0.2	0.3	0.8	135	0.0	270	220	24	61	234	1.00
Buey de mar	20	72.5	86	18.0	0.7	1.0	0.1	0.2	0.3	59	0.0	295	354	45	46	182	0.37
Calamar especies mixtas	85	78.6	92	15.6	3.1	1.4	0.4	0.1	0.5	233	0.0	44	246	33	32	221	0.68
Camarón	43	78.4	92	18.6	0.0	1.4	0.3	0.3	0.8	138	0.0	146	266	67	92	224	1.76
Camarón (Ma)	40	78.0	87	18.6	0.0	1.4	0.4	0.3	0.5	138-	0.0	146-	266-	67-	92-	224-	1.76-
Cangrejo de mar	40	80.6	90	18.5	0.0	1.2	0.1	0.3	0.5	55	0.0	539	173	34-	26	133	0.74-
Cangrejo de río especies mixta	23	83.1	68	15.0	0.0	1.4	0.2	0.3	0.3	158	0.0	253	254	25	43	224	2.00
Carabinero, gambón (Ma)	60	71.5	115	23.9	0.9	1.7	0.3	0.8	0.4	152-	0.0-	190-	330-	34-	79-	205-	1.00-
Caracol	40	79.0	77	16.0	0.0	1.0	0.0	0.0	0.0	100	0.0	0?	0?	0	51	0?	0.00?
Caviar sucedáneo	100	71.2	118	14.0	0.0	6.5	0.0	0.0	0.0	94-	0.0	2120	191	0	51	0?	0.00?
Cefalópodos promedio	85	75.7	84	15.6	2.5	1.3	0.3	0.1	0.5	215-	0.0-	78-	249-	33-	32-	213-	1.15-
Choquito	79	76.9	81	18.2	0.0	0.9	0.2	0.1	0.4	112-	0.0	387-	273-	33-	27-	143-	0.80-
Cigala	29	76.8	90	18.8	0.0	0.9	0.1	0.1	0.3	95	0.0	330	260	34	62	280	0.80
Crustáceos promedio	40	74.1	91	19.0	0.5	1.5	0.2	0.3	0.6	108-	0.0-	1985-	291-	68-	162-	177-	1.55-
Gamba blanca (Ma)	60	71.8	109	24.5	0.9	0.8	0.2	0.2	0.3	152-	0.0-	190-	330-	34-	79-	205-	1.00-
Gamba/carabinero/langostino	60	75.9	106	20.3	0.9	1.7	0.3	0.3	0.8	152	0.0	3840	400	110	320	205	2.41
Langosta	53	79.1	89	17.2	1.3	1.1	0.1	0.1	0.8	140	0.0	182	500	34-	68	215	1.30
Langostino (Ma)	60	76.0	108	24.3	0.9	0.8	0.2	0.2	0.3	152-	0.0-	190-	330-	34-	79-	205-	1.00-
Mejillones	20	83.2	54	9.8	0.0	1.3	0.0	0.6	0.5	126	0.0	296	277	36	27	246	5.12
Ostras	10	83.0	68	9.0	4.8	1.2	0.5	0.2	0.2	112	0.0	289	184	42	82	157	5.80
Pulpo	90	82.2	73	15.3	0.0	0.8	0.2	0.2	0.3	170	0.0	44	246	33	32	221	5.30
Sepia/jibia/choco	79	81.0	77	16.1	0.0	0.9	0.1	0.1	0.1	112	0.0	387	273	33	27	143	0.80
Vieiras	44	80.0	67	15.6	0.0	0.1	0.0	*.*	*.*	104	0.0	270	480	38	26	208	1.80

Alimento	P.C. %	AGUA g	CAL	PROT g	H.C. g	GRASA g	SATU g	MONO g	POLI g	COL mg	FIBRA g	SODIO mg	POTASIO mg	MAGNES mg	CALCIO mg	FOSFORO mg	HIERRO mg
					Grasas, aceites, cacao y derivados												
Aceite de cacahuete	100	0.4	878	0.0	0.0	99.4	13.0	53.0	24.6	1	0.0	0	0	0	0	0	0.06
Aceite de coco	100	0.0	884	0.0	0.0	100.0	**.*	5.8	1.8	0	0.0	2	2	0	2	1	0.04
Aceite de germen de trigo	100	0.0	879	0.0	0.0	99.5	17.2	15.7	64.7	0	0.0	0	0	0	0	0	0.00
Aceite de girasol	100	0.2	882	0.0	0.0	99.8	11.0	22.4	60.7	2	0.0	0	0	0	0	0	0.03
Aceite de hígado de bacalao	100	0.0	901	0.0	0.0	99.9	4.5	47.5	34.5	500	0.0	0	0	0	0	0-	0.00-
Aceite de maíz	100	0.0	884	0.0	0.0	100.0	13.4	31.6	50.9	2	0.0	1	1	0	0	7	1.30
Aceite de nueces	100	0.0	879	0.0	0.0	99.5	8.6	15.7	70.9	1	0.0	0	0	0-	15	0	0.00-
Aceite de oliva	100	0.2	880	0.0	0.2	99.6	13.2	73.2	9.0	0	0.0	1	0	0	0	0	0.00
Aceite de palma	100	0.0	884	0.0	0.0	100.0	49.9	37.0	9.3	0	0.0	0	0	0	0	0	0.01
Aceite de semilla de palma	100	0.0	884	0.0	0.0	100.0	88.7	11.4	1.6	0	0.0	0	0	0	0	0	0.00
Aceite de soja	100	0.0	871	0.0	0.0	98.6	13.9	20.6	61.0	2	0.0	0	0	0	0	0	0.00
Grasa de cerdo ibérico	0	0.0	900	0.0	0.0	100.0	27.6	62.0	9.5	87	0.0	1	1	1	0	2	0.00
Grasa de ganso	100	0.0	898	0.6	0.0	99.5	26.7	57.4	10.9	98	0.0	0	0	0-	0-	0-	0.00-
Grasa de mantequilla	100	0.3	875	0.3	0.0	99.5	70.4	27.4	5.6	240	0.0	0	0	0	0	0	0.00
Grasa de oveja	100	14.7	750	3.9	0.0	81.3	42.8	32.3	3.3	98	0.0	0	2	0	0	0	0.00-
Grasa de pollo	100	0.0	898	0.0	0.0	99.5	25.5	47.3	21.7	98	0.0	0	0	0-	0-	0-	0.00-
Grasa de vaca	100	2.0	874	0.0	0.0	96.5	46.4	41.5	5.2	100	0.0	11	6	3	0	7	0.12
Manteca de cacao	100	0.0	879	0.0	0.0	99.5	60.3	33.1	1.7	3	0.0	0	0	0-	0-	0-	0.00-
Manteca de cerdo	100	0.2	900	0.1	0.0	99.7	37.5	45.8	13.0	86	0.0	1	1	1	0	2	0.00
Mantequilla	100	15.3	734	0.7	0.0	83.2	55.1	21.9	3.0	240	0.0	5	16	3	13	21	0.12
Margarina baja en calorías	100	57.9	362	1.6	0.4	40.0	10.9	10.1	17.5	4	0.0	390	7	1	12	8	0.03
Margarina de maíz	100	15.7	719	0.9	0.9	80.5	13.2	45.8	17.9	0	0.0	943	42	3	30	23	0.00
Margarina de soja	100	15.7	719	0.9	0.9	80.5	16.7	39.3	20.9	0	0.0	943	42	3	30	23	0.00
Margarina vegetal	100	19.1	709	0.2	0.4	80.0	22.6	29.0	25.5	7	0.0	101	5	1	4	12	3.00
Tocino abdominal (panceta)	90	8.1	815	2.7	0.0	89.0	33.0	45.0	11.6	62	0.0	17	8	2	8	25	0.07
Tocino dorsal	100	7.7	812	2.9	0.0	88.7	32.2	41.9	10.5	57	0.0	11	65	2	2	38	0.18
Tocino veteado (bacon)	92	20.0	625	9.1	0.0	65.0	24.1	29.2	8.5	62	0.0	1770	225	5	9	108	0.80
Cacao en polvo con azúcar	100	3.0	398	6.0	80.0	6.0	3.6	2.0	0.1	0	0.8	200	550	140	40	210	3.70
Cacao en polvo sin azúcar	100	5.6	285	19.8	10.8	24.5	14.8	8.1	0.4	15	37.7	490	1920	414	114	656	12.50
Chocolate con leche	100	1.4	511	9.2	54.1	31.5	19.0	10.4	0.5	15	0.0	58	471	86	214	242	2.30
Chocolate sin leche	100	0.9	449	5.3	47.0	30.0	18.1	9.9	0.5	9	15.6	19	397	100	63	287	3.20

Azúcares, féculas, cereales, legumbres y derivados

Alimento	P.C. %	AGUA g	CAL	PROT g	H.C. g	GRASA g	SATU g	MONO g	POLI g	COL mg	FIBRA g	SODIO mg	POTASIO mg	MAGNES mg	CALCIO mg	FOSFORO mg	HIERRO mg
Azúcar	100	0.1	399	0.0	99.8	0.0	0.0	0.0	0.0	0	0.0	0	2	0	1	0	0.29
Miel de abejas	100	18.6	302	0.4	75.1	0.0	0.0	0.0	0.0	0	0.0	7	47	6	5	18	1.30
Almidón de arroz	100	13.8	343	0.8	85.0	0.0	0.0	0.0	0.0	0	0.0	61	8	20	20	98	0.35
Fécula de patata	100	15.5	335	0.6	83.1	0.1	0.0	0.0	0.0	0	0.0	8	15	6	30	7	1.80
Puré de patatas Maggi	100	8.0	353	6.9	79.8	0.7	0.0	0.0	0.0	0	1.6	124	1595	0	35	184	1.70
Puré patatas con leche Maggi	100	8.1	356	8.9	76.9	1.4	0.0	0.0	0.0	0	1.5	156	1567	8	105	224	1.60
Tapioca	100	12.6	343	0.6	84.9	0.2	0.0	0.0	0.0	0	0.4	4	20	3	12	12	1.00
All bran kellogg's	100	3.0	249	15.1	44.9	3.4	0.6	0.5	2.2	0	28.6	900	1000	210	69	700	12.00
Arroz	100	12.9	342	6.8	77.7	0.6	0.2	0.2	0.2	0	1.4	6	103	64	6	120	0.60
Arroz cocido	100	78.0	87	2.0	19.5	0.2	0.0	0.0	0.0	0	1.0	448	31	11	3	36	0.10
Bollicao	100	45.0	415	7.7	55.4	11.8	2.2	**.*	6.1	0	0.0	113-	140-	19-	175	65	1.52-
Bollo de leche	100	33.0	302	9.0	53.0	6.0	0.0	0.0	0.0	6	2.5	470	150	30	130	125	1.30
Bollo suizo	100	38.7	363	10.0	42.5	17.0	10.2	4.7	1.2	139-	2.0-	359-	156-	19-	45-	152-	1.40-
Cornflakes	100	5.7	348	7.2	79.7	0.6	0.0	0.0	0.0	0	4.0	910	139	14	13	59	2.00
Churros	100	32.5	379	5.0	26.4	28.2	3.1	6.3	17.1	1-	0.0-	778-	66-	20-	12-	63-	0.68-
Harina de maíz (maicena)	100	12.0	48	8.3	75.7	2.8	0.4	0.9	1.4	0	0.0	52	120	47	18	250	2.40
Harina repostería 75%(812)	100	14.7	330	12.7	67.6	1.3	0.2	0.2	0.8	0	3.6	3	170	20	20	161	1.70
Hojaldre con grasa de vaca	100	7.3	577	5.8	47.4	40.5	19.3	17.2	2.5	60	2.0	470	88	15	90	68	1.50-
Hojaldre con margarina	100	7.3	577	5.8	47.4	40.5	11.4	14.6	13.1	60	2.0	470	88	15	90	68	1.50
Maíz tierno	100	74.7	87	3.3	15.8	1.2	0.2	0.3	0.7	0	1.5	0	300	48	6	114	0.55
Masa quebrada con grasa de vaca	100	6.9	540	6.9	55.8	32.2	15.2	13.6	2.0	12	2.4	480	99	17	110	79	1.80
Masa quebrada con margarina	100	6.9	540	6.9	55.8	32.2	9.0	11.5	10.5	12	2.4	480	99	17	110	79	1.80
Müesli suizo "Alpen"	100	7.2	363	9.8	65.6	5.9	0.4	4.3	1.0	0	8.4	380	440	85	110	280	5.80
Muffins	100	38.0	294	7.8	42.3	10.1	4.8	4.3	0.7	1	0.1	441	125	28	104	151	1.60
Pan Bimbo en rebanadas sándwich	100	64.5	86	2.7	16.2	1.7	0.5	0.4	0.7	1	6.0	0	0	0	0	0	1.36-
Pan blanco	100	38.3	232	7.6	47.8	1.2	0.2	0.2	0.8	0	3.5	540	132	24	58	87	0.95
Pan de molde	100	35.1	256	6.9	48.1	4.4	1.9	1.7	0.8	4	3.6	551	160	07	02	92	0.96-
Pan integral de centeno	100	42.0	194	6.8	40.8	1.2	0.2	0.2	0.8	0	7.7	527	291	48	43	198	3.30
Pan integral de trigo	100	41.7	199	7.0	41.4	0.9	0.2	0.1	0.6	0	7.5	380	270	92	63	196	2.00
Pan tostado	100	23.2	399	10.1	59.2	2.5	0.0	0.0	0.0	0	4.5	650	100	28	85	100	2.20
Pasta cocida	100	76.8	113	4.0	18.2	2.9	0.6	0.5	1.6	0	1.5	1	53	18	9	62	0.80
Pasta macarrones	100	10.7	351	12.3	69.9	2.8	0.5	0.4	1.8	94	3.4	17	164	67	27	191	1.60
Pasta espaguetis	100	10.7	351	12.3	69.9	2.8	0.5	0.4	1.8	94	3.4	17	164	67	27	191	1.60
Salvado	100	11.5	148	14.9	20.5	4.7	0.7	0.7	2.4	0	42.4	2	1390	590	43	1280	3.58
Sémola	100	13.1	321	9.6	69.0	0.8	0.0	0.0	0.0	0	7.1	1	112	47	17	136	1.00
Soletillas	100	36.5	316	9.6	57.7	5.2	1.4	2.1	0.9	249-	1.2-	63-	118-	12-	31-	144-	1.55-
Altramuces en salmuera	100	71.1	496	15.6	9.9	2.9	1.2	0.7	0.7	0	40.7	502-	245	54	51	128	1.20
Garbanzos	100	11.0	292	19.8	48.6	3.4	0.3	0.8	1.5	0	10.7	27	580	108	110	428	7.20
Guisantes secos	100	11.0	318	22.9	56.7	1.4	0.3	0.1	0.8	0	16.6	26	930	116	51	378	5.00
Harina de soja	100	9.1	314	37.3	3.1	20.6	3.2	3.4	12.1	0	10.9	4	1870	247	195	553	12.10
Judía carilla	100	11.2	260	23.5	41.7	1.4	0.7	0.1	0.7	0	4.6	6	688	162	101	400	6.40

Alimento	P.C. %	AGUA g	CAL	PROT g	H.C. g	GRASA g	SATU g	MONO g	POLI g	COL mg	FIBRA g	SODIO mg	POTASIO mg	MAGNES mg	CALCIO mg	FOSFORO mg	HIERRO mg
Judía de lima	100	11.5	263	20.6	45.0	1.4	0.5	0.1	0.8	0	6.3	21	1750	201	91	348	6.00
Judías blancas	100	11.6	279	21.3	47.8	1.6	0.4	0.2	0.7	0	17.0	2	1310	132	106	429	6.10
Judías de grano verde o rojo	100	10.0	279	24.0	46.5	1.1	0.3	0.2	0.4	0	19.5	6	1220	170	122	378	6.90
Lentejas	100	11.8	301	23.5	52.0	1.4	0.2	0.2	0.7	0	10.6	4	810	77	74	412	6.90
Lentejas cocidas	100	76.6	83	7.4	13.4	0.4	0.1	0.1	0.2	0	3.3	1	255	36	23	130	2.10
Potaje de judías Maggi	100	4.9	357	20.8	55.8	5.6	0.0	0.0	0.0	0	3.9	1794	1533	33	125	378	44.40
Potaje de lentejas Maggi	100	4.7	340	20.9	50.8	5.9	0.0	0.0	0.0	0	10.4	2247	778	80	62	236	6.00
Patata	81	69.2	135	1.6	31.3	0.6	0.1	**.*	0.3	0	7.8	4	413	25	35	45	0.85
Patatas	80	77.8	68	2.0	15.4	0.1	**.*	**.*	0.1	0	2.5	3	443	25	10	50	0.80
Patatas asada	87	73.2	84	2.5	18.9	0.1	**.*	**.*	**.*	0	3.1	10	547	27	12	61	0.93
Patatas cocida	87	77.8	68	2.0	15.4	0.1	**.*	**.*	**.*	0	2.5	8	407	22	10	50	0.85
Patatas frita bastoncitos	100	54.4	214	3.6	30.3	9.6	1.3	7.0	0.9	0	3.0	24	660	31	11	62	0.85
Patatas fritas en rodajas	100	2.3	507	5.5	40.6	39.4	4.4	8.8	23.9	0	0.02	450	1000	64	52	147	2.30
Patatas fritas maturano chips	100	52.3	209	2.3	25.2	11.0	1.2	2.5	6.7	0	3.0	71	509	25	11	55	0.90

Verduras y hotalizas

Alimento	P.C. %	AGUA g	CAL	PROT g	H.C. g	GRASA g	SATU MONO g	MONO g	POLI g	COL mg	FIBRA g	SODIO mg	POTASIO mg	MAGNES mg	CALCIO mg	FOSFORO mg	HIERRO mg
Acedera	70	93.0	22	2.0	3.2	0.7	0.0	0.0	0.0	0	0.8	4	390	103	44	63	2.40
Acelga	81	92.2	10	2.1	0.7	0.3	***	***	0.1	0	1.1	90	376	68	103	39	2.70
Achicoria	85	94.4	9	1.3	1.1	0.2	***	***	0.1	0	1.3	4	192	13	26	26	0.74
Alcachofa	48	82.5	18	2.4	2.9	0.1	***	***	0.1	0	10.8	47	353	26	53	130	1.50
Alcaparras	100	85.2	24	2.2	3.8	0.0	0.0	0.0	0.0	0	0.8	1530	07	07	07	07	0.002
Apio raíz (celeri-rave)	73	88.6	16	1.6	2.3	0.3	0.1	0.1	0.2	0	4.2	77	321	9	68	80	0.53
Apio tallos	89	94.6	16	0.8	3.7	0.1	0.1	***	0.1	0	1.6	87	287	11	40	25	0.40
Berenjena	83	92.6	15	1.2	2.7	0.2	***	***	***	0	1.4	4	266	11	13	21	0.42
Berros	100	93.5	15	1.6	2.0	0.3	0.1	0.1	0.1	0	1.5	12	276	34	180	64	3.14
Berza	51	86.3	30	4.3	3.0	0.9	0.1	0.1	0.5	0	4.2	42	490	31	212	87	1.90
Borraja	100	93.0	21	1.8	3.1	0.7	0.0	0.0	0.0	0	0.9	80	470	52	93	53	3.30
Brócoles	61	89.7	21	3.3	2.8	0.2	***	***	0.1	0	3.0	13	464	24	105	82	1.30
Brotes de soja	83	86.9	52	5.3	5.9	1.2	0.2	0.3	0.7	0	0.07	30	218	15	42	58	0.85
Calabacín	87	92.2	15	1.6	2.1	0.4	0.1	***	0.2	0	1.1	2	291	10	30	23	1.50
Calabaza	70	91.3	23	1.1	4.8	0.1	***	***	0.1	0	0.5	1	383	8	22	44	0.80
Cardo	100	93.4	10	0.7	0.7	0.4	0.0	0.0	0.0	0	1.5	4	421	13	35	49	2.00
Champiñón	33	94.0	20	0.7	4.9	0.1	***	***	0.1	0	0.0	170	400	42	70	23	0.70
Choucroutte	100	90.7	15	1.5	0.7	0.2	***	***	0.2	0	1.9	8	422	13	8	123	1.26
Col blanca, repollo	78	92.1	16	1.8	2.4	0.3	0.1	0.1	0.1	0	2.1	355	288	14	48	43	0.60
Col china	79	95.4	23	1.4	4.6	0.3	0.1	0.1	0.1	0	2.5	13	227	23	46	28	0.50
Col de Bruselas	78	85.0	11	1.2	1.3	0.3	0.1	0.1	0.1	0	1.7	7	202	11	40	30	0.60
Col rizada	72	90.0	29	4.5	3.8	0.4	***	0.1	0.2	0	4.4	7	411	22	31	84	1.10
Coliflor	62	85.0	20	3.0	2.4	0.4	***	***	0.2	0	1.5	9	282	12	47	56	0.90
Endibia/achicoria	89	94.4	18	2.5	2.5	0.3	0.1	0.1	0.1	0	2.9	16	328	17	20	54	0.63
Escarola	77	94.3	14	1.3	2.3	0.2	***	***	0.1	0	1.3	4	192	13	26	26	0.74
Espárragos	74	93.6	7	1.8	0.3	0.1	***	***	0.1	0	1.5	53	346	10	54	54	1.40
Espárragos de lata	85	93.5	15	1.9	2.2	0.1	***	***	0.1	0	1.5	4	207	20	21	46	1.00
Espinaca	83	91.6	12	1.9	1.0	0.3	0.1	0.1	0.1	0	1.3	355	104	6	17	38	0.90
Grelos	100	91.1	11	1.5	0.6	0.3	0.1	0.1	0.2	0	1.8	65	633	58	126	55	4.10
Grupo brasica promedio	100	86.6	27	1.5	5.7	0.3	0.1	0.1	0.1	0	0.8	40	296	31	190	42	1.10
Guisantes congelados	100	79.9	25	2.2	3.5	0.3	0.1	0.1	0.1	0-	2.4	9-	274	18-	42-	42-	0.68-
Guisantes de lata escurridos	100	78.0	77	5.2	13.7	0.4	0.1	0.1	0.2	0	2.1	112	149	25	22	80	1.53
Guisantes naturales	40	77.3	76	5.2	11.9	0.4	0.1	0.1	0.2	0	6.3	211	135	27	29	83	1.72
Habas crudas	97	81.0	77	6.6	12.6	0.5	0.1	0.1	0.3	0	4.3	2	304	33	24	108	1.84
Hinojo hojas	93	86.0	72	5.6	11.7	0.6	0.1	0.1	0.3	0	2.2	50	250	38	22	95	1.90
Judías verdes	94	90.3	20	2.4	2.8	0.3	0.0	0.0	0.0	0	3.3	86	494	49	109	51	2.70
Judías verdes en lata	100	92.8	31	2.4	5.3	0.2	0.1	0.1	0.1	0	1.9	2	248	25	57	38	0.83
Lechuga	68	95.0	21	1.2	3.9	0.1	0.0	0.0	0.0	0	1.9	275	148	20	34	24	1.30
Lechuga y otras verduras promedio	100	89.1	16	1.9	1.1	0.2	***	***	0.1	0-	1.5	10	224	11	37	33	1.10
Lombarda	78	91.8	19	1.5	3.5	0.2	0.1	0.1	0.1	0	2.1-	14-	284-	14-	39-	45-	0.98-
											2.5	4	265	18	35	30	0.50

Tablas de Composicion de Alimentos Ver 2.1 GMP

Alimento	P.C. %	AGUA g	CAL	PROT g	H.C. g	GRASA g	SATU g	MONO g	POLI g	COL mg	FIBRA g	SODIO mg	POTASIO mg	MAGNES mg	CALCIO mg	FOSFORO mg	HIERRO mg
Nabo gallego o redondo	69	90.5	23	1.0	4.7	0.2	**.*	**.*	0.1	0	2.5	58	238	7	49	31	0.44
Nabo vulgar alargado	83	89.3	8	1.2	0.9	0.2	**.*	**.*	0.1	0	0.7	10	227	11	48	31	0.45
Niscalo	61	89.8	11	1.9	0.1	0.7	0.0	0.0	0.0	0	6.9	6	310	8	6	74	1.30
Pepinillos en vinagre	100	65.3	117	0.4	31.8	0.3	0.1	**.*	0.1	0	0.6	939	32	4	4	12	0.59
Pepinillos vinagre (agrios)	100	94.1	11	0.3	2.3	0.2	0.1	**.*	0.1	0	0.6	1208	23	4	0	14	0.40
Pepino	74	96.8	11	0.6	2.1	0.2	0.1	**.*	0.1	0	0.9	9	141	8	15	23	0.50
Perejil	60	81.9	19	4.4	1.3	0.4	**.*	**.*	0.2	0	4.3	33	1000	41	245	128	5.50
Pimiento rojo	82	92.2	27	0.9	6.4	0.2	**.*	**.*	0.1	0	0.4	2	177	10	9	19	0.46
Pimiento rojo en lata	100	91.3	18	0.8	3.9	0.3	0.1	**.*	0.2	0	0.8	1369	146	11	41	20	0.80
Pimiento verde	77	91.0	18	1.2	3.2	0.3	0.1	**.*	0.2	0	2.0	2	212	12	11	29	0.75
Puerro	58	89.0	21	2.2	3.2	0.3	0.1	**.*	0.2	0	2.3	5	225	18	87	46	1.00
Rabanillo	63	94.4	13	1.1	2.2	0.1	**.*	**.*	0.1	0	1.5	17	255	8	34	26	1.50
Remolacha	78	88.8	40	1.5	8.6	0.1	**.*	**.*	0.1	0	2.5	58	336	25	29	45	0.93
Tomate	100	94.2	18	1.0	3.5	0.2	**.*	**.*	0.1	0	1.8	6	297	20	14	26	0.50
Tomate concentrado de	100	67.2	89	3.4	17.7	0.6	0.0	0.0	0.0	0	3.1	579	1046	20	27	91	1.72
Tomate en lata	100	93.9	19	1.2	3.6	0.2	0.0	0.0	0.0	0	0.9	9	230	25	9	12	0.20
Tomate puré natural tamizado Solís	100	91.4	26	1.2	4.8	0.2	0.0	0.0	0.0	0	1.1	203	367	26	25	32	0.60
Tomate zumo	100	94.1	17	0.8	3.4	**.*	0.0	0.0	0.0	0	0.2	51	236	10	15	16	0.56
Trufa	100	75.5	25	5.5	13.0	0.5	0.0	0.0	0.0	0	16.5	77	526	24	24	62	3.50
Verdolaga	100	92.5	24	1.5	4.3	0.3	0.0	0.0	0.0	0	0.9	2	390	151	95	35	3.60
Zanahoria	81	88.2	24	1.0	4.9	0.2	**.*	**.*	0.1	0	3.4	60	290	18	41	35	2.10

Frutas

Alimento	P.C. %	AGUA g	CAL	PROT g	H.C. g	GRASA g	SATU g	MONO g	POLI g	COL mg	FIBRA g	SODIO mg	POTASIO mg	MAGNES mg	CALCIO mg	FOSFORO mg	HIERRO mg
Aceitunas	80	74.8	128	1.4	1.8	13.9	2.0	9.5	1.1	0	2.4	2100	43	19	96	17	1.80
Aguacate	75	68.0	205	1.9	0.4	23.5	3.4	16.5	2.0	0	3.3	3	503	29	10	38	0.60
Albaricoque	91	85.3	44	0.9	9.9	0.1	0.0	0.0	0.0	0	2.0	2	278	9	16	21	0.65
Arándanos	100	84.6	56	0.7	14.1	0.4	0.0	0.0	0.0	0	1.3	6	89	5	6	10	0.17
Cerezas	88	82.8	62	0.9	14.2	0.3	0.1	0.1	0.1	0	1.9	3	229	11	17	20	0.35
Ciruelas claudias	96	80.7	57	0.8	13.5	0.0	0.0	0.0	0.0	0	2.3	1	243	10	13	25	1.14
Ciruelas crudas	94	82.4	64	0.7	14.9	0.2	0.0	0.0	0.0	0	2.3	0	230	15	12	33	0.50
Ciruelas pasas	85	24.0	226	2.3	53.2	0.5	0.0	0.0	0.0	0	9.0	8	824	27	41	73	2.30
Coco rallado	100	15.6	474	3.3	47.6	32.2	32.7	1.4	0.4	0	2.1	256	316	48	14	100	1.80
Chirimoya	65	74.1	61	1.5	13.4	0.3	0.0	0.0	0.0	0	0.07	2	0?	0?	13	32	0.40
Frambuesas	100	84.5	35	1.3	6.9	0.3	0.0	0.0	0.0	0	4.7	2	170	30	40	44	1.00
Fresón/fresa	97	89.5	33	0.8	6.5	0.4	*.*	0.1	0.2	0	2.0	3	147	15	26	29	0.96
Higos frescos	100	80.2	60	1.3	12.9	0.5	0.0	0.0	0.0	0	2.0	2	240	20	54	32	0.60
Higos secos	99	24.6	239	3.5	54.0	1.3	0.0	0.0	0.0	0	9.6	40	850	70	193	108	3.30
Kaki	87	81.0	69	0.8	16.0	0.3	0.1	0.1	0.1	0	0.07	4	170	8	8	25	0.37
Kiwi	87	83.8	52	1.0	10.8	0.6	0.0	0.0	0.0	0	3.9	4	295	24	38	31	0.80
Limón	64	90.2	40	0.7	8.1	0.6	0.0	0.0	0.0	0	5.2	3	149	28	11	16	0.45
Mandarina	65	86.7	45	0.7	10.1	0.3	0.0	0.1	0.1	0	0.3	1	210	11	33	20	0.30
Mango	69	81.7	65	0.5	17.0	0.3	0.1	0.1	0.1	0	1.7	2	156	9	10	11	0.13
Manzana	92	85.3	54	0.3	12.4	0.4	0.2	*.*	0.2	0	2.3	3	144	6	7	12	0.05
Melocotón	92	87.5	41	0.8	9.4	0.1	0.0	0.0	0.0	0	1.7	1	205	9	8	23	0.48
Melocotón en almíbar	100	81.7	68	0.4	16.5	0.1	0.0	0.0	0.0	0	1.1	3	130	5	4	13	0.30
Melón	80	87.0	53	0.9	12.4	0.1	*.*	*.*	*.*	0	1.0	20	330	10	6	21	0.20
Membrillo	84	83.1	39	0.4	8.3	0.5	0.0	0.0	0.0	0	6.4	2	201	8	10	21	0.60
Moras	100	84.7	41	1.2	7.2	1.0	0.0	0.0	0.0	0	3.2	3	189	30	44	30	0.90
Naranja	72	85.7	42	1.0	9.2	0.2	*.*	*.*	0.1	0	2.2	1	177	13	42	23	0.40
Nectarina	92	81.0	62	0.8	14.8	0.0	0.0	0.0	0.0	0	1.4	7	282	13	4	24	0.50
Níspero	75	75.8	80	0.8	22.3	0.8	0.0	0.0	0.0	0	0.07	6	258	10	22	24	0.35
Peras	93	84.3	55	0.5	12.7	0.3	0.1	*.*	0.1	0	2.8	2	126	8	10	15	0.26
Peras en lata	100	80.7	77	0.3	18.7	0.1	0.0	0.0	0.0	0	0.9	6	66	4	7	8	0.40
Piña tropical fresca	54	85.3	55	0.5	13.1	0.2	0.0	0.0	0.0	0	1.4	2	173	17	16	9	0.40
Piña tropical lata	100	75.8	84	0.4	20.2	0.2	0.0	0.0	0.0	0	0.9	1	75	8	13	7	0.30
Plátano	77	73.9	91	1.2	21.4	0.2	0.1	*.*	0.1	0	2.0	2	393	36	9	28	0.55
Pomelo	64	89.0	39	0.6	9.0	0.2	*.*	*.*	*.*	0	0.6	2	180	10	18	17	0.34
Sandía	44	93.2	37	0.6	8.3	0.2	0.0	0.0	0.0	0	0.2	1	158	3	11	11	0.40
Uvas	96	81.1	69	0.7	16.1	0.3	0.1	0.1	0.2	0	1.6	2	192	9	18	20	0.51
Uvas pasas	100	15.7	278	2.5	66.2	0.6	0.1	0.0	0.0	0	5.4	21	782	15	31	110	0.30
Zumo de frutas promedio	100	82.4	52	0.4	11.9	0.3	0.0	0.0	0.0	0-	0.1-	3-	140-	9-	10-	12-	0.39-
Zumo de limón	100	91.0	31	0.4	7.2	0.1	0.0	0.0	0.0	0	0.0	1	138	10	11	11	0.14
Zumo de manzana	100	88.1	47	0.1	11.8	0.0	0.0	0.0	0.0	0	0.07	2	116	4	7	7	0.26
Zumo de naranja en lata	100	87.8	48	0.5	10.4	0.5	0.0	0.0	0.0	0	0.1	5	145	9	9	15	0.30

Alimento	P.C. %	AGUA g	CAL	PROT g	H.C. g	GRASA g	SATU g	MONO g	POLI g	COL mg	FIBRA g	SODIO mg	POTASIO mg	MAGNES mg	CALCIO mg	FOSFORO mg	HIERRO mg
Zumo de naranja fresco	100	88.1	46	0.7	10.7	0.2	0.0	0.0	0.0	0	0.0?	1	157	12	11	15	0.20
Zumo de piña	100	86.1	51	0.4	12.1	0.1	0.0	0.0	0.0	0	0.0	1	140	12	12	10	0.70
Zumo de uva	100	81.9	69	0.2	17.0	0.0	0.0	0.0	0.0	0	0.0	3	148	9	13	12	0.43
Confituras y mermeladas																	
Confitura de arándanos	100	30.2	243	0.3	60.4	0.0	0.0	0.0	0.0	0	0.0	0	64	0?	0?	14	0.00?
Confitura de cereza	100	32.5	250	0.4	62.2	0.0	0.0	0.0	0.0	0	0.0?	0?	90	0?	9	9	0.00?
Confitura de ciruela	100	31.1	241	0.3	60.0	0.0	0.0	0.0	0.0	0	0.0?	0?	0?	0?	0?	9	0.00?
Confitura de frambuesa	100	28.7	247	0.6	61.3	0.0	0.0	0.0	0.0	0	0.0?	0?	0?	0?	0?	16	0.00?
Confitura de fresa	100	33.3	234	0.4	58.2	0.0	0.0	0.0	0.0	0	0.0?	0?	62	0?	10	10	0.00?
Confitura de grosellas	100	33.2	236	0.5	58.7	0.0	0.0	0.0	0.0	0	0.0?	0?	0?	0?	0?	0?	0.00?
Confitura de membrillo	100	34.5	235	0.2	58.8	0.0	0.0	0.0	0.0	0	0.0?	0?	0?	0?	0?	9	0.00?
Confitura de moras	100	32.2	237	0.5	58.7	0.0	0.0	0.0	0.0	0	0.0?	0?	0?	0?	0?	14	0.00?
Confitura de naranja	100	31.2	243	0.4	60.4	0.0	0.0	0.0	0.0	0	0.0?	11	53	0?	32	5	0.00?
Guindas en almíbar	100	72.7	102	0.6	26.2	0.2	?.?	?.?	0.1	0	0.3	3	142	8	9	17	0.35
Mermelada albaricoque	100	39.8	205	0.5	50.5	0.1	0.0	0.0	0.9	0-	1.1-	1-	153-	5-	9-	12-	0.43-
Mermelada de melocotón	100	40.6	202	0.4	50.0	0.1	0.0	0.0	0.0	0-	0.9-	1-	114-	5-	5-	13-	0.39-

Alimento	P.C. %	AGUA g	CAL	PROT g	H.C. g	GRASA g	SATU g	MONO g	POLI g	COL mg	FIBRA g	SODIO mg	POTASIO mg	MAGNES mg	CALCIO mg	FOSFORO mg	HIERRO mg
Frutos secos																	
Almendras	100	5.7	554	18.7	9.1	54.1	4.4	36.8	10.1	0	9.8	23	835	170	252	454	4.13
Almendras garrapiñadas	100	2.9	499	9.4	54.4	27.1	2.2	18.4	5.1	0-	4.9-	11-	419-	85-	126-	227-	2.21-
Anacardo	100	4.0	536	17.5	30.5	42.2	9.2	24.4	6.9	0	2.9	14	552	267	31	373	2.80
Avellana	100	5.2	603	12.0	11.4	61.6	4.5	47.6	6.5	0	7.4	2	636	156	226	333	3.80
Cacahuetes tostados	100	1.6	556	25.6	13.4	49.4	6.5	22.7	14.2	0	7.4	6	777	192	65	409	2.32
Castañas	80	50.1	189	2.5	41.2	1.3	0.2	0.4	0.5	0	0.07	2	707	45	33	87	1.32
Dátiles	87	20.2	276	1.9	66.3	0.5	0.0	0.0	0.0	0	9.2	35	650	50	63	57	1.90
Frutos secos promedio	100	3.3	593	15.9	16.9	51.4	5.0	27.6	15.2	0-	7.6-	11-	697-	149-	156-	366-	3.14-
Nueces	100	4.4	622	14.4	12.1	62.5	7.2	9.8	40.9	0	4.6	2	544	129	87	409	2.50
Piñones	100	3.1	635	13.0	20.5	60.5	6.4	22.9	25.7	0	1.1	72	628	268	12	604	5.20
Pipas de girasol tostadas y saladas	70	7.3	535	27.0	20.0	43.0	4.8	9.7	26.1	1	2.7	780	850	129	70	1155	3.80
Pistacho	53	5.9	556	17.6	15.7	51.6	7.4	34.9	6.8	0	6.5	07	1020	158	136	500	7.30
Bebidas sin alcohol																	
Agua tónica	100	91.1	34	0.0	8.8	0.0	0.0	0.0	0.0	0	0.0	4	0	0	1	0	0.007
Bebidas carbonatadas de cola	100	89.4	41	0.0	10.4	0.0	0.0	0.0	0.0	0	0.0	4	1	1	3	12	0.03
Bebidas de cola bajas en calor	100	99.8	0	0.0	0.1	0.0	0.0	0.0	0.0	0	0.0	6	0	1	4	9	0.03
Café infusión	100	99.3	2	0.1	0.4	***	***	***	0.0	0	0.0	2	54	5	2	1	0.05
Café instantáneo	100	3.4	100	14.6	11.0	0.0	0.0	0.0	0.0	0	0.0	41	4000	390	160	350	4.40
Coca cola	100	88.0	42	0.0	10.5	0.0	0.0	0.0	0.0	0	0.0	6	1	1	4	15	0.007
Ginger-ale	100	91.2	34	0.0	8.7	0.0	0.0	0.0	0.0	0	0.0	7	1	1	3	0	0.18
Te infusión	100	99.7	1	0.0	0.3	***	***	***	***	0	0.0	3	37	3	0	1	0.02
Bebidas alcoholicas																	
Cerveza	100	93.7	35	0.3	2.8	0.0	0.0	0.0	0.0	0	0.0	4	21	07	1	13	0.007
Sidra	100	92.4	35	2.6	0.0	0.0	0.0	0.0	0.0	0	0.0	07	07	07	07	07	0.007
Vino blanco 16 grados	100	80.9	151	0.2	11.7	0.0	0.0	0.0	0.0	0	0.0	11	75	9	7	07	0.39
Vino tinto 12 grados	100	88.0	67	0.2	0.0	0.0	0.0	0.0	0.0	0	0.0	4	93	8	8	28	0.71
Cognac	100	64.9	232	0.0	0.0	0.0	0.0	0.0	0.0	0	0.0	2	2	07	0?	07	0.007
Ginebra	100	62.1	263	0.0	0.0	0.0	0.0	0.0	0.0	0	0.0	2	0	0	0	0	0.00
Licores promedio	100	95.0	243	0.0	0.0	0.0	0.0	0.0	0.0	0-	0.0-	1-	2-	0-	0-	1-	0.02-
Ron	100	66.6	231	0.0	0.0	0.0	0.0	0.0	0.0	0	0.0	1	2	0	0	5	0.12
Vodka	100	66.6	231	0.0	0.0	0.0	0.0	0.0	0.0	0	0.0	1	1	0	0	5	0.01
Whisky	100	64.7	246	0.0	0.0	0.0	0.0	0.0	0.0	0	0.0	0	3	0	2	07	0.007

Otros alimentos

Alimento	P.C. %	AGUA g	CAL	PROT g	H.C. g	GRASA g	SATU g	MONO g	POLI g	COL mg	FIBRA g	SODIO mg	POTASIO mg	MAGNES mg	CALCIO mg	FOSFORO mg	HIERRO mg
Extracto de carne "Bovril"	100	38.7	169	38.0	2.9	0.7	0.0	0.0	0.0	07	0.0	4800	1200	61	40	590	14.00
Salsa de mostaza	100	80.9	103	5.5	5.4	5.0	0.0	0.0	0.0	0	1.3	07	200	07	07	07	1.80
Salsa de tomate frito Maggi	100	80.9	83	1.2	11.2	3.7	0.4	2.2	0.0	0	1.1	474	349	26	28	33	0.70
Salsa de tomate frito selecto Solís	100	82.6	75	1.3	9.2	3.7	0.0	0.0	0.0	0	1.4	397	374	28	21	33	0.60
Salsa de tomate frito Solís	100	81.6	79	1.4	9.8	3.8	0.0	0.0	0.0	0	1.2	592	398	31	27	35	0.70
Salsa de tomate Solís sofrito	100	81.3	92	0.9	9.2	5.7	0.6	1.3	3.4	0	1.2	473	256	21	19	25	0.40
Salsa mahonesa clásica receta 1	100	7.0	831	1.1	0.5	91.7	12.4	66.7	8.3	81-	0.0-	4-	14-	1-	9-	38-	0.47-
Salsa mahonesa clásica receta 2	100	21.2	694	2.1	1.0	75.7	10.3	55.1	6.9	62-	0.0-	24-	38-	3-	10-	36-	0.36-
Salsa mahonesa reducida en calorías	100	48.9	396	1.0	11.6	38.5	4.4	8.8	23.0	50	0.0	750	10	0	0	0	0.30
Salsa mahonesa (aceite girasol)	100	13.0	735	1.5	0.0	82.5	9.1	18.5	50.1	59-	0.0	481	18	23	18-	60	0.30
Azafrán	100	11.9	310	11.4	65.4	5.9	0.0	0.0	0.0	0	3.9	148	1724	0	111	252	11.10
Canela	100	9.5	261	3.9	79.9	3.2	0.7	0.5	0.5	0	24.4	26	500	56	1228	61	38.07
Clavo	100	6.9	323	6.0	61.2	20.1	4.3	0.0	0.0	0	9.6	243	1102	264	646	105	8.68
Comino	100	8.1	375	17.8	44.2	22.3	0.0	0.0	0.0	0	10.5	168	1788	366	931	499	66.35
Curry en polvo	100	10.0	300	15.0	60.0	15.0	0.0	0.0	0.0	0	0.0	50	1550	250	500	350	29.50
Chile polvo	100	7.8	314	12.3	54.7	16.8	0.0	0.0	0.0	0	22.2	1010	1916	170	278	303	14.25
Mostaza	100	6.9	469	24.9	34.9	28.8	1.0	19.3	5.3	0	6.6	5	682	298	521	841	9.98
Nuez moscada	100	6.0	600	5.0	55.0	40.0	25.6	3.0	0.4	0	0.0	16	400	200	200	250	3.50
Orégano	100	5.0	250	10.0	50.0	10.0	2.6	0.7	5.2	0	15.0	15	1250	200	1200	150	33.00
Pimentón	100	9.5	289	14.8	55.7	13.0	2.0	1.2	8.3	0	20.9	34	2344	185	177	345	23.59
Pimienta blanca	100	11.4	296	10.4	68.6	2.1	0.0	0.0	0.0	0	4.3	5	73	90	265	176	14.31
Pimienta negra	100	10.0	250	10.0	70.0	5.0	1.3	1.4	1.5	0	10.0	50	1300	200	450	200	30.50
Romero	100	5.0	200	5.0	40.0	10.0	0.0	0.0	0.0	0	0.0	50	550	150	750	50	17.50
Tomillo	100	7.8	276	9.1	63.9	7.4	3.1	0.5	1.2	0	18.6	55	814	220	1890	201	123.60
Turmelina	100	11.4	354	7.8	64.9	9.9	0.0	0.0	0.0	0	6.7	38	2525	193	182	268	41.42
Vinagre	100	96.0	4	0.4	0.5	0.0	0.0	0.0	0.0	0	0.0	20	89	22	15	32	0.55
Agua	100	0.0	0	0.0	0.0	0.0	0.0	0.0	0.0	0	0.0	0	0	0	0	0	0.00
Caldo de buey Campbell's	100	92.0	30	2.1	4.1	0.6	0.0	0.0	0.0	0	0.0	359	53	07	6	0-	0.34
Caldo de pollo Maggi	100	0.8	265	12.6	16.4	16.6	0.0	0.0	0.0	0	0.0	20430	186	162	101	69	0.40
Caldo extra Maggi (gran caldo)	100	1.7	219	6.7	20.1	12.4	0.0	0.0	0.0	0	0.2	22492	232	186	132	93	0.30
Cubitos Maggi	100	0.8	251	10.8	17.2	15.5	0.0	0.0	0.0	0	0.1	21377	24	139	17	21	0.10
Gelatina (cola de pescado)	100	14.0	323	84.2	0.0	0.1	0.0	0.0	0.0	0	0.0	32	22	11	11	0	0.007
Levadura de panadería	100	73.0	78	16.7	0.0	1.2	0.0	0.0	0.0	0	0.0	34	649	28	28	605	4.90
Levadura Royal	100	6.3	163	5.2	37.8	0.0	0.0	0.0	0.0	0	0.0	11800	49	9	1130	8430	0.00
Menestra de verduras Maggi	100	4.0	363	10.4	56.6	10.5	0.0	0.0	0.0	0	9.2	2755	1322	73	150	179	2.90
Sopa de champiñones Campbell's	100	90.3	53	0.9	3.8	3.7	1.7	1.0	1.0	0	0.0	423	41	2	19	20	0.20

ENERGIA CURATIVA
SEGUNDA PARTE

Lic. Carlos R. Moreno Pineda

Indice

1. Lamas y *Chikung* terapéutico
2. *Mudras* sanadores
3. Técnicas de respiración, meditación trascendental y de simple atención
4. Prevención, qué hacer al despertar
5. Acidez humoral y apoptosis tumoral
6. Dietas, baños termales, infusión de té verde y formula tibetana
    a. Bibliografía

Capítulo 1. Lamas y *Chikung* terapéutico

Lamas

Mucho se ha escrito y hablado de los llamados ritos tibetanos o ejercicios Lamas, información que llegó a nuestro poder hace más de treinta años y desde entonces, de manera no continuada, los hemos estado practicando; es necesario decir que hace más de tres años, en estancia de corta duración en España (tres meses), hicimos una revisión minuciosa y exhaustiva de la información disponible en internet de tales ejercicios y su ejecución en el mundo occidental. Todas las referencias encontradas, testimonios y evidencias dan cuenta de un poder terapéutico de altos quilates. Habitualmente el hombre y sus ideas, buenas o malas, siempre tienen algún detractor que expone recursos y argumentos para probar o al menos intentar la contrariedad y la discrepancia, en este caso no hubo un solo detractor, todas las personas que han escrito sobre estos ejercicios hablan muy bien de ellos.

Son ejercicios fáciles de realizar, el tiempo óptimo de ejecución es de 9 minutos, aunque al comienzo de su práctica oscila entre 20 y 30 minutos, de manera que en muy corto tiempo, podemos tener a mano un arma terapéutica de acción general, pues actúa sobre el equilibrio de las siete glándulas endocrinas principales identificadas por el oriente como siete vórtices de energía, lo cual retarda el proceso de envejecimiento.

Hay de manera particular testimonios sobre cada uno de ellos y expresiones sintomatológicas que van desapareciendo en el tiempo; por ejemplo, los pacientes que refieren problemas de equilibrio y vértigos, al dominar y ejecutar el primer ejercicio logran resolver tales patologías y es fácil de entender; este ejercicio actúa sobre el sistema vestibular y su relación son las dos glándulas endocrinas ubicadas anatómicamente en la cabeza, pineal o epífisis y pituitaria o hipófisis, logrando armonizar los vórtices de energía relacionados en la parte superior de las siete capas del aura. Al adecuar este equilibrio con la práctica de la reflexología podal, los efectos son más rápidos y estables, por lo que la curación se efectúa rápida y eficazmente.

Descripción de los ritos o ejercicios tibetanos

Rito Número Uno

El Primer Rito es muy sencillo. Se realiza con el objetivo expreso de acelerar los vórtices. Los niños lo hacen constantemente cuando juegan.

Pararse erguido con los brazos extendidos hacia los lados del cuerpo (en cruz), de forma que queden en posición horizontal respecto al suelo. Luego girar hasta sentirse ligeramente mareado. Se Debe girar de izquierda a derecha, en el mismo sentido que las agujas de un reloj.

Al principio, la mayoría de los adultos podrán girar sólo media docena de veces antes de sentirse muy mareados.

Con el tiempo, a medida que se vayan practicando los cinco ritos, se irán haciendo más y más giros sintiendo menos mareo. En la India, en la meseta del Tíbet, hay una comunidad de habitantes: los Derviches, que logran girar hasta trescientas veces cada vez. La recomendación es hacer de una vez 21 giros.

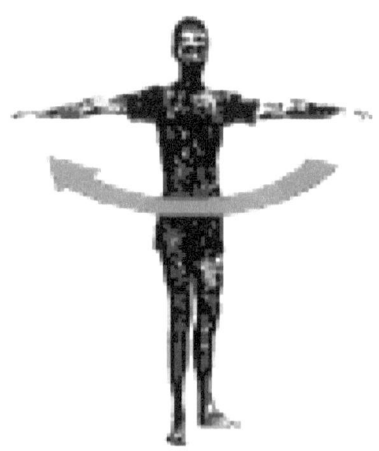

También se puede hacer lo que hacen bailarines y patinadores artísticos para evitar el mareo, que consiste en fijar un punto exactamente frente a usted antes de comenzar a girar. Después de hacer el primer giro se continúa con la vista fija en ese punto mientras sea posible, luego tendrá que perderlo de vista para que la cabeza pueda girar con el resto del cuerpo, se debe girar la cabeza muy rápido y volver a enfocar el punto.

Rito Número Dos

Tiéndase sobre el suelo boca arriba. Es mejor acostarse sobre una alfombra gruesa o sobre algún tipo de superficie acolchada.

Completamente estirado sobre su espalda, extienda los brazos a lo largo del cuerpo, poniendo sobre el suelo las palmas de la mano con los dedos ligeramente separados para que fluya la energía por los cinco elementos.

Luego levante la cabeza y apriete la barbilla contra el pecho. Una vez hecho esto, levante las piernas sin flexionar las rodillas hasta alcanzar la posición vertical. Es importante destacar que durante el movimiento se inspira, luego se contiene ligeramente la respiración y hacia abajo con el movimiento de cabeza y piernas, se expira; la respiración debe ser suave, profunda, armónica y uniforme y la lengua debe colocarse en el dantiem superior o paladar, en el comienzo de la dentadura superior. Esto es válido para los cinco ritos y todos los ejercicios de energía.

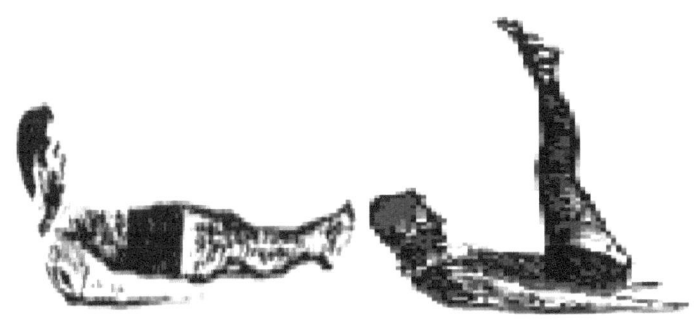

Puede dejar que las piernas se deslicen hacia la cabeza, pero no deje que se le doblen las rodillas. Entonces baje lentamente la cabeza y las piernas sin doblar las rodillas hasta tocar el suelo. Deje que todos los músculos se relajen y luego repita el rito.

Con cada repetición se debe establecer un ritmo de respiración. Aspire profundamente mientras levanta las piernas y la cabeza. Expire todo el aire mientras las baja. Cuando esté en posición de relajación, continúe con este ritmo, mientras más profundamente respire, mejor.

Si al principio no es capaz de mantener las piernas estiradas, deje doblar las rodillas lo que necesite. Pero esfuércese por intentar estirarlas.

Rito Número Tres

El tercer rito debe practicarse inmediatamente después del segundo. También es muy sencillo.

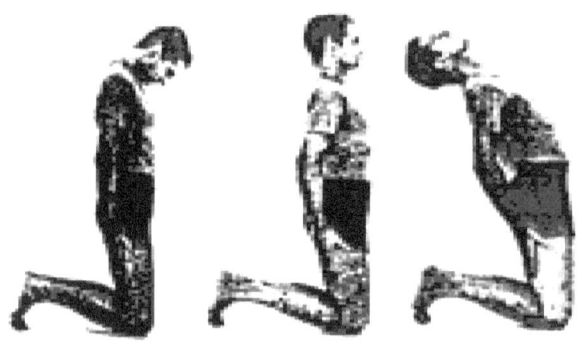

Todo lo que necesita hacer es ponerse de rodillas sobre el piso manteniendo el cuerpo erguido. Las manos deben ponerse sobre los músculos de los muslos.

Entonces incline la cabeza y el cuello hacia delante, apretando la barbilla contra el pecho. Luego tire de la cabeza y el cuello hacia atrás tanto como le sea posible, y al mismo tiempo se inclina hacia atrás arqueando la columna, manteniendo las manos sobre los muslos.

Después vuelva a la posición original y comience el ejercicio nuevamente.

Debe establecer también un ritmo de respiración: aspirará profundamente cuando se arquee la columna y expirará cuando regrese a la posición original. La respiración profunda es la más beneficiosa, así que tome todo el aire que le permitan sus pulmones.

Los cinco antiguos ritos tibetanos sirven para prolongar el vigor de la juventud, mantenerle sano y hacerle sentir mejor consigo mismo y con los demás.

Rito Número Cuatro

La primera vez que se practique este rito puede parecer muy difícil, pero al cabo de unos días será tan fácil como el resto.

Primero, siéntese sobre el suelo con las piernas estiradas hacia delante, con una separación entre los pies de doce pulgadas aproximadamente. Con el torso erguido, coloque las palmas de las manos sobre el suelo de manera que queden al lado de sus glúteos. Apriete la barbilla contra el pecho.

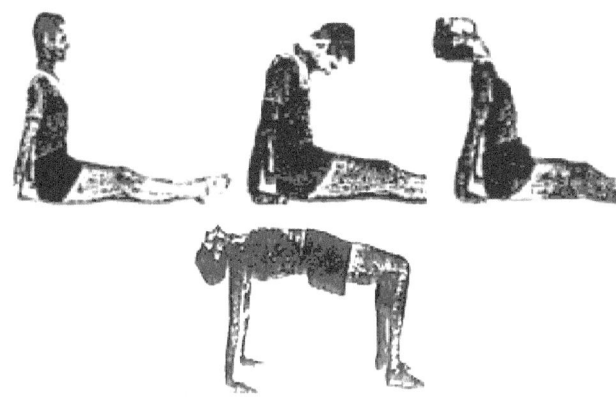

Luego eche la cabeza hacia atrás lo más posible, a la vez que levanta el cuerpo de manera que las rodillas se doblen mientras los brazos permanecen rectos. El torso quedará en línea recta con los muslos formando un plano horizontal con respecto al suelo. Los brazos y las piernas se mantendrán rectos, perpendiculares al suelo. Después tense todos los músculos del cuerpo.

Finalmente, relaje los músculos mientras vuelve a la posición original de sentado y descanse antes de repetir el ejercicio.

Una vez más, la respiración es muy importante: aspire profundamente mientras levante el cuerpo, contenga la respiración mientras tensa los músculos y expire completamente mientras baje. Siga al mismo ritmo cuando descanse entre repeticiones.

Rito Número Cinco

Coloque el cuerpo boca abajo y sosténgalo con las palmas de las manos. Los dedos de los pies déjelos flexionados para hacer este ejercicio. Tanto las manos como los pies los debe colocar a cierta distancia entre sí. Los brazos y las piernas los mantendrá rectos.

Comience con los brazos perpendiculares al suelo y la columna arqueada de forma que el cuerpo quede flexionado. Tire de la cabeza hacia atrás lo más posible. Después flexione el cuerpo a la altura de las caderas y lo coloca en forma de V invertida. Al mismo tiempo, eche la barbilla hacia delante oprimiéndola contra el pecho.

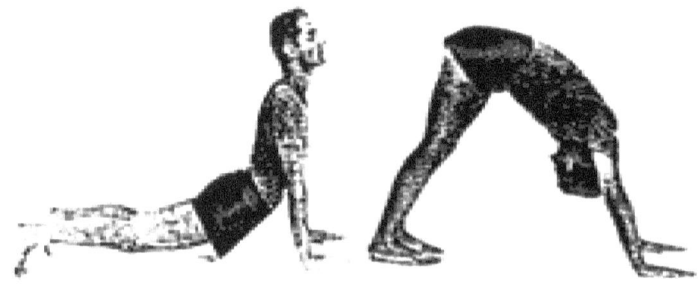

Vuelva a la posición original y repita el ejercicio. Generalmente, después de la primera semana, la mayoría de las personas considera este rito uno de los más fáciles de hacer.

Cuando lo domine, deje caer el cuerpo desde la posición alta hasta un punto muy próximo al suelo, sin llegar a tocarlo. Tense los músculos un momento, tanto en la posición alta como en la baja. Siga aplicando el mismo patrón de respiración, aspire profundamente cuando levante el cuerpo y exhale totalmente mientras lo baja.

Chikung terapéutico

La historia de estos ejercicios da cuenta de un monje que se internó durante ocho años en una cueva para su creación y práctica. La necesidad de aumentar la fuerza, el dinamismo, la concentración y la capacidad energética de los practicantes de artes marciales en los templos de *Shaolin* fueron su móvil principal. En Internet existe una amplia información general acerca de estos ejercicios y la forma de ejecutarlos. Una vez que los médicos chinos los conocieron y constataron su validez, descubrieron sus amplios efectos terapéuticos por lo que los incorporaron a sus terapias para la cura y alivio de muy diversas enfermedades.

El carácter chino "*Qi*" significa flujo vital de energía. El *Chikung* o Q*igong* significa trabajo o técnica, por tanto, se puede traducir como el trabajo de la energía vital o el arte de circular de manera vital la energía de la forma más adecuada para la finalidad objeto de su práctica.

Existen muchos tipos de *Chikung;* puede practicarse con el cuerpo quieto o en movimiento e involucrar patrones prefijados o no. Varias formas del *Chikung* tradicional están relacionadas con la salud, las corrientes espirituales de China (taoísmo, budismo y confucionismo) y las artes marciales.

La mayoría de los médicos occidentales y algunos profesionales de la Medicina Tradicional China (MTC), ven el *C*hikung como un conjunto de ejercicios de respiración y movimiento, con algún posible beneficio para la salud debido a la práctica de ejercicios físicos y a la educación de la respiración. Otros que ven el *C*hikung en unos términos más metafísicos sostienen que la respiración y los ejercicios de movimiento pueden influir sobre las fuerzas del universo.

La referencia documental sobre *Chikung* más antigua, como ejercicio curativo más que como danza, está inscrita en doce piezas de jade fechadas en el siglo VI A.C., que contienen consejos para retener el aliento y hacerlo descender por el cuerpo hasta el bajo abdomen. En el clásico se afirma también que el médico sabio cura la enfermedad antes que se desarrolle y no después que se haya manifestado.

El origen del *Chikung* moderno data de 1955, relacionado con la apertura de un hospital de *Chikung* en Tangshan y la publicación de "La práctica de la terapia *Qigong*" ("*Liao Fa Shi Jian*"), escrito por Liu Guizhen y "*Chikung* para la salud" ("*Qi Gong Ji Bao Jian Qi Gong*"), escrito por Hu Yaozhen.

Hemos tomado ocho de ellos para aplicarlo a nuestros pacientes y los resultados son fantásticos.

La descripción de cada uno la haremos adecuando nombres que nos sugirió un paciente suizo, el Sr. Jacques Grillet, a quien atendimos el 18 de mayo del año 2016, por su semejanza con movimientos de animales y naturaleza; veamos:

- **Cascada**

Desde la posición de pie, bien erguidos, mantener la columna recta, el ancho de los pies a la altura de los hombros, flexionar las rodillas hasta que deje de verse la punta de los pies. Bien plantados en el piso como si estuviéramos enraizados en la superficie de ejecución. Los dedos de las manos ligeramente abiertos, comenzar inhalando el aire a la misma vez, de manera simultánea abrimos a los laterales los brazos describiendo un circulo lateral, de igual forma, simultánea y armónicamente, extender las piernas de manera que cuando se termine de describir el circulo y estén las manos a la altura de la cabeza, una frente a otra sin pegarse, encima de la pineal o epífisis, exactamente 7 u 8 centímetros del centro de la cabeza, estemos con las piernas estiradas. Luego, desplazar las manos por delante del cuerpo a 7 centímetros de él, una frente a otra, palmas hacia abajo; a la vez que vamos flexionando las rodillas simultáneamente hasta llegar a la posición inicial. Durante este último proceder pensamos que una corriente de agua bien caliente nos va limpiando la medula espinal. Una vez abajo, pensamos que una corriente de agua a predominio color azul que es la paz, y verde que es la curación, nos está bañando todo nuestro cuerpo. Luego repetimos el ciclo 20 veces con la particularidad de cambiar solamente el pensamiento de agua caliente por tibia y luego por fría. Es decir, los cinco primeros, caliente, los próximos cinco tibia y luego fría. Los últimos cinco pensamos que vamos desplazando hacia abajo una presión de aire con fuerza y precisión.

Es importante tener en cuenta que todos estos ejercicios tienen las premisas de ejecución siguientes:

a. La respiración debe ser suave, profunda, armónica, uniforme.
b. Hay que mantener la simultaneidad de movimientos y respiración, todos al unísono, tanto el tren inferior, el superior y la respiración.
c. Todo el tiempo mantener la lengua en el dantiem superior, detrás del paladar.
d. Mientras más despacio se ejecuten las veinte repeticiones de cada uno de ellos, mejor.

• **Pétalos de rosa**

Desde la posición inicial de ejercicio anterior, con las manos a 7 centímetros del cuerpo, palmas hacia arriba, sin pegar las manos desplazar hacia arriba las mismas, todo el tiempo mirándolas e inspirando; cuando llegamos a la altura de la cara, voltear las manos a la altura de la cara y seguir describiendo el circulo interior; una vez extendidos los brazos, hacia los laterales, momento en que se comienza a expirar hasta llegar a la posición de comienzo, de forma continuada repetir el ciclo veinte veces. Este ejercicio no lleva pensamiento y por supuesto se mantienen los preceptos básicos para todos.

• **El pez que expulsa aire**

Piernas extendidas en la posición de siempre, inspirando de manera simultánea a la descripción del circulo lateral (5 segundos), hasta llegar al séptimo *chakra* (pineal); allí contener la respiración durante 10 segundos y luego expirar durante 15 segundos; una vez culminado este tiempo, extender los dos brazos hacia delante y bajarlos a la vez que pensamos que la musculatura que vamos dejando detrás, es decir, facial, pectoral, abdominal se va relajando (respiración normal). Luego adicionar el pensamiento de siempre, una corriente de agua a predominio color azul, que es la paz y verde que es curación, que nos está bañando todo nuestro cuerpo. Repetir el ciclo 20 veces.

• **La ducha del mono**

Inclinar el cuerpo hacia abajo desde la posición inicial de manera que el cuerpo, junto a la cabeza nos queden colgados (brazos, hemicuerpo superior y cabeza), bien relajados. Comenzar inspirando y extendiendo las rodillas, luego ir subiendo con los brazos y manos describiendo un circulo frontal hasta llegar a un arco invertido, hacia delante luego expirando, llegar a la altura de la cabeza y comenzar a flexionar las rodillas, luego se repite el arco o semicírculo frontal, es decir, lumbar, dorsal, cervical hasta llegar a la posición inicial del mono. Luego pensamiento de siempre. Repetir 20 veces.

• **Las cuerdas del tambor**

Posición erguida, piernas extendidas al ancho de los hombros. Extender los brazos hacia delante y comenzando hacia la izquierda inspirando, desplazar brazos a la altura del pectoral hasta llegar a la posición intermedia trasera, luego expirando bajar ambas manos hasta tocar derecha, pulmón izquierdo, izquierda, riñón derecho, mirada y cabeza lo más que pueda torcer y expirar hasta que no quede gota de aire, de inmediato regresar inspirando el mismo recorrido hasta la altura contraria por la derecha y expirar hasta tocar izquierda, pulmón derecho y derecha, riñón izquierdo. Repetir este ciclo 20 veces.

• **La grulla tímida**

Desde la posición anterior inicial, ir levantando una pierna, despacio flexionando rodilla hacia arriba a la vez que el pie se va doblando hasta quedar totalmente la planta del pie vertical con relación al cuerpo e inspirando y luego regresar expirando hasta extender la pierna hacia adelante con el metatarso invertido y los dedos hacia arriba, regresar a la posición inicial expirando. Luego repetir el movimiento con el pie contrario y manteniendo todo igual que el anterior. 10 ciclos por cada pie.

• **El cura que desluce**

Desde la posición de cuclillas, con las manos en forma de rezo, inspirar, extendiendo el abdomen suavemente y expirar rápidamente recogiendo el abdomen hasta donde se pueda, contrayendo la musculatura abdominal fundamentalmente. Repetir 20 veces.

• **Mirar talón invertido**

Desde la posición inicial erguidos, extender a la altura de la cintura ambos brazos a la vez que inspiramos torciendo el tronco hacia la izquierda junto a los brazos de manera que nos veamos el talón del pie contrario, regresar expirando y una vez en la posición inicial, inspirar suavemente desplazando la cabeza hacia arriba y luego expirar a la vez que se desplazan los brazos y el cuerpo hacia la derecha hasta mirar el talón contrario, todo esto expirando. Regresar a la posición inicial, en expiración aun. Repetir el ciclo 81 veces. Este ejercicio fortalece de manera increíble la potencia sexual.

Conocemos 131 ejercicios de este tipo, pero ciertamente estos nos dan muy buenos resultados para todas las patologías. Hay que practicarlos diariamente y se sabe que se están ejecutando bien cuando se comienza a sudar y se siente al unir las manos una frente a otra, sin tocarse, una corriente entre los dedos del medio.

Capítulo 2. *Mudras* Sanadores

Mudra significa gesto. Los *Mudras* son los gestos corporales que se utilizan especialmente en el Hatha-Yoga, pero que también es utilizado en otros tipos de meditación.

Estos gestos son muy importantes porque nos permiten canalizar adecuadamente la energía a través de nuestro cuerpo así como facilitar la consecución de numerosos objetivos como la elevación espiritual, la sanación física y la sanación emocional. Su origen no está muy claro, aunque en el mundo occidental los conocemos gracias al mundo oriental que nos los trae como consecuencia de la introducción de sus doctrinas e ideologías.

Hay *Mudras* muy completos que implican a todo el cuerpo, pero también hay *mudras* muy sencillos e igualmente poderosos que sólo requieren de nuestras manos para alcanzar nuestros objetivos.

Para practicar estos *Mudras* no es necesaria una gran habilidad sino bastante práctica, especialmente con aquellos que son muy complicados. Los dedos se van uniendo entre sí de maneras muy diversas y con presiones muy diversas donde a veces sólo es necesario un leve roce y otras una gran presión. Debido a la diferente cualidad de cada uno de ellos, es recomendable utilizarlos durante un tiempo determinado que suele ir de 3 a 45 minutos y generalmente es conveniente realizarlos una vez al día como mínimo.

Es importante tener en cuenta en el caso de utilizarlos para la sanación física, que no hacen milagros, sino que su cometido es apoyar al tratamiento que estemos utilizando para sanar, haciendo que sea más eficaz y que la enfermedad sane con mayor prontitud.

Beneficio de los *Mudras*:

* Los *Mudras* pueden proporcionarnos cambios y mejoras espectaculares en nuestro cuerpo.

* Los *Mudras* generan energía alrededor de nuestro cuerpo, la cual desarrolla nuestra mente y cuerpo proveyéndonos de paz y alegría.

* Los *Mudras* son como remedios milagrosos. Nos proveen descanso inmediato en muchas enfermedades.

* Los *Mudras* pueden aliviar casi cualquier dolencia, desde un simple dolor de cabeza hasta un ataque al corazón.

* Los *Mudras* ayudan a equilibrar nuestros aspectos físicos, mentales e incluso morales.

* Algunos *Mudras* pueden equilibrar los elementos del cuerpo en 45 minutos mientras que otros en tan sólo algunos segundos.

* La práctica continua de algunos *Mudras* puede curar el insomnio, artritis y mejorar la memoria.

* Los *Mudras* tienen poderes extraordinarios. Su práctica puede actuar rápida y directamente sobre elementos destructivos del cuerpo humano.

* También desarrollan la virtualidad, gentileza, no violencia, piedad y cortesía.

* Los *Mudras* en *Kundalini Yoga* ayudan a despertar la Energía Cósmica y a unir nuestra Conciencia con la Conciencia Superior Universal.

Prevenir y sanar con los *Mudras*

Es poco conocido sin embargo, que la ciencia del *Mudra* es el *Tatva Yoga*; es decir, el yoga basado en la ciencia de los elementos: el aire, el agua, la tierra, el fuego y el éter. Por tanto, estos *Mudras* pueden curar muchas enfermedades.

Los dedos de las manos y sus propiedades:

En las manos, al igual que en los pies, están reflejos todos nuestros puntos corporales y por ello las diferentes posiciones ayudan a desbloquear aquellos que estén inarmónicos:

- **Dedo pulgar**

Representa al elemento fuego y su cometido energético es equilibrar las energías del cuerpo nutriendo cuando debe alimentarse y destruyendo cuando debe eliminarse. Además en él reside nuestra conciencia divina.

- **Dedo índice**

Representa al elemento aire y su cometido es proveernos de la capacidad de crear y de pensar. Este dedo nos trae las inspiraciones divinas. En él radican nuestros diferentes estados de ánimo. Tiene asignado el cuarto *chakra*.

- **Dedo medio**

Representa al elemento éter y su cometido es proveernos de la energía necesaria para actuar y vivir en armonía con el mundo espiritual que tienes a tu alcance. Tiene asignado el quinto *chakra*.

- **Dedo anular**

Representa al elemento tierra y su cometido es proveernos de la fuerza necesaria para defendernos y luchar por lo que es nuestro, así como del equilibrio interior para afrontar cualquier situación. Tiene asignado el primer *chakra*.

- **Dedo meñique**

Representa al elemento agua y su cometido es proveernos de la posibilidad de interactuar con otros seres humanos en la sociedad. Es el que nos permite relacionarnos correctamente. Se encarga de trabajar nuestras emociones. Tiene asignado el segundo *chakra*.

Correspondencia de los dedos con los órganos y las funciones

Pulgar: Pulmón e hígado. Si se presiona fuertemente la punta del dedo a una y otra parte de la uña, se pueden aliviar trastornos respiratorios.

Índice: Intestino grueso y boca. La punta del dedo esta en relación con la boca, y hay un punto a este propósito particularmente importante en la base de la uña en el borde externo.

Medio: Circulación de la sangre y sexualidad. Funciones todas ellas muy unidas.

Anular: Llamado "dedo medicinal", indica el estado nervioso, el estado de la salud en general.

Meñique: Corazón, intestino delgado y sexualidad. Presionando la punta del dedo sobre la uña con el pulgar y el índice de la otra mano, siguiendo el ritmo cardíaco, se armonizan las dos funciones (corazón e intestino delgado).

Meditaciones para cada uno de los dedos

Los siguientes ejercicios de meditación favorecen la percepción consciente de cada dedo y la fuerza que hay en ellos. Aprenderá a conocerlos y amarlos. Las experiencias positivas que otras personas y yo hemos tenido con los *mudras* me confirman que la asignación de la energía de los *chakras* a cada dedo es acertada y se complementa sabiamente con el sistema de los meridianos.

Nuestros pensamientos conscientes y constructivos juegan un papel adicional. Como ya se ha dicho al principio, nuestros pensamientos y nuestras emociones influyen en cada una de las funciones corporales. Todo lo que nos "inventamos" y de lo que nos "convencemos" suele manifestarse al cabo de algún tiempo. Puesto que el arte de la curación indio descubrió hace mucho tiempo que el exceso o la carencia de un elemento (tierra, agua, aire, fuego, éter) rompe la armonía del cuerpo o incluso provoca una enfermedad grave, podemos devolver la armonía a nuestro interior por medio de las imágenes correspondientes. De la misma manera que cada elemento nos regenera, también puede destruirnos. Por supuesto, cada elemento influye en los otros y tiene, a su vez, sus propias necesidades, que quedan satisfechas sin dificultad alguna en un estado equilibrado, sereno y dinámico. Ahora bien, lo normal es que estemos estresados, que descansemos poco, que nos falte ejercicio, que comamos demasiado o que dejemos que las preocupaciones nos torturen. Todo lo cual nos desequilibra. Y si el cuerpo no consigue recuperar la armonía, quedamos a merced de las enfermedades.

Estos ejercicios de meditación también pueden realizarse durante las noches de insomnio o cuando nos vemos obligados a guardar cama, ya que lo único que requieren es cogerse un dedo amorosamente con los dedos de la otra mano.

La energía del pulgar

El Elemento Fuego, el meridiano del pulmón y el planeta o dios de la guerra, Marte, están asignados a este dedo. El fuego del pulgar alimenta la energía de los otros dedos o absorbe el exceso de energía restituyendo así el equilibrio. Si pensamos en la incineración de basuras, podremos hacernos una idea de la capacidad de restablecer el orden que también puede tener la destrucción por el fuego. Incluso en la naturaleza, cuando en el transcurso de los años se forma en los bosques un monocultivo de las especies más fuertes, un incendio forestal propicia de nuevo las condiciones necesarias para que crezca una variedad mayor de plantas. Y del mismo modo, el incremento de temperatura en nuestro cuerpo, la fiebre, destruye cultivos enteros de bacterias. El fuego depende del aire: sin oxígeno se apaga; esto también es aplicable a nuestra respiración celular. El metabolismo celular sólo se realiza correctamente si hay un aporte suficiente de oxígeno. En realidad, podemos fortalecer cada parte del cuerpo o cada órgano aportando a nuestro interior luz y calor mediante las visualizaciones y la respiración.

Ejercicio:

Sentado o echado. Rodee el pulgar derecho con los cuatro dedos largos de la mano izquierda; el pulgar debe tocar la palma de la mano derecha. Cierre los ojos. Sienta esa parte debilitada o enferma de su cuerpo. Ahora imagínese que en el centro inferior de su cuerpo (a la altura del ombligo) arde una luz, y con cada espiración dirija los rayos de esa luz a la parte del cuerpo interesada. Primero deje salir grandes y oscuras nubes de humo de la parte del cuerpo irradiada (las causas de la enfermedad, los dolores, etc.). Después concéntrese sólo en la luz que poco a poco llena esa parte del cuerpo, la ilumina y la cura. Retenga el dedo durante un rato más y perciba el flujo de calor. Luego rodee el pulgar izquierdo y sosténgalo también durante un rato.

La energía del índice

Tiene asignados el *chakra* del corazón, el intestino grueso y el meridiano profundo del estómago. Aquí está ubicado también el tacto, la capacidad de reflexionar y la inspiración. Su energía penetra en nuestro interior y desde allí vuelve al cosmos. Por lo tanto, nos permite crear a partir de nuestro interior (intuición) y recibir del cosmos (inspiración). En este dedo habita tanto la proximidad como la distancia espacial. ¿Cuánto espacio necesitamos? ¿Cuánta proximidad toleramos?

El elemento Aire representa siempre el espíritu, la capacidad de pensar. Los pensamientos son invisibles como el aire, y sin embargo, son la causa de todo lo que hacemos y dejamos de hacer, de lo que rechazamos y de lo que nos atrae, de nuestra salud y de cada estado de ánimo, de toda la configuración de nuestra vida. También tiene asignada la fuerza planetaria de Júpiter que apunta al eterno movimiento de las cosas: aceptar la vida con todas sus facetas, trabajarla (digerirla) y volver a dejarla. En este dedo habita también la mirada abierta al futuro, fija en un objetivo. Puesto que nuestros pensamientos son tan importantes, deberíamos analizar con frecuencia su calidad. Si practicamos durante varios días seguidos el siguiente ejercicio de meditación, nos daremos cuenta de que nuestros pensamientos siguen un determinado modelo, un hábito. Los hábitos pueden modificarse en cuanto se tiene conciencia de ellos. Los cambios necesitan siempre un cierto tiempo. Por eso, al sustituir los pensamientos perjudiciales por otros más útiles, las circunstancias de nuestra vida también cambian en consonancia.

Ejercicio:

Sentado o echado. Rodee el índice derecho con los cuatro dedos largos de la mano izquierda; el pulgar debe tocar la palma de la mano derecha. Cierre los ojos.

Está sentado ante un campo de trigo y observa el movimiento de las espigas. Al inspirar, éstas se mueven hacia usted y al espirar se alejan. A veces ve todo el campo, otras, sólo las espigas con todo detalle. También ve como el espacio a su alrededor se reduce durante la inspiración y vuelve a expandirse con la espiración. Las espigas doradas indican caducidad, la gran muerte que contiene en sí misma la semilla de un nuevo comienzo. Después de un cierto tiempo, contemple la amplitud del cielo azul y vuelva a su interior, al reducto protegido de su corazón. Observe ahora sus pensamientos, pueden ir y venir; analícelos durante un rato. ¿Cuál es la tónica general de sus reflexiones: positiva, negativa, confiada, temerosa, de cavilación, crítica, prendida del recuerdo o enfocada al futuro?

Retenga el dedo un poco más y perciba el flujo de calor. Luego rodee el dedo izquierdo y sosténgalo también durante un rato.

La energía del dedo medio

Los indios lo llaman el dedo del cielo; se le asigna el *chakra* de la garganta. Fíjese: es el dedo más largo, sobresale de todos los demás. Su energía irradia hacia el infinito. Se podría tomar también como escalera del cielo. Saturno, que le está asignado, se encuentra en el extremo de nuestro sistema solar y recibe el nombre de "Guardián del Umbral". En la entrada del cielo se lleva a cabo el juicio sobre la vida.

Este simbolismo lo encontramos asimismo en el *chakra* de la garganta, la puerta de la pureza, que sólo se abre cuando el discípulo es puro de espíritu y de corazón. Pero para seguir avanzando en nuestro camino espiritual primero debemos cumplir con nuestras tareas terrenales y eso nos lo indican los meridianos de su interior: el del sistema circulatorio y el de la vesícula biliar. Ambos ayudan a enfrentar y vencer los desafíos de la vida. Sus cualidades son el estímulo, la actividad, la osadía y el placer de actuar. El espectro de la energía del dedo medio va de una vida activa hasta el más allá y podría resumirse con la siguiente frase: "Ayúdate y Dios te ayudará".

Ejercicio:

Sentado o echado. Rodee el dedo medio derecho con los cuatro dedos largos de la mano izquierda; el pulgar debe tocar la palma de la mano derecha. Cierre los ojos. Imagínese entregado a su actividad favorita, siguiendo sus propias inclinaciones, empleando a fondo sus talentos, superando los obstáculos que se interponen en su camino y disfrutando de sus actividades. Tiene éxito en ellas y vea, imaginándoselo, cómo su éxito toma forma. Su actividad enriquece el mundo (a personas concretas o al planeta en general). Imagine su comunión con las fuerzas divinas que le ayudan y le indican el camino.

Si su trabajo no le satisface y no tiene ninguna afición u otros intereses, ha llegado el momento de que pregunte a su interior, de que interrogue a su sabiduría interior hasta recibir una respuesta. Pida al mismo tiempo la energía que el dedo medio simboliza para poner manos a la obra. Y sobre todo, pida ayuda a las fuerzas divinas: establezca con ellas una confiada complicidad. Retenga su dedo y perciba el flujo de calor. Luego rodee el dedo medio izquierdo y sosténgalo también durante un rato. Esta postura de las manos actúa principalmente sobre las tensiones de la nuca.

La energía del dedo anular

Al dedo anular se le asignan Apolo, el dios del sol, y el *chakra* base que rige la pelvis. Esta fuerza otorga al ser humano la capacidad de resistencia, de imponerse y de perseverar. Los chinos vinculan a este dedo el meridiano profundo del hígado. La fuerza del hígado da a la persona paciencia, serenidad, esperanza y visión de futuro. En la yema del dedo anular empieza también el "Triple Calentador".

Este meridiano rige todas las funciones de protección del cuerpo y es el responsable de la temperatura corporal, que a su vez rige las funciones celulares. Si trabaja de forma óptima, otorga al ser humano la capacidad de conservar el equilibrio en situaciones difíciles, lo que es a su vez una condición imprescindible para el buen funcionamiento del sistema inmunológico. En este dedo reina por tanto una fuerza que da apoyo, que trasciende y que tiene una tendencia ascendente.

Ejercicio:

Sentado o echado. Rodee el anular izquierdo con los cuatro dedos largos de la mano derecha; el pulgar debe tocar la palma de la mano derecha. Cierre los ojos. Imagínese una tierra árida y pedregosa de diversas maneras: desiertos y montañas, islas. ¿Qué pasa cuando las masas de tierra se ponen en movimiento? ¿Cuando la tierra se seca? ¿Cuando la tierra se ve expuesta a un sol ardiente? Imagínese ahora una tierra fértil. Deje que la vegetación vaya brotando: plantas pequeñas, plantas grandes, mucho verde. Ahora fíjese en una única semilla que descansa a gran profundidad bajo la tierra. Con cada respiración sucede algo en su interior, hasta que la semilla se abre y germina un brote que crece en dirección a la luz. Al mismo tiempo, echa raíces que penetran en la tierra cada vez a mayor profundidad. Se convierte en un árbol que crece muy despacio. Espere con paciencia y contemple cómo la planta se desarrolla hasta alcanzar su tamaño.

El tiempo no tiene importancia. Sólo cuenta el crecimiento constante. El árbol volverá a florecer cada año y dará frutos. Pero nosotros, al igual que él, no sabemos por qué. Como el árbol, queremos entregarnos del todo a la vida y saber que tiene sentido, aunque nunca lleguemos a comprender del todo el gran misterio. Y a nuestro crecimiento interior permanente, le sucede lo mismo que a él, que cambia cada año. Ahora bien, nosotros podemos influir decisivamente en que ese cambio se produzca con alegría o con sufrimiento. Retenga su dedo durante un rato más y perciba el flujo de calor. Luego rodee el dedo anular derecho y sosténgalo también durante un rato.

La energía del dedo meñique

Aquí se trata de las relaciones interpersonales en general y de las relaciones de pareja en particular. Esta asignación de la sexualidad coincide con el *Hatha-Yoga*. En el budismo, la sexualidad se asigna al dedo anular. En el dedo meñique reside también la capacidad de comunicación. El hecho de que la medicina china descubriera en este dedo el meridiano del corazón, confirma la tesis de los yoguis que le asignan a este dedo el Elemento Agua. Y el agua simboliza el ámbito de las emociones. Las relaciones felices y satisfactorias no sólo caldean el corazón sino que lo alimentan y fortalecen. Y a su vez, la energía del corazón, si es fuerte, aumenta la capacidad de alegría, proporcionándonos sentimientos elevados y mejorando nuestro estado de ánimo. Nuestros estados de ánimo, que siempre son la suma de las emociones presentes, pueden compararse con las ondas en la superficie del agua: adoptan movimientos rítmicos y armónicos o bien agitados; el agua puede estar clara y limpia o bien turbia, densa y oscura, es decir, sucia.

Ejercicio:

Sentado o echado. Rodee el meñique izquierdo con los cuatro dedos largos de la mano derecha; el pulgar debe tocar la palma de la mano derecha. Cierre los ojos. Está sentado junto al mar y contempla las olas viniendo hacia usted, se alejan y desaparecen. Lo mismo se puede aplicar a sus emociones, estados de ánimo y a sus relaciones con las personas que le rodean. También dar y recibir en el amor está sujeto a esta ley. Sea consciente de que sólo recibirá el amor que usted dé incondicionalmente. No hace falta que sean grandes acciones; basta con ofrecerles a las personas de nuestro entorno, a los animales, las plantas, el agua, el aire y la tierra, un corazón cálido y bondadoso. Contemple en su mente a otra persona (una en concreto o cualquiera) feliz, o anímela a serlo sí es necesario. Crea en sus cualidades y en su buen fondo. Visualice varias escenas en las que esa persona es feliz y sonríe con alegría. Si no tiene a nadie cerca, escoja a personas desconocidas con las que se tope en el metro. Le garantizo verdaderos milagros si persevera durante algunos días o semanas. Llegará un día en que su corazón rebosará de felicidad. Pero lo más importante es no esperar nada. Irradie su propio bienestar, su amor incondicional. Tenga sólo un poco de paciencia, hasta que las semillas germinen. Retenga su dedo meñique durante un poco más y perciba el flujo de calor. Luego rodee el dedo meñique izquierdo y sosténgalo también un rato.

Mudras

1. *Garuda Mudra*

Primero coloque la mano derecha sobre la izquierda, engarzadas ambos por los pulgares, en el vientre. Permanezca así unos diez movimientos respiratorios. Después sitúelas sobre el estómago, y permanezca ahí de nuevo… Para terminar coloque la mano izquierda sobre el esternón, haga girar las manos en dirección a los hombros y abra los dedos.

Según lo necesite o tres veces al día durante 4 minutos. *Garuda*, el rey de los pájaros, de los aires, enemigo de las serpientes y montura de Vishnu es un animal lleno de fuerza y poder. Los pájaros en general tienen una vista muy aguda, un magnífico sentido de la orientación y un enorme instinto de supervivencia. Y los más grandes, gracias a su enorme envergadura y fuerza en las alas, pueden dejarse llevar por el aire. Igual de poderoso es el *Garuda Mudra* y, por lo tanto, debe emplearse sabiamente dosificado. Este *mudra* activa la irrigación y la circulación sanguínea, revitaliza los órganos y equilibra las energías de las dos mitades del cuerpo. Ya sea en la zona de la pelvis o en la del pecho, vitaliza y estimula. Relaja y suaviza los dolores y trastornos de la menstruación, las molestias en el estómago y las dificultades respiratorias. Si padece hipertensión vaya con cuidado. Es de gran ayuda también en estados de agotamiento y fluctuaciones del estado de ánimo. Un remedio milagroso para la irrigación y la circulación sanguínea es el árnica (*arnica montana*). Intente ponerse en el lugar de una gran ave de rapiña (y no en el del pobre ratoncillo). Planee con elegancia por los aires y contemple el paisaje (su vida) desde una cierta distancia. Las montañas (los desafíos a que se enfrenta) las ve como son (ni demasiado grandes, ni demasiado pequeñas) y también distingue el camino más favorable para superarlas. Tiene la visión clara del ave rapaz y puede distinguir lo que es importante de lo que no. No toma más ni tampoco menos de lo que necesita y vive satisfecho y en consonancia con su entorno. Afirmación: Soy libre interiormente, tomo lo que me corresponde y vivo en armonía con mi mundo.

2. Ganesha Mudra

El elefante *Ganesha*, la divinidad que supera todos los obstáculos. Coloque ante el pecho la mano izquierda, con la palma hacia fuera. Doble los dedos. La mano derecha, con el dorso hacia fuera coge la izquierda. Situar ambas manos muy cerca del pecho, a la altura del corazón. Con la espiración, tirar de las manos en sentido opuesto, sin soltarlas. Los músculos de los brazos y de la zona del pecho se tensan. Con la inspiración relajar toda la tensión. Repetir seis veces y colocar después, con afecto, ambas manos en la misma posición sobre el esternón percibiéndolas de una manera consciente. Cambie la posición de las manos: la palma de la mano derecha mirará hacia fuera. Repetir otras seis veces y después descansar un rato. Es suficiente con que se practique una vez al día.

Variante: hacer lo mismo, pero con los antebrazos en diagonal y no en posición horizontal, de manera que un codo señale oblicuamente hacia abajo y el otro hacia arriba.

Este *mudra* estimula la actividad cardíaca, fortalece la musculatura del corazón, distiende los bronquios y libera las tensiones de cualquier tipo en esta zona. Abre el cuarto *chakra* y otorga valor, confianza y una actitud abierta frente a las demás personas.

Me he dado cuenta de una cosa muy interesante: que hago este gesto siempre que quiero animar a alguien: "-¡Ten valor, aprovecha esta oportunidad, tú puedes!", es como si las manos fueran a las palabras, y por supuesto, también al corazón. El famoso "Doctor de la Selva" Albert Schweitzer habla de este problema, aunque a otro nivel, cuando dice: "-Hay mucha frialdad entre las gentes porque no se atreven a mostrarse tan cordiales como son".

El majuelo blanco (*crataegus oxyacantha L.*) fortalece el corazón.

Puesto que el *Ganesha-Mudra* activa el Elemento Fuego, que reacciona de forma positiva al color rojo, la siguiente visualización refuerza la actividad del corazón y del sistema circulatorio. Da el valor necesario para mostrarse a los demás con un corazón franco y bondadoso. Visualice el color rojo: un mosaico, un mandala o una alfombra con diferentes tonos de rojo. Concentre todos los sentidos en él durante unos momentos. El rojo debe fortalecer su corazón, caldearlo y otorgarle el valor para mostrarse franco y confiado.

Afirmación: Me acerco a las personas de mi entorno con decisión, franqueza y confianza.

3. Ushas Mudra

Amanecer; origen de todas las cosas buenas. Cruce los dedos de manera que el pulgar derecho quede sobre izquierdo. Presione ligeramente el pulgar izquierdo con el derecho. Atención: las mujeres deben colocar el pulgar derecho entre pulgar izquierdo y el índice, ejerciendo la presión con el pulgar izquierdo. Cada día entre 5 y 15 minutos, hasta conseguir el efecto deseado. No importa la edad que se tenga, siempre se llega a un nuevo punto de partida y a un nuevo inicio. El segundo *chakra*, donde reside la sexualidad y la creatividad, también lleva consigo algo nuevo, un secreto que quiere ser desvelado. Este *mudra* concentra la energía sexual de nuestro segundo *chakra* y la orienta a los centros de energía superiores. Nos otorga agilidad mental, interés por las cosas y nuevos impulsos. Además armoniza nuestro sistema hormonal.

El *Ushas-Mudra* ayuda a despejarse por las mañanas, así que practíquelo cuando aún esté medio dormido. Cruce las manos en la nuca, respire hondo varias veces, con fuerza, abra bien los ojos y la boca y, mientras lo hace, presione los codos hacia atrás sobre la almohada. Durante la espiración se relaja toda la tensión. Repetir seis veces. Y si aún así todavía no está del todo despierto y despejado, frótese el tobillo y la cara interior de las muñecas con la misma fuerza que aplicaría para encender un fuego con pedernal. Al final, eche los brazos hacia arriba y desperécese con energía. El té verde y el romero (*rosmarinus officinalis L.*) tienen un efecto estimulante.

Imagínese cómodamente sentado para disfrutar de la salida del sol. Poco a poco va amaneciendo. Deje que los colores rojo, naranja y amarillo actúen sobre usted. Estos colores despejan y levantan el ánimo. Ahora véase a sí mismo como una persona llena de juvenil energía y de nuevos impulsos, que disfruta de la vida; una persona que se acerca al mundo con mucho amor y lo obsequia con una cordial sonrisa, buenas obras y cosas hermosas.

Afirmación: El interés y el entusiasmo me llenan y me permiten llevar a cabo cosas grandes. Quiero disfrutar la vida al máximo.

4. Pushan Mudra

Versión 1

Mano derecha: unir las puntas del pulgar, el índice y el dedo medio, mientras los otros dedos permanecen extendidos.

Mano izquierda: unir las puntas del pulgar, el dedo medio y el anular, mientras los otros dedos permanecen extendidos.

Versión 2

Mano derecha: unir las puntas del pulgar, el anular y el meñique, mientras los otros dedos permanecen extendidos.

Mano izquierda: igual que en la versión 1.

Estos dos *mudras* se pueden emplear como remedio de emergencia o en el caso de trastornos crónicos. Se practican cuatro veces al día durante 5 minutos.

Versión 1: En este *mudra*, el gesto de una mano simboliza tomar, recibir, y el gesto de la otra dejar fluir, entregar y el desprendimiento. Ambas cosas deberían estar en consonancia en la digestión. Influye en los flujos de energía que son los responsables de la ingestión, la asimilación del alimento y la defecación. Vuelve la respiración más profunda, y por tanto también aumenta el aporte de oxígeno y el intercambio de dióxido de carbono en los pulmones. Actúa relajando el plexo solar, es decir, sobre la zona del estómago, el hígado, el bazo y la vesícula biliar, regula las energías en el sistema nervioso vegetativo, moviliza las energías de la defecación y desintoxica. Actúa de forma magnífica sobre las náuseas generalizadas o agudas, el mareo, las flatulencias y la sensación de saciedad tras la comida.

El hinojo (*foeniculum vulgare*), el anís (*pimpinella anisum*) y el comino (*carum carvi*) refuerzan este *mudra*.

Versión 2: Gracias a la combinación de energías del pulgar, el anular y el meñique, los procesos finales de la digestión y de la defecación se activan intensamente. Este *mudra* puede considerarse una bomba de energía en general. Estimula las funciones cerebrales, lo que también se ha demostrado científicamente. Gracias a la posición de los dedos de la mano derecha, se activa la energía de la pelvis, como si se tratara de unas brasas que se reavivan. Con la posición de los dedos de la mano izquierda, la energía desprendida es conducida hacia arriba. Esto influye de forma positiva en cada órgano, en los estados de ánimo y en los procesos mentales (concentración, memoria, lógica, entusiasmo, etcétera). Durante la inspiración tome la energía en forma de luz, y dele tiempo y espacio, en el transcurso de la pausa respiratoria, para que pueda expandirse en su interior y transformarse. Con la espiración, la energía gastada fluirá de nuevo. Con cada movimiento respiratorio sus niveles físico y anímico-mental adquirirán más luminosidad y claridad.

Afirmación: Tomo con agradecimiento todo lo que es bueno para mí, permito que actúe en mí y me desprendo de todo aquello que está gastado.

5. Mudra bronquial

Con las dos manos: coloque el meñique en la raíz del pulgar, el anular junto a la articulación superior del pulgar y el dedo medio en la yema del pulgar.

Practique este *mudra* entre 4 y 6 minutos si tiene un ataque agudo de asma, y después pase al *mudra* del asma hasta que la respiración se normalice. Para un tratamiento a largo plazo, practique ambos *mudras* 5 veces al día, durante 5 minutos.

A menudo, las personas con problemas respiratorios también padecen soledad interior, desamparo, urgencia sexual y tristeza. De cara al exterior, suelen ocultar estos sentimientos, con éxito tras una fachada de humor, o bien asumiendo las obligaciones y preocupaciones de otras personas. Lógicamente, esto las estresa mucho, lo que acaba provocándoles con el tiempo problemas respiratorios. Como conozco muy bien estos problemas, voy a explicar aquí cómo se puede salir de este dilema: es importante que se permita con toda tranquilidad dar rienda suelta, aunque sólo sea por una vez, a esos sentimientos y estados de ánimo negativos y observarlos; sea consciente de que esos sentimientos son las olas en la superficie del agua; aparecen y pasan. A menudo, el origen de esos sentimientos es una debilidad generalizada, causada por una mala respiración, demasiado superficial, que no regenera las reservas internas de fuerzas. Cuando éstas se reducen, se produce la debilidad, no sólo física, sino también en el ámbito anímico-mental; la consecuencia son los miedos, la tristeza, la insatisfacción, la hipersensibilidad, etc. Todos los ejercicios físicos y respiratorios del Yoga regeneran estas fuerzas y mantienen alto el nivel de energía. La siguiente meditación para los *mudras* también es efectiva: siéntese erguido y mantenga las manos alejadas del cuerpo unos 10 cm. Si se le cansan los brazos, colóquelas sobre los muslos.

El tomillo (*thymus seryllum L.*), las primaveras (*prímula veris L.*) y el saúco (*sambucus nigra L.*) son las plantas medicinales más importantes para los bronquios.

Dirija su atención a la pelvis y sienta conscientemente la zona sobre la que está sentado. Mientras inspira, traslade su atención hacia el abdomen, el estómago, el pecho, la garganta, la frente y el cráneo, a la vez que cuenta del 1 al 7. A continuación contenga la respiración unos 5 segundos. Mientras espira, dirija la atención de arriba abajo, contando en orden inverso del 7 al 1. Espere con paciencia hasta que llegue el impulso de la inspiración y al inspirar, dirija su consciencia de nuevo hacia arriba. Las pausas después de inspirar o de espirar, son muy importantes.

Afirmación: Cada movimiento respiratorio me otorga fuerza, fortalece mi cuerpo, mi mente y mi alma.

6. Mudra del asma

Con las dos manos: unir las dos falanges de los dedos medios y mantenerlas presionadas, mientras los otros permanecen extendidos. Durante un ataque agudo de asma, practique en primer lugar el *mudra* bronquial número 4, de 4 a 6 minutos, y después, hasta que la respiración se normalice, el *mudra* del asma. Para un tratamiento a largo plazo realice los dos 5 veces al día durante 5 minutos. No me cuento entre los afortunados que después de haberse sometido a una cura radical con medicamentos, nunca más han vuelto a tener problemas con el asma. Muchos miembros de mi familia paterna son asmáticos, por lo que lo mío no es más que una "querida herencia". Sin embargo, a pesar de todo yo vivo sin tomar medicamentos, ya que me atengo a ciertas normas. Y como estoy convencido de que mis consejos pueden ayudar a los asmáticos, los incluimos aquí:

• Evite respirar por la boca cuando hace frío, ya que los bronquios se inflaman y se llenan de mucosidad.

• Procure no ir nunca con prisas; cualquier tipo de estrés activa las glándulas secretoras de la adrenalina que favorece la mucosidad y la contracción de los bronquios.

• Tome comidas ligeras y poca carne; con una vez por semana tendrá suficiente. No consuma productos lácteos, tomate, pimientos picantes ni kiwis. Y por supuesto nada de fumar.

• No tome medicamentos que debilitan el sistema inmunológico, como por ejemplo antibióticos.

• Respire suficiente aire fresco mientras da largos paseos, practique cada semana un poco de Yoga o gimnasia y descanse lo suficiente. La mayoría de las personas que tienen asma conocen la soledad interior (alejamiento excesivo del entorno) o no pueden marcar sus límites; también se sienten agobiadas por las obligaciones y problemas de quienes les rodean (escaso distanciamiento).

El marrubio (*marrubium vulgare L.*) y la neguilla (*nigella sativa*) ayudan a solventar las molestias provocadas por el asma.

Visualice grandes espacios: el mar, un cielo con nubes, montañas (usted estará en la cima). Integre estas imágenes en la zona de su corazón y de sus pulmones. Deje que la distancia se haga mayor durante la espiración y se reduzca durante la inspiración, en una proporción en la que usted se sienta cómodo. Ahora haga lo mismo con las personas o con las obligaciones que lo agobian.

Afirmación: Me desprendo de todo lo que me constriñe para disfrutar a fondo la nueva libertad. Me siento protegido por la Luz Divina y sostenido por ella.

7. Pran Mudra

Con las dos manos: unir las yemas del pulgar, el anular y el meñique, mientras el resto de los dedos permanecen extendidos. Según lo necesite, manténgalos es esa posición de 5 a 30 minutos. Si la utiliza como cura, practíquela tres veces al día durante 15 minutos.

El *Pran Mudra* activa el *chakra* base, donde habita la fuerza primigenia elemental del ser humano. Nos gusta comparar este lugar con un fuego que arde con viveza o se consume sin llama. El fuego arde según se lo cuide. Con esta postura de los dedos se estimula la energía nutricia en la pelvis. Por lo tanto, este *mudra* aumenta la vitalidad en general, reduce el cansancio y el nerviosismo y mejora la vista, por eso se lo utiliza para paliar afecciones oculares. A nivel anímico-mental, otorga la perseverancia y la capacidad de imponerse, una sana confianza en uno mismo, el valor para un nuevo inicio y la fuerza de soportar algo hasta el final. La visión clara pone también de manifiesto una percepción mental y una cabeza clara, es decir, de pensamientos e ideas estructuradas con toda claridad.

Si al practicar este *mudra*, en lugar de presionar el pulgar sobre las yemas se hace sobre las uñas de los dedos indicados; este *mudra*, según Kim da Silva, hace que los hemisferios derecho e izquierdo del cerebro actúen al unísono, estén activos y se complementen el uno al otro, lo que es muy importante para la salud en general.

El nerviosismo es la mayoría de las veces un signo de debilidad, de exceso de dispersión y de escasa contención interior.

El *Pran Mudra*, combinado con una respiración consciente, lenta y suave, serena y afianza como un áncora.

La pasionaria (*passiflora caerulea L.*), el hipérico (*hyperi perforatum L.*) y la avena (*avena sativa L.*) fortalecen el sistema nervioso y ayudan a mantener la energía.

Imagínese que es un árbol; si le resulta difícil hacerlo, piense en un árbol. Durante la inspiración vea cómo fluye la fuerza al interior de las raíces y como éstas se ensanchan y alargan. Al espirar, la fuerza fluye por el tronco y desde allí a la copa y aún más allá, hasta el cielo, en busca del sol. Cuanto más se ramifican las raíces, mayor magnificencia adquiere la copa. Lo mismo sucede con nosotros, con nuestro ser, hacer y tener.

Afirmación: Siento un sano apetito por las pequeñas y grandes aventuras de la vida y asumo los desafíos con ganas y alegría.

8. Linga Mudra

Una las palmas de las manos y cruce los dedos, dejando un pulgar erguido; rodee el pulgar con el índice y el pulgar de la otra mano. Según lo necesite o bien tres veces al día durante 15 minutos.

Esta posición de los dedos aumenta la resistencia contra la tos, los resfriados y las infecciones del pecho, y desprende la mucosidad que se ha formado en los pulmones. También es muy útil para las personas que tienen dificultades respiratorias cuando hay un cambio de tiempo. Asimismo aumenta la temperatura corporal y está especialmente indicado para los que nunca les sube la fiebre. La fiebre es muy importante, ya que muchas bacterias del cuerpo sólo se exterminan si se las somete a una cierta temperatura.

El *Linga Mudra* también permite reducir el exceso de peso, aunque si ese es el objetivo que se persigue habrá que practicarlo con particular esmero tres veces al día durante 15 minutos. Además, hay que acompañarlo con ocho vasos de agua al día y con alimentos refrescantes como yogur, arroz, plátanos y zumos de cítricos. Ahora bien, si se practica durante demasiado tiempo seguido, puede dejar una sensación de pesadez y letargo. Eso le indicará que la duración del ejercicio debe reducirse y que aún tendrá que tomar más alimentos y bebidas refrescantes.

Para estimular el sistema inmunológico y aumentar la temperatura corporal, practique primero el siguiente ejercicio, conocido por el sugerente nombre de "Dejar atrás la enfermedad"; a continuación, echado o sentado, realice el *Linga Mudra* hasta que sienta calor.

Posición básica: las piernas ligeramente abiertas, las rodillas algo dobladas y las manos sobre el pecho. Inspirar: echar los brazos hacia atrás, volver la cabeza hacia la derecha, mirando por encima del hombro. Espirar: recoger las manos sobre el pecho y volver la cabeza hacia delante.

Repetir 10 veces, por lo menos.

En general, se recomienda la *echinacea angustifolia* para activar el sistema inmunológico.

Imagine una hoguera en el interior de su cuerpo, donde se queman las bacterias, los deshechos y la carga innecesaria.

Afirmación: Mi capacidad de resistencia crece a cada momento.

9. Apan Mudra

Con las dos manos unir las yemas del pulgar, el anular y el dedo medio, mientras los otros dedos permanecen extendidos.

Según lo necesite, de 5 a 45 minutos o bien como cura tres veces al día durante 15 minutos.

Este *mudra* expulsa excoriaciones y sustancias tóxicas del organismo y elimina problemas de vejiga.

El *Apan Mudra* estimula también el Elemento Madera, que tiene asignado el hígado y la vesícula biliar. En este elemento se integra también la fuerza y la alegría de la primavera, del inicio, de la decisión y de la creación de visiones de futuro.

Además, el *Apan Mudra* ejerce sobre el estado de ánimo un efecto equilibrador que depende de un hígado que tenga un buen funcionamiento. Otorga paciencia, serenidad, confianza, equilibrio interior y armonía. En el ámbito mental, genera la capacidad de desarrollar visiones. Todo esto es necesario cuando se mira al futuro, cuando hay que enfrentarse a nuevos desafíos y cuando queremos que nuestros deseos se cumplan.

Dos remedios milagrosos para el hígado y la vesícula biliar son el cardo mariano (*silybum marianum*) y el diente de león (*taraxacum officinale*). Imagínese sentado en un jardín maravilloso lleno de flores, disfrutando de los diferentes colores y plantas, observando el gran misterio de la naturaleza: cómo germina la semilla, cómo crece una planta y florece. Ahora es usted quien planta algo en un huerto vacío que le dará muchos frutos: una conversación, una relación, un proyecto, etc. Contemple cómo germina, cómo sigue desarrollándose, florece y se carga de abundantes frutos. ¿A quién benefician los frutos? Ponga fin a esa imagen con un gran acto de agradecimiento.

Afirmación: Siembro mi semilla, la cuido, la cultivo y la cosecho con la ayuda divina que acepto agradecido.

10. Shankh Mudra

Rodee el pulgar izquierdo con los cuatro dedos largos de la mano derecha y apoye el pulgar derecho en el dedo medio extendido de la mano izquierda. Las manos unidas en esta posición recuerdan el caparazón de una caracola. Sostenga las manos delante del esternón. Tan a menudo y tanto tiempo como quiera, o bien como cura tres veces al día durante 15 minutos. Mientras lo hace, recite al principio varias veces el "*Om*"; después, escuche durante unos minutos el silencio en su interior. Este *mudra* se practica también en los rituales de muchos templos indios. Allí, por las mañanas, se sopla el cuerno de caracola para anunciar la apertura de las puertas del templo. Lo mismo es válido para nuestro templo interior, en donde brilla la Luz Divina, y que también debe abrirse.

El *mudra* caracola elimina cualquier problema de garganta y si se practica con regularidad, sobre todo recitando el *Om*, hasta puede mejorar la voz. También actúa relajando y ayuda a recogerse en el silencio. En caso de molestias de garganta, es bueno hacer gargarismos con infusiones de salvia, añadiendo unas gotas de zumo de limón y un poco de miel.

Deje primero que el *mudra* y el canto del *Om* le proporcionen paz y recogimiento.

Vea sus manos como una caracola marina y el dedo que mantiene sujeto como la perla en su interior. El pulgar izquierdo simboliza el Yo Superior, con quien se une amorosamente y que le proporciona toda la ayuda necesaria o le otorga confianza, sensación de seguridad y en definitiva, todo aquello que usted necesita.

Afirmación: Me valgo de pensamientos y palabras llenas de fuerza y amor, y todo cuanto pienso y digo, regresa a mí.

11. Surabhi Mudra

El meñique de la mano izquierda se apoya en el dedo anular de la derecha, y el meñique de la mano derecha en el anular de la izquierda. Al mismo tiempo, los dedos medios de cada mano se apoyan en el índice de la otra. Los pulgares permanecen extendidos.

Practicar tres veces al día durante 15 minutos.

El *Surabhi Mudra* es muy efectivo para aliviar el reuma y la artrosis. Dado que estas enfermedades suelen ser crónicas o al menos están latentes en la persona mucho antes de que puedan percibirse sus manifestaciones o dolores, este *mudra* hay que practicarlo también durante bastante tiempo. Si usted sufre este tipo de molestias, trate de llevar a su vez una alimentación sana y ligera y beber mucho té verde. Y ponga fin con la garra de Satán (*harpagophytum procumbens DC*) al doloroso reuma y a la artrosis.

Concéntrese primero en la espiración e imagine que cada vez que exhala el aire sale de su cuerpo una nube oscura. Esta nube contiene la energía quemada, las escorificaciones, los dolores, y lo que es también muy importante, todos los pensamientos y emociones negativos. Después de veinte movimientos respiratorios, aproximadamente, preste atención a la inspiración e imagine que cada vez absorbe una luz que hace brillar todo su cuerpo. Con el tiempo, deje que la nube que espira vaya haciéndose cada vez más clara. Al final, estará penetrado de una luz radiante y envuelto en un manto de luz que irradia claridad a su alrededor.

Afirmación: La luz purificadora me atraviesa y quema todo aquello que me oprime y duele. Deseo para mí, de todo corazón, la limpieza en mi cuerpo, el discernimiento en mi mente y la pureza en mi alma.

12. Vayu Mudra

Con las dos manos doble el índice de manera que la punta del dedo toque el tenar del pulgar y presiónela suavemente con el pulgar, mientras los otros dedos se mantienen relajados y extendidos.

En el caso de molestias crónicas, tres veces al día durante 15 minutos; de no ser así, hasta que se produzca el efecto deseado. Esta posición impide el "viento", es decir, las flatulencias y la sensación de saciedad en todo el cuerpo. La medicina ayurvédica presupone que en el organismo hay 51 tipos de viento que pueden causar un gran número de trastornos, entre otros, gota, ciática, ventosidades, reuma y temblores en las manos, el cuello y la cabeza. Por eso, si utiliza el *Vayu Mudra* dentro de las 24 horas que siguen a la manifestación de un trastorno o una enfermedad causada por el viento, obtendrá una rápida curación. En el caso de trastornos crónicos, practique también el *Pran Mudra*. Cuando la enfermedad desaparece, deje de practicar el *Vayu Mudra*.

El origen de un exceso de viento en el cuerpo puede proceder de escorificaciones internas, sobre todo en el intestino, o de tensiones internas que a su vez han sido provocadas por estados de irritación. A menudo también se altera el ritmo respiratorio normal de la persona.

Como refuerzo practique el siguiente ejercicio: póngase de cuatro patas; inspire y levante la cabeza; espire y bájela, a la vez que contrae el abdomen. Durante la pausa respiratoria, contraer y relajar varias veces el abdomen. A continuación, inspirar profundamente y levantar la cabeza de nuevo. Repetirlo varias veces.

Contra las tensiones y los estados de irritación también puede servirle de ayuda la siguiente visualización: Imagínese en medio de una tormenta, soplándole al viento todas sus tensiones o excoriaciones internas. Cuando la tempestad se calma, usted también se relaja, respirando más despacio y tranquilo. Ahora prolongue las pausas entre la inspiración y la espiración. El aire fluye con suavidad en sus pulmones; despacio y con calma, vuelve a salir. Sumérjase en esa tranquilidad beneficiosa a partir de la cual pueden generarse nuevas fuerzas.

Afirmación: Estoy tranquilo y relajado en todas partes y en todo momento.

13. Shunya Mudra

Con las dos manos doble el dedo medio hasta que roce el tenar del pulgar y presiónelo con el pulgar ligeramente hacia abajo. Los otros dedos permanecen extendidos.

Según lo necesite o como cura, tres veces al día durante 15 minutos.

Se trata de un ejercicio especialmente indicado para paliar problemas de oído y de audición. El *Shunya Mudra* puede curar con rapidez dolores de oído y, si se practica durante cierto tiempo, casi todas las afecciones de este órgano. Los problemas de oído siempre tienen algo que ver con no poder oír o también con no querer escuchar. Esto puede ser a la vez una bendición y una maldición. Ser duro de oído nos protege a veces de tener que oír ruidos desagradables o incluso molestos o la información con que se nos bombardea continuamente, pero también nos deja sordos ante las cosas bonitas. No querer oír es fruto, en muchas ocasiones, de una tozudez que puede llegar a ser fatal. Por lo tanto, preguntarnos el motivo de nuestros problemas de oído puede llevarnos, si nuestra predisposición es buena, a dar un paso más allá para enriquecer nuestra vida.

Al dedo medio se le asigna el cielo (éter). El punto donde se encuentra el acceso a dimensiones más altas, la puerta del cielo. En los mitos antiguos se dice que si se quiere ir al cielo, antes hay que purificarse a fondo. Por eso, lo más indicado quizá sea un recogimiento silencioso en uno mismo y la rectificación de viejos errores. Ya sé que a veces se hace muy difícil perdonar a alguien; pero también sé que el perdón suele abrir puertas nuevas —auténticos portones— que conducen a la luz y a una vida sin lastres a partir de ese momento. Es como si nos libráramos de viejas cargas y pudiéramos continuar nuestro camino ligero de equipaje.

Sobre un oído que duele puede ponerse una hoja de geranio.

Escuche de forma consciente música suave, conductora, relajante y deje que acudan pensamientos e imágenes; los que sean desagradables déjelos ir en seguida y deténgase en los que le agraden y eleven su estado de ánimo. Afirmación: En el sonido celestial reconozco la bondad del universo.

14. Prithivi Mudra

Con las dos manos unir con una ligera presión la punta del pulgar y el anular, mientras los demás dedos permanecen extendidos. Según lo necesite o tres veces al día durante 15 minutos.

El *Prithivi Mudra* puede remediar un déficit de energía en el *chakra* base. Que uno se sienta fuerte y vital, física o psíquicamente, depende mucho de esta energía. Esta posición de los dedos fortalece también el sentido del olfato y es buena para las uñas, la piel, el pelo y los huesos. Si se siente inseguro al andar, el *Prithivi Mudra* le devolverá el equilibrio y la confianza. Este *mudra* activa el *chakra* base donde habita nuestra fuerza primigenia. Lo podemos comparar con el "núcleo transformador" de una rosa, donde reside el potencial sobre el aspecto y el ser de la planta; desde ahí las raíces se hunden en la tierra, dan soporte a la planta y toman el alimento. Desde ahí brota la planta hacia arriba, para unirse a la luz, para florecer y dar fruto. Esta imagen puede aplicarse sin restricción alguna al ser humano. También necesita soporte y alimento para crecer y arraigar en un lugar. El sentido de su vida es alcanzar la unión con lo divino, es decir, él también se orienta hacia la luz y se abre como una flor que es fecundada, o que percibe la gracia. Por lo tanto, este *mudra* puede otorgarnos todo lo que necesitamos para llevar una vida plena y llena de sentido. En la práctica debe utilizarse cuando se sienta inseguro y necesite apoyo y confianza en sí mismo. Además, estimula la temperatura corporal, el hígado y el estómago.

Echado o sentado en una silla, ponga los pies paralelos y las plantas de los pies planas sobre el suelo. Inspiración: imagine que absorbe energía de la tierra a través de las plantas de los pies, condúzcala por las piernas, la espalda y el cuello y aún más allá, hasta el cosmos. Contenga la respiración unos segundos.

Espiración: como una lluvia de oro, como una fuerza renovadora, la energía desciende de nuevo sobre la tierra. Dar y recibir están en armonía. Ahora imagine que tiene en la pelvis una cisterna y que una lluvia de energía fluye en ella. Repetir varias veces.

Afirmación: La fuerza de la tierra me otorga un asidero firme, la capacidad de perseverar e imponerme, la confianza y la seguridad en mí mismo. La fuerza del cosmos me otorga entusiasmo, interés y alegría.

15. Varuna Mudra

Doble el meñique de la mano derecha hasta que la punta toque el tenar del pulgar y ejerza una ligera presión sobre el dedo con el pulgar izquierdo. La mano izquierda debe sujetar la derecha con suavidad, desde abajo.

Según lo necesite o tres veces al día durante 15 minutos.

El *Varuna Mudra* debería practicarse siempre que se acumula un exceso de mucosidad en el estómago o en los pulmones.

Las mucosidades pueden acumularse en los senos frontales, en los pulmones y en todo el tracto digestivo, desde el estómago hasta el intestino grueso. La mayoría de las reacciones alérgicas son, en definitiva, mucosidades originadas por determinadas sustancias irritantes. Cuando se está resfriado, también "se está hasta las narices". En nuestro caso es del todo cierto, pero desde que nos dimos cuenta, podemos hacer algo para evitarlo (reducimos nuestra cuota de trabajo y nuestras obligaciones). Las mucosidades, independientemente de la parte del cuerpo en donde aparezcan, también están en cierta manera relacionada con los nervios alterados, las tensiones e inquietudes interiores, desencadenadas por la sobrecarga, la escasez de tiempo, los enfados o los miedos.

Por lo tanto, aparte de la práctica del *Varuna Mudra*, siempre hay que proponerse un nuevo plan de vida. En la mayoría de los casos es bueno que también participen de ello las personas que nos rodean. Las tareas y obligaciones quizá deberán repartirse entre la pareja, los hijos y los padres. Las personas que a menudo tienen mucosidades son responsables en exceso y creen que todo depende de ellas o que tienen que hacerlo solas.

Contra las mucosidades va bien el nabo, que también puede tomarlo en ensalada. Comenzar imaginándose una corriente de agua tibia, que arrastra consigo todas las obligaciones, puede ser muy liberador. Dejar que todo lo que agobia "se lo lleve el río" desencadena, sin duda, una sensación maravillosa. Imagine que está de pie bajo una pequeña cascada y deje que el agua arrastre todo aquello que está pegado a usted, tanto interior como externamente. Vea cómo se desprende de usted una sopa marrón y disfrute de la nueva limpieza: libertad interior y alivio. Acto seguido piense durante un rato en sus tareas. ¿Qué cambios podría introducir en ellas? ¿De qué podría descargarse? ¿Dónde podría pedir ayuda?

Afirmación: Siempre tengo la posibilidad de librarme de algo, de buscar una solución y de cambiarlo.

16. Bhudi Mudra

Con las dos manos unir las puntas del meñique y el pulgar, mientras los demás dedos permanecen relajados y extendidos.

Según lo necesite o tres veces al día durante 15 minutos.

Los líquidos del organismo suponen más de la mitad del peso del cuerpo; en este sentido, el *Bhudi Mudra* ayuda a recuperar el equilibrio de los líquidos o a mantenerlo. Emplearlo en el caso de sequedad en la boca, ojos secos o escocidos, o trastornos en la zona de los riñones o la vejiga. Mejora el sentido del gusto.

La uva de oso (*arctostaphylos uvaursi L.*) cura las infecciones de vejiga y la vara de oro (*solidago virgaurea L.*) actúa sobre las infecciones de la pelvis renal. Las opiniones de los médicos son muy dispares en lo que se refiere a la cantidad de líquido que debe beber una persona.

Imagine un arroyo de aguas claras que avanza chapoteando con alegría, en el que usted disfruta sumergiendo las manos o los pies. Coja agua con las manos, beba el líquido sabroso y deje que lo refresque, mientras repite tres veces:

Afirmación: El gran espíritu que habita en las aguas purifica, refresca y fortalece mi cuerpo, mi mente y mi alma.

17. Apan Vayu Mudra

Con las dos manos doblar el índice; con la punta de este dedo rozar la base del pulgar, al mismo tiempo que las de los dedos medio y anular rozan la punta del pulgar. Extender el meñique.

Según lo necesite, hasta que produzca el efecto deseado, o como cura tres veces al día durante 15 minutos.

Esta posición de los dedos puede servir de primeros auxilios ante los primeros síntomas de un ataque al corazón. Regula muchas complicaciones cardíacas, y en casos de auténtica emergencia, hasta parece que es más efectiva que la tableta de nitro (el remedio más habitual en estas situaciones) bajo la lengua.

Los ataques de corazón y también los trastornos cardíacos crónicos, no caen del cielo; son un claro aviso de que hay que reflexionar y planificar un estilo de vida diferente. Este *mudra* también se puede practicar para curar y fortalecer el corazón en general.

Los enfermos cardíacos a menudo están tan atados por sus obligaciones que ya no perciben la "falta de sentido" exterior, les falta el tiempo de ocio necesario. También les cuesta soportar el descanso, siempre tienen que hacer algo, ya sea en el trabajo o en el tiempo libre, y se comprometen tanto con las cosas o con alguien que apenas les queda espacio en su vida para sus propias necesidades. Pero son precisamente los momentos de calma los que alimentan el alma.

18. Mudra de la espalda

Mano derecha: unir el pulgar, el dedo medio y el meñique, mientras el índice y el anular permanecen extendidos.

Mano izquierda: la falange del pulgar sobre la uña del índice.

Practicar cuatro veces al día durante 4 minutos, o si se tienen molestias agudas, hasta que produzca el efecto deseado.

Este *mudra* actúa sobre todo cuando alguien que está delicado de la espalda se ha forzado a realizar, por ejemplo, trabajos en el jardín o en la limpieza de la casa. Es igualmente indicado para los que sufren de tensiones dolorosas tras un esfuerzo o por haber estado demasiado tiempo sentado en una postura incorrecta. Los dolores de espalda pueden tener las más diversas causas.

Desviaciones y desgastes los muestran casi todas las personas, pero no tienen por qué causar dolor. Los dolores también puede producirlos algún órgano enfermo cuyas vías nerviosas pasen por la columna vertebral. Los esfuerzos mentales continuos, los miedos, las comidas pesadas, la falta de sueño o el escaso ejercicio, también son posibles causas de dolor de espalda.

Este *mudra* actúa mejor en una postura que descargue la espalda (ver figura siguiente). Mantenga la barbilla un poco hacia dentro, para que la nuca esté recta y extendida. Esta pequeña tensión actúa sobre la espalda. En esta postura, transcurridos 20 minutos, las vértebras se han alimentado de manera óptima, y el metabolismo vuelve a estar a pleno rendimiento. Este ejercicio hasta se puede practicar durante la pausa del mediodía en la oficina, y no sufrirá dolores en todo el día. Tenga en cuenta que sus pensamientos influyen de manera muy directa, por lo que la imagen y la afirmación son fundamentales a la hora de adoptar esta postura.

Para aliviar los dolores de espalda, aplicar un masaje con aceite de hierba de San Juan, de oliva o de amapola, que actúa caldeando y relajando. Imagine que se encuentra en un lugar donde se siente a gusto. Está solo o con otras personas que le transmiten fuerza y alegría, o bien realizando una actividad o un deporte que lo entusiasma. También puede limitarse a observar su respiración procurando que sus pensamientos no se desvíen.

Afirmación: Mi espalda es fuerte, mis espaldas anchas y me siento protegido y apoyado, por dentro y por fuera.

19. Kubera Mudra

Con las dos manos unir la punta del pulgar, del dedo medio y del índice, mientras los otros dos dedos permanecen doblados en el centro de la mano.

El *Kubera Mudra* puede practicarse en las situaciones más diversas. Y no depende tanto del tiempo como de la intensidad con que se realice. Muchas personas lo conocen como "la técnica de los tres dedos" del *Alpha-Training* y lo utilizan cuando buscan algo en concreto: un sitio para aparcar, un determinado vestido, el libro adecuado, la información necesaria, etc. Otras lo emplean cuando quieren fortalecer la planificación de su futuro. Se trata siempre de objetivos que se quieren alcanzar o de deseos que deben cumplirse. Con los tres dedos cerrados se le da a una cosa y/o a un pensamiento una fuerza adicional. Y es revelador que pase algo cuando se unen el dedo de Marte (fuerza para abrirse camino), Júpiter (grandiosidad, alegría desbordante) y Saturno (fijación en lo esencial y cruzar nuevas puertas). Practicar a diario este *mudra* con un objetivo concreto puede ser muy divertido. Además otorga paz interior, confianza y serenidad.

La práctica es sencilla: formule en su interior su deseo u objetivo con toda claridad, interrogue su corazón para saber si eso es bueno para usted y favorece su riqueza interior y exterior, o si enriquecerá su entorno. A continuación, una los tres dedos, formule tres veces su deseo y presione cada vez los dedos. ¡Listo! Si se trata de encontrar sitio para aparcar o la compra de un vestido nuevo, la preparación mental previa no es tan necesaria; pero para cosas más importantes no valen los atajos. La siguiente meditación y afirmación debería practicarse durante algunos días o semanas de 1 a 2 veces al día. Este *mudra* hace milagros.

El *Kubera Mudra* abre y limpia (elimina la mucosidad) los senos frontales, sobre todo si durante la inspiración aspira el aire como si quisiera percibir el aroma de una flor.

Imagine su objetivo, su futuro o su deseo especial a todo color. Genere una emoción como si ya fuera realidad. El pensamiento es la fuerza generadora del padre; la emoción es la fuerza que da forma, la madre. También las plantas precisan mucho tiempo para alcanzar la plena floración, y lo mismo sucede con los objetivos y deseos. Por supuesto, nosotros también debemos contribuir a hacerlos realidad.

Afirmación: Hago cuanto puedo y el resto permito que me sea regalado.

20. Kundalini Mudra

Cierre ambos puños, sin apretarlos. Ahora extienda el índice izquierdo y métalo por debajo en el puño derecho. Coloque la yema del pulgar derecho sobre la punta del índice izquierdo. Mantenga este *mudra* tan bajo como le sea posible ante el abdomen.

Según lo necesite, hasta que se produzca el efecto deseado o durante un tiempo prolongado 15 minutos tres veces al día.

La forma del *Kundalini Mudra* es clara: se trata de la fuerza sexual que debe despertarse y activarse. De la unión de lo masculino y lo femenino, de los polos opuestos. Pero ante todo, de la unión del alma individual con lo cósmico. Los cuatro dedos de la mano derecha que rodean el dedo índice simbolizan el mundo exterior y perceptible, el índice izquierdo simboliza nuestra mente y nuestra alma, y el pulgar lo divino.

Unas palabras respecto a la sexualidad que en el *Tantra Yoga* juega un importante papel como práctica espiritual. No hay que olvidar que los órganos sexuales ejercen una gran influencia sobre el estado de ánimo de las personas y que, por eso, es vital que estén sanos. También hay que saber que el deseo sexual cambia a lo largo de la vida. Aunque no se tengan deseos, si se está a gusto, todo va bien y es normal. Pero si se manifiestan estos, hay que satisfacerlos con la pareja o a solas. Esto es muy importante, ya que la secreción que se excreta tiene la función de limpiar. Las bacterias, los hongos, etc., que se instalan en la vagina son así destruidos y arrastrados fuera. Muchas personas se ponen enfermas porque no satisfacen las necesidades naturales del cuerpo o porque se estresan forzando al cuerpo a algo de lo que no siente necesidad.

Como profilaxis contra las molestias propias de la mujer es útil el pie de león (*alchemilla xantochlora*) y contra las molestias espasmódicas de la menstruación, la argentina (*potentilla anseriana L.*)

Y al igual que la sexualidad es algo maravilloso, da alegría y despierta el espíritu vital, también lo es la visión de la naturaleza en flor: la polinización se puede contemplar asimismo como un acto sexual, que transmite nueva vitalidad y entusiasmo. Pasear por un prado en flor, cerca de un arroyo burbujeante y de matorrales aromáticos, por pastos de montaña, es una exquisitez nutricional para todos los sentidos. Abandónese del todo a estas imágenes interiores, y quizá vuelva a tomarse el tiempo necesario para disfrutar de estos paseos también en el mundo exterior.

Afirmación: Amo la belleza y la belleza me ama.

21. Ksepana Mudra

Los índices planos y unidos, el resto de los dedos cruzados y las yemas de los dedos apoyados en el dorso de las manos. Los pulgares cruzados descansan en el hueco del pulgar. Entre las manos queda una pequeña cavidad. Los índices señalan, si se está sentado, al suelo, y si se está echado, en dirección a los pies. Ambas manos están muy relajadas.

Practicar el *mudra* sólo el tiempo que requiera realizar de 7 a 15 movimientos respiratorios y concentrarse en la espiración. Suspirar tres veces a fondo. Después, colocar las manos con la palma hacia arriba sobre los muslos.

El *Ksepana Mudra* estimula la excreción a través del intestino grueso, la piel (transpiración), los pulmones (espiración mejorada), y la expulsión de la energía gastada. No debe practicarse demasiado rato seguido ya que tras algunos movimientos respiratorios se inicia el flujo de nueva energía. Favorece también la relajación de tensiones de todo tipo.

A menudo, cuando estamos rodeados de mucha gente, absorbemos demasiada energía negativa, sobre todo cuando nuestro propio nivel de energía está demasiado bajo. Este *mudra* favorece la expulsión de la energía gastada o negativa y la posterior absorción de energía fresca y positiva.

A veces, una cura de sudor nos purifica, en particular si estamos incubando una gripe. Tras un baño caliente, échese en la cama y tómese de dos a tres tazas de infusión de flores de tila o de saúco.

Visualice la siguiente imagen: está sentado en una roca elevada dentro de un arroyo, o junto a él, y practica el *mudra*. Mientras echa el aire, brota el sudor de cada uno de sus poros, de manera que fluye una corriente de su cuerpo hasta el arroyo. Para terminar, lávese con el agua refrescante del arroyo. A continuación coloque las manos sobre los muslos, expóngase al sol caliente, y déjese secar para abrirse a la energía nueva que lo llena de nuevo al inspirar.

Afirmación: Todo lo gastado en el cuerpo, la mente y el alma, fluye saliendo de mí y absorbo lo que me regenera con agradecimiento.

22. Rudra Mudra

Con las dos manos unir las puntas del pulgar, el índice y el anular, mientras los demás dedos permanecen extendidos y relajados.

Según lo necesite o de tres a seis veces al día durante 5 minutos.

Si se imagina que está en el centro de una rueda, es decir, en el cubo, la rueda puede girar tanto como quiera. No le afectará. Pero si abandona el centro y se coloca en un radio o en la llanta, tendrá que emplear todas sus fuerzas para no perder pie. Esto es válido para todas las situaciones de la vida. Si no estamos centrados, estamos "fuera de nosotros mismos", y esto nos provoca estados de tensión de todo tipo. Hay quienes sienten estas tensiones en el estómago, mientras otros las notan en la nuca, en la espalda, la pelvis o en el pecho.

La fuerza que centra, de acuerdo con la Doctrina de los Cinco Elementos, se atribuye al Elemento Tierra que rige la energía del estómago, el bazo y el páncreas. El *Rudra Mudra* potencia el Elemento Tierra y sus órganos. Si desciende de forma apreciable el *Chi* (denominación china para la energía primigenia) debido a que la energía de la tierra está debilitada, la zona de la cabeza también queda desprovista. Esto tiene como consecuencia que la persona se sienta alicaída, pesada, arrastrada hacia abajo o incluso mareada. Esta debilidad puede suavizarse con este *mudra* o incluso superarse del todo.

El *Rudra Mudra* se emplea también para aliviar trastornos cardíacos, vértigos, decaimientos orgánicos y estados generales de agotamiento.

La angélica (*angelica officinalis Hoffm.*) fortalece el sistema nervioso vegetativo y el ajenjo (*artemisa absinthium L.*) es el remedio que proporciona el jardín de plantas medicinales para el estómago.

La siguiente imagen le ayudará a centrar su mente, mediante la concentración, en un punto. De esta manera aumentará su capacidad de centrarse, y fortalecerá el cuerpo, la mente y el alma.

Visualice ante sí un lienzo blanco, y dibuje en él, con carboncillo, una rueda de carro: el borde exterior, el interior, y los radios que los unen. El cubo tiene la forma de un cuadrado. En el centro ve un punto amarillo. Inspiración: deje que ese punto se acerque a usted y que cada vez se haga más grande y brillante. Espiración: el punto se va empequeñeciendo y se aleja volviendo al cubo. Con esta imagen permanecerá siempre centrado.

Afirmación: Descanso en mi centro y obtengo fuerza y alegría de él.

23. Suchi Mudra

Primero cierre los puños y colóquelos ante el pecho (posición de partida). A continuación, al inspirar, extienda el brazo derecho hacia la derecha levantando el índice. Al mismo tiempo, extienda el brazo izquierdo hacia la izquierda. Mantenga esta postura durante seis movimientos respiratorios y vuelva a la posición de partida. Haga lo mismo hacia el otro lado. Repetir seis veces en cada lado.

En el caso de estreñimiento crónico grave, practicar cuatro veces al día; si es ligero, de seis a doce veces por la mañana y al mediodía. Cuando esté de viaje o tenga un episodio agudo, practíquelo cada mañana de 5 a 10 minutos, antes de levantarse y cómodamente echado en la cama, y después realice durante unos minutos el *mudra* número 24. El *Suchi Mudra* suele actuar a la primera. Si lo hace a las 7 de la mañana, antes de las 9 ya podrá ir al lavabo sin problemas.

Para los yoguis, la defecación diaria y la limpieza del intestino siempre han sido muy importantes. El malestar, la hostilidad, la impaciencia, la ira, y querer aferrarse a todo se debe a menudo a un intestino lleno y por lo tanto estresado.

Contra el estreñimiento ayuda la frángula (*rhamnus frangula*).

Visualícese como una persona generosa, que disfruta regalando sin condiciones, que reparte una porción adecuada de su dinero con sabiduría y generosidad; capaz de perdonarse a sí misma y también a quienes le rodean; que se echa a la espalda los viejos prejuicios y otras manías y se atreve a tener nuevas experiencias, que emprende el día como una persona nueva con un brío renovado. Deje que esta imagen interior se vaya haciendo realidad poco a poco, en su mundo exterior.

Afirmación: Estoy dispuesto en todo momento a abandonar y a desprenderme de todo lo gastado que hay en mi cuerpo, mi mente y mi alma.

24. Mushti Mudra

Con las dos manos doblar los dedos hacia dentro y colocar el pulgar sobre el anular.

Según lo necesite o tres veces al día durante 15 minutos.

El *Mushti Mudra* activa la energía del hígado y del estómago, estimula la digestión y es de ayuda contra el estreñimiento.

Cuando le enseñamos el puño a alguien, el otro entiende este gesto y reacciona con espanto, huyendo o atacando. Sin embargo, no es esta la manera de solucionar los problemas. Por eso, y por desgracia, las agresiones están desprestigiadas y muchas personas las reprimen hasta tal punto que ya no las perciben. Seguro que no es bueno dar rienda suelta de forma espontánea a cualquier sentimiento agresivo, pero tampoco reprimirlo. Podemos reducir mucho su intensidad conociendo su causa. Existe "la ira ciega" y "la ira santa", entre ambas hay un mundo. La causa de muchos trastornos físicos como, por ejemplo, la debilidad del hígado, los trastornos cardíacos, etc., son agresiones reprimidas o incontroladas. La mayoría de las agresiones tienen en común el "no saber decir no", no saber poner límites, dejarse acorralar, etc. El mal básico es el miedo. Cuando surgen las agresiones, procure darles expresión en un tiempo prudencial: cierre los puños con fuerza y dé puñetazos a un cojín, corra, golpee el suelo con los pies, baile o póngase a limpiar algo. Después averigüe la causa y desarrolle una estrategia para poder superar el desencadenante de las agresiones. Con una simple conversación se pueden aclarar muchas cosas.

La planta medicinal contra el estrés, como se ha demostrado científicamente, es la raíz de taiga (*eleutherococcus senticosus Maximowicz*).

Imagínese escenas en las que usted actúa con excesivo temor o agresividad. Ahora repítalas tal y como le gustaría que se desarrollaran. Practique, por ejemplo, decir no o cómo le gustaría presentarse ante sus superiores, su pareja o sus padres. Pero decir no por sí solo, no le aportará gran cosa, así que elabore mentalmente propuestas sensatas de solución. Tanto si planea un fin de semana o una reestructuración de su trabajo, entrene su imaginación y despierte su fantasía; y pronto su vida se enriquecerá y tendrá más color. Afirmación: Estoy tranquilo y relajado en toda situación.

25. Matangi Mudra

Este *mudra* fortalece el impulso respiratorio en el plexo solar y equilibra las energías en esta zona. Estimula el Elemento Madera, al que se atribuye un comienzo nuevo, y el Elemento Tierra, que da profundidad a la vida. Del *Matangi Mudra* se benefician el corazón, el estómago, el hígado, el duodeno, la vesícula biliar, el bazo, el páncreas y los ríñones. Practicándolo, el corazón alterado se tranquiliza de forma notable y desaparecen las tensiones internas (p. ej. espasmos o sensación de saciedad) relacionadas con la digestión. Este *mudra* también relaja los dolores difusos y las tensiones maxilares.

La lavanda (*lavandula angustifolia Miller*) y la verbena (*verbena officinalis*) son plantas medicinales de la serenidad y la armonía. El verde y el amarillo son los colores de la zona del plexo solar. El amarillo alegra el ánimo y estimula la mente. El verde es el color de la armonía. Todo el mundo necesita un lugar al que poder, retirarse. Podemos crearlo en nuestro interior. Si llegamos a él sin medio de transporte, no sobrecargamos el medio ambiente y ahorramos tiempo.

Cruce las manos ante el plexo solar (zona del estómago), levante ambos dedos medios y apóyelos el uno en el otro. Dirija la atención sobre la respiración en el plexo solar o zona del estómago. Según lo necesite o tres veces al día durante 4 minutos.

Imagínese un desierto amarillo en el que usted crea un maravilloso oasis verde, un lugar de armonía y satisfacción. Es su lugar personal de refugio y usted le da forma según sus preferencias y necesidades. Aquí se encuentra de nuevo consigo mismo. Se serena, se tranquiliza y su alma halla la paz.

Afirmación: La serenidad, la calma y la paz me llenan por completo.

26. Mahasirs Mudra

Con las dos manos unir el pulgar, el índice y el dedo medio, colocar el anular en el pliegue del pulgar y mantener extendido el meñique.

Según lo necesite o tres veces al día durante 6 minutos.

Los dolores de cabeza pueden tener las causas más diversas y es difícil conseguir que desaparezcan de inmediato y para siempre con un solo *mudra*. A menudo los originan cambios de tiempo o bien tensiones en los ojos, la nuca, la espalda o la pelvis; también problemas con los senos nasales o la digestión. Todo esto puede conducir a un exceso de energía gastada en la zona de la cabeza y producir tensiones que causan los dolores. Para relajar las tensiones en la cabeza, lo más importante es no pensar en ellas en absoluto y dirigir la conciencia hacia otra parte del cuerpo (al abdomen, los pies o las manos). El *Mahasirs Mudra* equilibra la energía, actúa relajando tensiones y eliminando las mucosidades de los senos frontales.

Si dispone de un poco de tiempo para echarse, pruebe también los remedios adicionales contra el dolor de cabeza: sumerja una toalla en agua con vinagre y envuélvase con ella los pies, de manera que tanto las plantas de los pies como el dorso y los dedos queden bien tapados. Ahora masajee primero la nuca de arriba abajo presionando con fuerza en el centro con el índice y el dedo medio, luego las dos sienes, y por último disponga los dedos en la postura del *Mahasirs Mudra*.

Complemente todo esto con una infusión de corteza de sauce (*salix alba*), filipéndula (*filipendula ulmaria*) o cornezuelo de centeno (*chrysanthenum parthenium*). Para detener una incipiente migraña, puede administrarse una lavativa.

Imagínese que mientras espira descienden oleadas de energía desde su cabeza, pasando por la nuca, la espalda, los brazos y las piernas, fluyendo hacia abajo y saliendo por las manos y los pies. Después siéntase con la cabeza clara, despejada, fresca y ligera. Pásese los dedos abiertos por la cara y disfrute un rato del bienestar.

Afirmación: Tengo la cabeza clara, despejada, fresca y ligera.

27. Hakini Mudra

Apoyar unas sobre otras todas las puntas de los dedos. El *Hakini Mudra* se puede practicar siempre. Si quiere acordarse de algo o recuperar el hilo de un asunto, una las puntas de los dedos, levante los ojos, coloque la punta de la lengua cuando inspire en el paladar y déjela caer de nuevo cuando espire; realice un par de movimientos respiratorios, e inmediatamente recordará lo que desea. Este *mudra* también le será de utilidad si tiene que concentrarse en algo durante bastante tiempo, necesita tener buenas ideas y quiere retener lo que lee. Por lo demás, mientras realice un trabajo mental no cruce los pies y siéntese con la mirada dirigida al oeste. Este *mudra* puede hacer auténticos milagros y debería tenerlo siempre presente para practicarlo en un momento de necesidad.

Esta posición de los dedos ha sido profundamente estudiada por los científicos, y se ha comprobado que estimula el trabajo conjunto de los dos hemisferios del cerebro, el derecho y el izquierdo. Abre el acceso al hemisferio derecho del cerebro donde se encuentra almacenada también la memoria. Su práctica mejora la respiración, profundizándola, y beneficiando así al cerebro. Para recargar de nueva energía el cerebro, practique también el *Maha Bandha* o emplee esencias aromáticas: limón, romero, albahaca, hisopo.

El *Hakini Mudra* regenera la energía de los pulmones, y desplazando los dedos de manera que el índice derecho se apoye en el pulgar izquierdo, el dedo medio derecho en el índice izquierdo, etc., se activa la energía del intestino grueso.

Para los pulmones crece la pulmonaria (*pulmonaria officinalis L.*). Podrá estimular su concentración y acumular nuevas fuerzas mentales ligando su mirada y sus pensamientos durante un espacio prolongado de tiempo a un objeto o a una actividad reparadora. El ejercicio siguiente también va en esa dirección: Coloque un objeto ante sí, a un metro de distancia, por ejemplo una vela encendida, una fruta o una piedra. Mire el objeto sin parpadear tanto tiempo como pueda. Ahora cierre los ojos e intente visualizarlo. Abandone de inmediato cada pensamiento que venga a su mente y que no esté relacionado con el objeto en cuestión. Mantenga la concentración durante tanto tiempo como pueda.

Afirmación: La concentración es mi fuerza.

28. Tse Mudra

Coloque ambas manos sobre los muslos. Doble el pulgar hasta tocar la raíz del meñique y cierre despacio los cuatro dedos restantes sobre el pulgar, mientras lentamente toma aire por la nariz. Contenga la respiración y forme siete veces en su mente el tono "*Om*", percibiendo la vibración en el oído derecho. Exhale el aire despacio, contrayendo con fuerza el abdomen. Abra de nuevo las manos e imagínese que las preocupaciones, los miedos y la desdicha abandonan de nuevo su cuerpo.

Repetir este ejercicio de 7 a 49 veces, o como mínimo 7 veces, como dicen los monjes taoístas. Kim Tawn, gran conocedor de la medicina china, ha escrito al respecto: "La tradición dice que este *mudra* aleja la tristeza, reduce el temor, cambia la mala suerte y la desgracia, y vence la depresión. Es famoso por aumentar el magnetismo personal y las capacidades intuitivas y mentales".

Es claro que muchas depresiones se deben a la debilitación del Elemento Agua o bien de los riñones y la vejiga. Este elemento puede regenerarse, o recargarse como una batería, realizando ejercicios respiratorios específicos, como el descrito más arriba.

Cuando sufrimos una depresión, las personas que nos rodean y que nos quieren suelen aconsejarnos salir a pasear al aire libre, practicar gimnasia, Yoga, etc., pero a menudo carecemos de las fuerzas necesarias para hacerlo. Pero como respirar es algo imprescindible, lo que podemos hacer como mínimo es intensificar la respiración, aunque nos encontremos sumidos en la depresión más profunda, y practicar el *Tse Mudra*. Después estírese y desperécese con energía. ¡Esto hace milagros!

Otro remedio milagroso contra las depresiones es beber agua, vulgar y corriente, mucha agua y ducharse mucho. La hierba de San Juan (*hypericum perforatum L.*) y la borraja (*borago officinalis*) son las plantas medicinales contra la depresión.

Imagínese sentado junto al mar, sus pies son acariciados con suavidad por las olas. Respira hondo, toma el estimulante aire de mar, conteniendo la respiración durante unos segundos y expulsando el aire despacio. Ahora sienta una ligera lluvia y perciba cómo la tibia humedad que lo moja enjuaga su tristeza y sus preocupaciones. Después vuélvase de cara al sol y deje penetrar la luz y el calor por los poros de su piel. Déjese consolar y obsequiar con una nueva confianza y alegría.

Afirmación: Me dejo llenar de luz, ligereza y alegría divina.

29. Vajra Mudra

Con las dos manos presione con el pulgar el borde de la uña del dedo medio, colocando el anular al otro lado de la uña del dedo medio, y el dedo meñique al lado de la uña del anular. Según lo necesite o tres veces al día durante 5 minutos.

También le será de gran ayuda masajearse la raíz de la nariz, el centro de la frente, la zona trasera de la cabeza y la nuca con el dedo medio.

La presión sanguínea demasiado baja o debilidad en el Elemento Tierra, al que se asigna la energía del estómago, del bazo y del páncreas, o un corazón cansado pueden debilitar el sistema circulatorio. La falta de brío, el abatimiento y los vértigos serán las consecuencias de todo esto.

Con el *Vajra Mudra* se impulsa el sistema circulatorio. Los movimientos hacia atrás y hacia los lados que se practican en el Yoga activan las correspondientes energías. También da nuevo brío caminar con paso firme y decidido o escuchar música alegre y estimulante (por ejemplo, la Sonata para Piano de Ludwig van Beethoven y las sinfonías 1, 2, 5 o

7; el Concierto para Piano en Fa Mayor de George Gershwin; jazz o rock, las marchas, la música *techno*, etc.). Otra cosa bastante efectiva es echarse agua caliente o fría en las muñecas.

Atención: la apatía tiene a veces su origen en un agotamiento físico o anímico-mental. En estos casos, lo indicado es el descanso, sin la intervención de ningún estimulante.

Los grandes animadores de la naturaleza son el árnica (*arnica montana*) y el romero (*rosmarinus officinalis*).

Imagine en su pelvis una esfera ardiendo. Con cada inspiración la esfera de fuego le sube por la columna vertebral, hasta el corazón, y por la garganta, hasta el cráneo. La esfera le calienta el cuerpo y la vitalidad, le caldea el corazón y le ilumina la mente.

Afirmación: Estoy dispuesto a disfrutar de este día con el corazón alegre.

30. Bhramara Mudra

Con las dos manos coloque el índice en el hueco del pulgar y la punta del pulgar junto a la uña del dedo medio. El anular y el meñique permanecen extendidos.

Practicar cuatro veces al día durante 7 minutos. Si dispone de más tiempo practíquelo hasta ocho veces al día durante unos 20 minutos.

El nombre de este *mudra* procede de una danza india y representa a la abeja. En la actualidad utilizamos productos de las abejas contra las alergias, y este *mudra* produce el mismo efecto. ¡Interesante! La causa de las alergias es un sistema inmunológico debilitado o una flora intestinal empobrecida. Sepa que los antibióticos y muchos otros medicamentos perjudican la flora intestinal. Las consecuencias son mucosidades en los senos frontales, bronquios y tracto intestinal, además de la aparición de una gran diversidad de sarpullidos. El cambio de tiempo, el polen y los pelos de animales son sólo los desencadenantes, pero no la causa. Y en mi caso, el asma y las alergias se alternaban con regularidad. En la actualidad no tengo la menor molestia porque he cambiado mi alimentación y he modificado mis hábitos de conducta. Las personas alérgicas no deberían comer, o tomar muy poca, carne, tomates, pimientos picantes, kiwis o fresas, ni beber leche.

Practicar el Yoga con regularidad, correr y pasear contribuye a fortalecer el sistema inmunológico. Eliminar el estrés y descansar lo suficiente, también es importante. Sanear la flora intestinal se puede hacer con tierra medicinal como una forma de cura. También es muy efectiva una lavativa, y aunque le parezca lo contrario no es nada complicado: cuelgue el depósito de agua en la parte superior de la bañera, llénelo con infusión de salvia o manzanilla, póngase a gatas dentro de la bañera e introduzca el extremo del tubo en el ano para llenar el intestino con la infusión. El resto se hace solo. Repetir tres veces y descansar después un rato. Lo mejor es aplicar una lavativa cada dos días durante una semana. El efecto dura algunos meses.

Las personas alérgicas suelen tener obsesión por la limpieza o le tienen pánico a las enfermedades contagiosas. Adquiera conciencia de sus miedos y trabájelos enfrentándose en su mente a aquello que desencadena su miedo.

¿Qué le da miedo? Visualice el objeto al que es alérgico y vea que se mantiene sano al tocarlo. De entrada sentirá un natural rechazo interior ante esta imagen, pero repítala hasta que su reacción sea neutra.

Afirmación: Yo… (Nombre) me adhiero al amor y a la serenidad.

31. Uttarabodhi Mudra

Ambas manos cruzadas ante el plexo solar, es decir, a la altura del estómago; los índices y los pulgares unidos. Los índices señalan al techo y los pulgares hacia el suelo o el estómago. Si está echado, apoye las puntas de los pulgares en el extremo inferior del esternón.

El *Uttarabodhi Mudra* se puede practicar en todas partes, en cualquier momento y durante el tiempo que se quiera.

Practique este *mudra* cuando se sienta abatido física y mentalmente, quiera relajarse o necesite una idea detonante, una chispa de ingenio.

El *Uttarabodhi Mudra* fortalece el Elemento Metal, al que se asigna la energía de los pulmones y del intestino grueso. Refuerza la fase de inspiración en la respiración y actúa reanimando al favorecer un ensanchamiento en la zona del corazón y la zona superior de los pulmones. El Elemento Metal guarda una relación directa con el sistema nervioso y con todo conductor de impulsos eléctricos o energéticos. Se trata de conductores internos, pero también externos que conectan al ser humano con el entorno y con las fuerzas cósmicas. El Elemento Metal conduce la fuerza universal, también denominada *Chi* o *Prana*, de fuera a dentro, de ahí que sea el responsable de la reposición interna de reserva energética. Por eso, a mí me gusta comparar este *mudra* con un pararrayos, y suelo practicarlo antes de dar una conferencia o una clase, o de ponerme a escribir, ya que por un lado, quiero ponerme en contacto con las fuerzas divinas, que deben ser la esencia de mi trabajo, y por otro, establecer un vínculo con las oyentes o los lectores. Compruebe los efectos de este *mudra*, ¡se sorprenderá!

El espino amarillo (*hippophae rhamnoides L.*), que se recoge sobre todo durante los oscuros meses de invierno, reanima física, mental y anímicamente.

Imagine una escalera que, desde la pelvis, sube hasta el corazón, la cabeza y más allá de ésta, perdiéndose en el infinito. Lo que ahora desee -soluciones, respuestas, fuerza terapéutica, discernimiento, etc.- llega hasta usted desde el cosmos en forma de luz por esa escalera.

Quizá quiera pedir algo para otra persona, en ese caso dirija la luz de su corazón hacia esa persona.

Afirmación: Mi asociación con las fuerzas del cosmos ilumina mi vida con una nueva luz.

32. Mudra de desintoxicación

Con las dos manos colocar el pulgar en la pared interior de la tercera falange del dedo anular.

Por lo menos una vez al año, habría que llevar a cabo una cura depuradora del organismo, sin que importe demasiado que se haga en un magnífico balneario o en casa. Pero lo que sí es fundamental es que durante el tiempo que se realice, usted se cuide mucho, y se permita descansar todo lo necesario, sin olvidar incluir el suficiente ejercicio (pasear, Yoga, ejercicios respiratorios). Lo más eficaz y suave es una dieta de arroz o patatas. Durante tres o cuatro días, por la mañana, tome una infusión de ortigas (*urtica dioica L.*) y coma pan que sea fácil de digerir; a mediodía y por la noche un plato de arroz o patatas con hojas de alguna verdura al vapor. Entre horas, beba agua o tome infusiones. Cada dos días debería administrarse una lavativa y de vez en cuando, reforzar la depuración con una cataplasma. La cataplasma de patata, por ejemplo, es fácil de preparar y extrae literalmente las toxinas del organismo. Aplíquesela como complemento de la cura de desintoxicación general sobre el hígado o los pulmones o también en las partes del cuerpo que le duelan. Cocer las patatas con piel y aplastarlas con un tenedor para formar una pasta. Envolverla en un paño de algodón y colocarla en el lugar elegido; cubrir la cataplasma y esa parte del cuerpo con un paño caliente. Dejar actuar durante unos 30 minutos.

Los días que dure la cura de depuración, conviene echarse y descansar de vez en cuando; es el momento ideal para practicar este *mudra* que ayuda a reforzar el proceso de desintoxicación.

Aproveche estos días para reflexionar acerca de lo que está dispuesto a dejar de lado, aparte de las toxinas y deshechos de su organismo: malos recuerdos, viejos rencores, hábitos, rasgos del carácter, miedos, etc. De esta manera, dejará espacio para lo nuevo. ¿Qué será?

La siguiente visualización debería practicarse varias veces al día y con mucho entusiasmo:

Visualice una película en la que aparezca todo lo que desea abandonar. Tómese el tiempo que haga falta. Después visualice todo lo nuevo, lo que desea. Imagínelo con toda viveza y en detalle, y genere las emociones (alivio, orgullo, alegría, etc.) que experimentará cuando haya alcanzado el objetivo, cuando se haya cumplido su deseo.

Afirmación: Pongo mi deseo, mi objetivo, bajo la protección divina y todo está bien.

33. Shakti Mudra

Junte los dos anulares y los dos meñiques y doble los otros dedos con suavidad sobre los pulgares, también doblados, bajo la palma de la mano. Sienta la respiración en el abdomen y prolongue ligeramente la espiración.

Según lo necesite o tres veces al día durante 12 minutos.

El *Shakti Mudra* fortalece el impulso respiratorio en la zona inferior del pecho; la respiración se percibe, multiplicada, en el abdomen. Tiene un efecto relajante y favorece el sueño por la noche. Si se practica con demasiada frecuencia o durante mucho tiempo seguido, puede producir letargia. En ocasiones distiende agradablemente la pelvis y actúa contra las contracciones espasmódicas del intestino o las molestias de la menstruación.

Las personas que tienen dificultades para coger el sueño suelen pedirme consejo, y uno de los que les doy siempre es efectivo:

• Practique una versión ligeramente modificada de este *mudra* antes de dormirse. La mayoría de las personas duermen de lado. Si este es su caso, coloque la almohada entre las manos, el meñique y el anular están pegados y los otros dedos por encima y por debajo de la almohada.

• Doble una mano hacia atrás y hágala girar despacio hacia la derecha y hacia la izquierda seis veces; después haga lo mismo con la otra mano; luego con un pie y después con el otro.

• Frótese con un paño mojado la cara exterior e interior de las piernas y, sin secarlas, métase en la cama.

Tomar valeriana (*valeriana officinalis L.*) y lúpulo (*humulus lupulus L.*).

También tienen un efecto relajante las combinaciones de verdes y las formas suaves y cambiantes. Visualice imágenes verdes (un paisaje, hojas, un pañuelo de seda, etc.) y deje que la espiración se haga cada vez más lenta.

Afirmación: La calma, la armonía y una profunda paz llenan todo mi ser.

34. Maha Sakral Mudra

Unir las yemas de los anulares una con otra y las de los meñiques con las de los pulgares. Durante diez movimientos respiratorios mantener esta posición y después cambiar.

A continuación, unir las yemas de los meñiques una con otra y las de los anulares con las de los pulgares. Mantener también esta posición durante diez movimientos respiratorios.

Según lo necesite o tres veces al día durante 7 minutos.

Este maravilloso *mudra* es de gran ayuda en el caso de molestias abdominales, sobre todo para los dolores de la menstruación, cuando se da una actividad intestinal débil, se producen espasmos intestinales o se sufren trastornos de la vejiga o de la próstata. Proporciona alivio relajando y equilibrando las energías.

Mientras practica este *mudra* realice también entre diez y treinta veces el *Maha Bandha*. Repetir cada día varias veces. Este ejercicio se puede practicar, por supuesto, sentado en el inodoro.

A partir de los cincuenta años, muchas personas se ven afectadas por trastornos como la debilidad de vejiga, hemorroides, atonía o tensiones en la zona del ano y la vesícula. Con entrenamiento, el músculo pubococcígeo puede mejorar.

Como medida adicional contra la relajación de los esfínteres vesicular y anal, utilice el *Viparita Karani Mudra*. También es bueno para la vejiga y la próstata masticar semillas de calabaza y las infusiones de peral (*pyrus communis*) o de hojas de uva de oso (*arctostaphylos uva ursi*).

Los problemas de defecación suelen ir ligados a dificultades mentales y emocionales con temas referidos a tenerse que desprender de algo en general o con el miedo a tener que llevar a cabo algo hasta el final. Con la siguiente imagen creará modelos nuevos a este respecto.

¿Acaso el mundo no resulta siempre más agradable al otro lado de un largo túnel? A menudo, a lo largo de nuestra vida, tenemos que atravesar túneles, pasar por algo de manera inevitable. La imagen del túnel que hay que cruzar, puede ayudarnos a seguir avanzando, a seguir actuando y esperando. Todo túnel acaba conduciéndonos a la luz, pero hay que tener el valor y la fuerza necesaria para llegar hasta el final.

Afirmación: No importa lo oscuro que sea a veces mi camino, me conduce a la luz.

35. Makara Mudra

Una mano descansa en la otra; el pulgar de la mano situada debajo, se coloca entre el anular y el meñique y reposa en el centro de la palma de la mano situada encima. Unir el pulgar y la punta del anular de esta mano.

Practicar de tres a cuatro veces al día durante un máximo de 10 minutos.

El cocodrilo puede poner en marcha en un espacio muy breve de tiempo una enorme fuerza acumulada durante sus larguísimos periodos de descanso. También el ser humano tiene una reserva de fuerzas que se repone en los periodos de descanso. Este *mudra* activa la energía de los riñones, relacionada con dicha reserva. En la mayoría de los casos, sentirse abatido, deprimido e insatisfecho, o tener ojeras, no es más que un síntoma de que se han reducido las reservas de energía. Además de los paseos al aire libre y los masajes en las orejas, son de gran ayuda los ejercicios respiratorios del Yoga. En mi caso, lo que me ha dado mejores resultados ha sido la técnica de respiración completa Yogui, que puede practicarse de pie, andando, sentado o echado: respire hondo, hinche el abdomen y el pecho y levante los hombros, contenga la respiración durante unos segundos y espire despacio. Al final de la espiración practique una ligera contracción del abdomen para poder expulsar más aire. Tenga en cuenta que las pausas después de la inspiración y de la espiración deben prolongarse durante unos segundos.

Este *mudra*, aparte de tener efectos muy relajantes, ayuda a centrarse y otorga una gran sensación de seguridad y confianza.

El abedul (*betula verrucosa*) que absorbe a diario hasta 70 litros de agua de la tierra y la evapora por las hojas, es muy útil cuando el funcionamiento de los riñones está debilitado; la hiedra terrestre (*glechoma hederacea L.*) alivia las molestias de una vejiga irritada.

El color azul tiene una influencia positiva en el Elemento Agua.

Visualice un prado con muchas flores azules. Detrás se ve un mar azul sobre el que se extiende el cielo también azul.

Afirmación: En todo momento y en todas partes, la energía divina, cósmica, está a mi completa disposición y yo hago sabio uso de ella.

36. Mukula Mudra

Con las dos manos apoye los cuatro dedos en el pulgar y aplique las puntas de los dedos a la parte del cuerpo que más energía precise. Según lo necesite o cinco veces al día durante 5 minutos.

Este *mudra* para relajar y dar fuerzas se aplica al órgano o la parte del cuerpo que duele, está debilitado o tenso. Es como si se aplicara un rayo láser de energía regeneradora a la parte del cuerpo afectada o al órgano deseado. Se utiliza el *Mukula Mudra* con mucho éxito cuando hay que recargar de energía eléctrica un órgano. Ha podido demostrar que todas las enfermedades, y también muchos dolores indefinidos, se deben a que el campo eléctrico correspondiente es demasiado débil. Los dedos se aplican a los distintos órganos de la manera siguiente:

Pulmones: los dedos se aplican a derecha e izquierda, unos 5 cm por debajo del esternón.

Estómago: los dedos de ambas manos se aplican justo debajo del esternón.

Hígado y vesícula biliar: aplicar la mano izquierda al extremo inferior del esternón, mientras con la mano derecha se recorre 21 veces el extremo de las costillas del lado derecho, como si se quisiera encender una cerilla.

Bazo y páncreas: aplicar la mano derecha al extremo inferior del esternón, mientras con la mano izquierda se recorre 21 veces el extremo de las costillas del lado izquierdo, como si se quisiera encender una cerilla.

Riñones: aplicar los dedos de ambas manos en la espalda, a unos 5 cm por encima de la cintura.

Vejiga: aplicar los dedos de ambas manos a derecha e izquierda junto al perineo.

Intestinos: aplicar los dedos de una mano sobre el ombligo y trazar un círculo, cada vez mayor, e derecha a izquierda (como una espiral).

Al mismo tiempo, practique la respiración completa Yogui y después de la espiración, durante una pausa prolongada, pronuncie la afirmación que encontrará más abajo.

Los siguientes colores producen un efecto adicional:

Para el tratamiento de los pulmones visualice el color blanco; para el hígado y la vesícula biliar el verde; para el estómago, el bazo y el páncreas, el amarillo; para el corazón o el intestino delgado, el rojo, y para los riñones y la vejiga, el color azul.

Afirmación: Fuera suciedad, adentro la fuerza.

37. Mudra de las articulaciones

Mano derecha: unir el pulgar y el anular.

Mano izquierda: unir el pulgar y el dedo medio.

Según lo necesite o cuatro veces al día durante 15 minutos. Si está enfermo practíquelo seis veces al día durante 30 minutos.

Este *mudra* equilibra la energía en las articulaciones. Hemos tenido muy buenas experiencias con él después de haber dado un largo paseo o recorrido la montaña y volver con dolor en las rodillas o de haber trabajado muchas horas sentados ante el ordenador y haber acabado teniendo molestias en los codos.

Todas las personas mayores de mi familia sufren de artrosis, grave en algunos casos, dice Esther de México D.F. Yo también padecí durante veinte años dolores en la articulación de la rodilla y de la cadera. Sin embargo, en la actualidad, gracias al Yoga, no tengo la menor molestia. También me han sido de gran ayuda las cataplasmas de todo tipo. Por lo tanto, no se deje convencer de que lo suyo es una enfermedad crónica y de que debe acostumbrarse a convivir con el dolor el resto de su vida. ¡Haga algo por evitarlo! La curación puede durar meses, pero con constancia el éxito está asegurado.

Un ejercicio maravilloso para todas las articulaciones es el del osito. Lo más importante es que trace los círculos muy relajado y despacio. Los movimientos se llevan a cabo acompañados de una respiración lenta.

a. Échese de espaldas, baje un poco la barbilla y rodéese las rodillas con los brazos. Después ponga los brazos y las piernas perpendiculares al cuerpo.

- Sacuda con suavidad los dos pies y las dos manos.

- Trace círculos con las articulaciones de los pies y de las manos.

- Trace amplios círculos con los brazos y las piernas como si quisiera dibujar un enorme ocho en el techo.

- Doble y encoja los brazos y las piernas.

La planta medicinal para las articulaciones, tanto de animales como de personas, ha sido desde siempre la consuelda mayor (*symphytum officinale L.*).

Visualice imágenes en las que pueda disfrutar de una completa movilidad; está moviendo con facilidad y libertad las piernas y los brazos, los pies y las manos, el cuello y la nuca. Véase como una bailarina, un deportista o un artista de circo y sienta cómo fluye su energía y se le levanta el ánimo.

Afirmación: Disfruto mi movilidad que eleva mi alma y estimula mi mente.

38. Kalesvara Mudra

Las yemas de los dedos medios, las dos primeras falanges de los índices y los pulgares se tocan. Los otros dedos están doblados hacia dentro. Los pulgares señalan hacia el pecho y los codos están levantados hacia fuera.

Inspirar y espirar despacio diez veces. Después observar la respiración alargando las pausas tras cada inspiración y cada espiración.

El *Kalesvara Mudra* tranquiliza la avalancha de pensamientos o las emociones alteradas. Cuanto más se tranquiliza la persona, mayores se hacen los intervalos entre los pensamientos. Al mismo tiempo, aumenta la capacidad de discernimiento para poder realizar nuevas observaciones sobre uno mismo, buscando y encontrando soluciones.

Cuando se produce una hiperactividad del "aparato pensante" o por ejemplo se da vueltas a determinados pensamientos sin poder detenerlos, la flor de Bach número 36, el castaño de Indias, produce auténticos milagros.

Este *mudra* también se emplea para cambiar rasgos del carácter, estimular la memoria y la concentración o suprimir comportamientos adictivos. Para ello debe practicarse a diario, como mínimo de 10 a 20 minutos.

A lo largo de nuestra vida, vamos puliendo los rasgos de nuestro carácter del mismo modo que el escultor hace una estatua a partir de un bloque de piedra informe. Pero esto en ningún momento debe convertirse en una batalla contra uno mismo, sino una guía amorosa y comprensiva hacia la dirección correcta. Por desagradables y molestos que puedan ser los rasgos negativos de nuestro carácter, nuestros malos hábitos o adicciones, una vez superados, nos hacen avanzar.

- Pregúntese primero qué le aporta esta característica o hábito.

- Pida a la Conciencia Cósmica su ayuda y complicidad en este proyecto.

• Describa la nueva cualidad o hábito con tanto detalle como le sea posible.

Ahora imagínese escenas en las que actúa y reacciona de otra manera a la habitual.

Afirmación: Disfruto siendo (así o así).

39. Shivalinga

La mano derecha, con el pulgar extendido hacia arriba, descansa sobre la palma de la mano izquierda que adopta la forma de un cuenco. Los dedos de la mano izquierda están juntos. Las manos están situadas a la altura del abdomen y los codos se abren hacia los lados y hacia delante.

Según lo necesite, tantas veces como quiera o dos veces al día durante 4 minutos.

La mano derecha en este *mudra* simboliza la fuerza masculina, el falo de *Shiva*, que en la mitología india encarna el aspecto destructor de la más alta divinidad. De la misma manera que el falo simboliza un inicio, *Shiva* representa la divinidad que facilita este nuevo comienzo en la medida que destruye algo, con el fin de crear las condiciones necesarias para la renovación. Si las flores no se marchitaran, no habría tampoco frutos, o si en nuestro organismo no se destruyeran las células gastadas, se producirían excrecencias, etc. Se trata de un círculo eterno que debe funcionar de forma impecable también en nosotros, tanto en el ámbito físico como en el anímico-mental. Una fuerza interior, que todos tenemos en reserva, lo mantiene en funcionamiento, y esta fuerza está asignada al Elemento Agua. Este acumulador se alimenta de la respiración. Por eso es tan importante la calidad óptima de la respiración. El Elemento Agua actúa sobre el borde exterior de la mano y en el centro de la mano, mientras que el pulgar actúa como un conductor de la energía que se asimila a través de los pulmones.

Este *mudra* se emplea contra el cansancio, la insatisfacción, el abatimiento, las depresiones o para aliviar el agotamiento tras haber tenido que soportar una prolongada tensión o sobrecarga. También se puede practicar en los tiempos de espera, mientras aguardamos los resultados de una exploración médica, por ejemplo. Este *mudra* ayuda a que prosperen los procesos de curación, sin que importe el estado ni el tipo de enfermedad. Y por lo que se refiere a las curaciones, hace muchos más milagros de los que se conocen. No lo olvide cuando tenga necesidad de curarse. Imagine que su mano izquierda es un almirez y la derecha un pisón. Durante los primeros movimientos respiratorios deje caer en su mano izquierda en forma de grava oscura todo aquello que le pone enfermo; con el borde de la mano derecha convierta lo que haya quedado en arena fina que poder soplar de su mano. Después permanezca sentado y deje que la energía terapéutica fluya por la punta del pulgar derecho en el cuenco que forma su mano, es decir, en su almacén de fuerzas. Mientras, pronuncie varias veces y con fervor la siguiente afirmación:

Afirmación: La luz sanadora atraviesa cada célula de mi cuerpo, desprende lo que tiene que ser desprendido y regenera lo que tiene que ser regenerado. ¡Gracias!

40. Mudra dinámico

Como su nombre indica, en este *mudra* los dedos no están quietos sino en movimiento.

Con las dos manos: durante cada espiración se une la punta de un dedo a la punta del pulgar, y durante la inspiración se extienden todos los dedos. Mientras se practica este *mudra* se pronuncia una sílaba mantra.

Con *"Saaa"* presionar el pulgar con el índice. Con *"Taaa"* presionar el pulgar con el dedo medio.

Con *"Naaa"* presionar el pulgar con el anular.

Con *"Maaa"* presionar el pulgar con el meñique.

En la segunda ronda, la presión no se ejerce con la punta del pulgar sino con la uña.

En la tercera ronda se presiona con el pulgar todo el dedo. La punta del dedo presiona sobre la palma de la mano.

Este *mudra* se puede practicar a diario de 5 a 30 minutos.

De pequeños ya practicábamos juegos de dedos en los que cada dedo, siguiendo una cancioncilla, se presionaba, doblaba o extendía. En la actualidad, los terapeutas pedagogos utilizan estos ejercicios de manos para corregir problemas de expresión o de aprendizaje. Se trata de un *mudra* maravilloso para la actividad cerebral y también para la relajación de los nervios. Asimismo, estimula la concentración y genera paz interior. Hay que procurar que la respiración se mantenga lenta, fluida, regular y suave.

41. Chin Mudra

Con las dos manos: las puntas de los pulgares tocan las puntas de los índices, mientras los otros dedos permanecen extendidos. Las manos yacen relajadas sobre los muslos.

Si los dedos señalan hacia arriba, hacia el cielo, el *mudra* recibe el nombre de:

Jñana Mudra si los dedos señalan hacia abajo, hacia la tierra, *Chin Mudra*.

Estos *mudras* se practican de dos maneras: la primera tal y como se ha descrito, es cuando se tocan las puntas del pulgar y el índice; en la segunda versión, la punta del índice toca la primera falange del pulgar y el pulgar ejerce una ligera presión sobre la uña del índice. La primera es la postura pasiva y receptora, y la segunda, la activa y dadora.

42. Jñana-Mudra

Estas son las dos posturas de las manos más conocidas del *Hatha-Yoga* y actúan a nivel corporal, anímico-mental y espiritual. Estos gestos simbolizan la armonía de la conciencia humana (pulgar), y los tres dedos extendidos, las tres *Gunas*, cualidades que mantienen en marcha toda la evolución, tanto en el macrocosmos como en el microcosmos: *Tamas* (letargia), *Rajas* (actividad) y *Sattwa* (equilibrio, armonía). El círculo cerrado del índice y el pulgar representa el objetivo del Yoga: la unión de *Atman*, el alma individual, con *Brahmán*, el alma del mundo.

Este *mudra* lo encontramos en muchas representaciones de las divinidades indias; aparecen con la mano derecha alzada sobre el corazón, y el pulgar y el índice unidos, para dirigirse al creyente. Es el gesto de la proclamación de la enseñanza. Los budistas también lo conocen y lo llaman *Vitarka Mudra* (gesto de la discusión). Con él, la divinidad o *Buddha* subraya la importancia de sus palabras. Cristo también aparece representado haciendo este gesto en los iconos bizantinos antiguos, y en la liturgia católica el sacerdote lo hace tras la consagración.

Cuando el *Jñana Mudra* se practica de corazón es algo maravilloso. La mano se encuentra de nuevo a la altura del corazón, el índice y el pulgar se tocan, aunque ahora se dirigen hacia dentro y hacia arriba. Así simbolizan sencillamente la sabiduría de Dios. Aquí se trata de la entrega del ser humano a la sabiduría divina y su reconocimiento. En este gesto reside también una ternura que a mí me conmueve el corazón.

Con esta variante del *Jñana Mudra* nos encontramos ya a un nivel espiritual, pero no hay que pasar por alto su efecto físico. Cuando este gesto se emplea para aliviar trastornos físicos, da igual que se practique el *Jñana-Mudra* o el *Chin Mudra*. Este *mudra* es un remedio universal que mejora los estados de tensión y de desorden y estimula la memoria y la concentración. Clarifica el espíritu, todos deseamos mantener la cabeza clara ante cualquier situación. También se emplea en casos de insomnio o de somnolencia, depresiones e hipertensión.

Este *mudra* puede combinarse con otros *mudras*, y refuerza su efecto si se practica antes o después de otro o con una mano mientras con la otra se realiza otro *mudra*.

Activa el Elemento Metal y tiene asignado el color blanco que es el vacío aparente, y que contiene la plenitud. El blanco es el color del nacimiento y de la muerte, del nuevo inicio y de la perfección; es también el color de la unidad y de la paz. Despeja la mente y otorga paz al alma.

Visualice el color blanco. Primero contemple con su mente objetos blancos, luego inténtelo de forma abstracta. Piense en una pared blanca y deje que le sorprendan las formas y colores que se le vengan a la mente. En ellas puede haber ocultos mensajes cifrados.

Afirmación: La sabiduría divina enriquece y facilita mi vida, la sabiduría divina eleva mi corazón y me indica el camino.

43. Atmanjali Mudra

Ponga las manos juntas ante el *chakra* del corazón y deje una pequeña cavidad entre las palmas de las manos. Al principio o al final de la meditación quédese de pie o sentado durante un momento con los brazos abiertos y levantados al cielo.

El gesto de unir las manos ante el pecho refuerza el recogimiento interior y proporciona armonía, equilibrio, calma, tranquilidad y paz. Este gesto activa y armoniza la coordinación de los hemisferios derecho e izquierdo del cerebro. Refuerza una meditación de ruego, una súplica a la divinidad, el cumplimiento de un deseo de su corazón. Con este gesto expresa asimismo su respeto y agradecimiento. En la India es también un gesto de saludo o de agradecimiento; con él se le manifiesta al otro el respeto que nos inspira.

Los antiguos celtas y germanos se ponían en contacto con sus dioses levantando los brazos. Este gesto tan poderoso, prohibido durante la cristianización, fue más tarde introducido de nuevo, aunque sólo para los sacerdotes y los monjes, y no para el pueblo llano. ¿Quién debe ostentar el poder?

Como ya he dicho antes, sosiega nuestros pensamientos y de esta manera da discernimiento. Siempre hay cierta fuerza detrás de unos pensamientos serenos, una fuerza que regenera la resistencia física y estabiliza, clarifica y fortalece el ánimo.

Imagine que está en un lugar sagrado cargado de fuerza. Quizá conozca un lugar de este tipo que tenga un significado especial para usted. Puede acceder a él en todo momento desde su recogimiento; o visualice un lugar que responda con exactitud a sus necesidades. Imagíneselo con tanta exactitud como le sea posible. En los lugares sagrados se percibe una energía particular; intente sentirla también en su interior. Este *mudra* le inducirá al recogimiento. Si formula una petición o una pregunta, una alabanza o un agradecimiento a su debido tiempo, y si permanece receptivo, recibirá la ayuda adecuada. Para terminar, quédese todavía unos momentos en silencio, sumérjase en la paz y la alegría de lo divino.

Afirmación: Lleno de agradecimiento quiero recibir todo lo bueno que me está reservado.

44. Dhyani Mudra

Las dos manos descansan sobre el regazo adoptando la forma de cuencos: la mano derecha encima de la izquierda mientras los pulgares se tocan. Las manos y los brazos forman un círculo de energía cerrado, que también se corresponde con la posición de las piernas en la postura sentada de meditación.

Esta es la postura clásica para la meditación y la adoptamos cuando meditamos sin un objetivo concreto. Sentados, observando la respiración sin más, estamos pasivos y permitimos a lo divino actuar en nosotros y por nosotros. Sé que la divinidad sólo quiere lo mejor para mí y que, si yo lo permito, me ayudará en todo momento y en todo lugar. «Hágase tu voluntad» es una expresión de profunda felicidad.

Las dos manos, que forman un cuenco, ponen de manifiesto que el propio interior está libre, limpio y vacío para poder recibir cuanto sea necesario en el camino espiritual. Y como en el universo no hay ningún espacio vacío (todo lo que nos parece «vacío» está lleno de energía de la materia sutil), este vacío se llenará de energía nueva; nuestros pensamientos y emociones determinarán la calidad. Por eso es tan importante que antes se haya realizado un buen trabajo de reconciliación y se viva en paz con todo. También puede compararse al hecho de estar en silencio junto a nuestro mejor amigo o amiga. No es necesario decir nada, no hay ningún deseo, porque sabemos que ya se ha dicho todo cuanto había que decir. Se siente la unión y eso basta.

En la meditación clásica, al practicar este *mudra* se "piensa" en el vacío, es decir, no se piensa en nada. Dada su dificultad, existe una segunda versión: se dirige la atención a la propia respiración, todos los sentidos están centrados en la respiración. Esto es más factible, aunque también puede resultar difícil. Si sus pensamientos se apartan con demasiada frecuencia de la respiración o incluso nota cierta tendencia a cavilaciones negativas…

Imagínese ante un símbolo de la divinidad (la luz, un triángulo, una rueda, una flor, una piedra, etc.). Debe ser para usted como un áncora que lo una a la divinidad.

Afirmación: Hágase tu voluntad.

45. Mudra del ser interior

Unir las puntas del índice, el dedo medio, el anular y el meñique y los pulpejos de las manos. Los pulgares deben quedar juntos y recorrer el "camino" hasta tocar las puntas unidas de los meñiques. Por debajo de las puntas de los meñiques se forma una cavidad vacía a través de la cual brilla la luz. Esta abertura simboliza la fuerza del corazón por medio de la sabiduría divina. En cada persona la abertura es distinta.

Este *mudra* simboliza el ser interior de una persona, cubierto por el poder corporal, pero aireado de vez en cuando por la felicidad o el sufrimiento, o dirigido por la escuela oculta del hombre interior.

Mantenga las manos en esta postura primero ante la frente, y mire sin bizquear, a través de la obertura todo el tiempo que pueda; luego baje los brazos y mantenga el *mudra* durante un rato unos centímetros por debajo de la barbilla. Sus manos se encuentran de forma automática justo en el lugar donde según los antiguos misterios está el alma, y es por eso por lo que sus manos forman un templo. Ahora, preste atención a su respiración. Con cada espiración sople con delicadeza "Huuu" y déjese llevar por la pequeña abertura hacia el infinito, el gran misterio.

Cuando se practica este *mudra*, y más si se hace con las piernas cruzadas en la postura de meditación, las diferentes partes del cuerpo forman muchos triángulos (en una ocasión intenté contarlos); empezando por el pequeño espacio entre los dedos, pasando por la postura de las manos, los brazos, las piernas y todo el cuerpo. El triángulo es el símbolo de la divinidad y nuestro cuerpo en esta ocasión lo expresa de forma múltiple. Este *mudra* es una oración sin palabras, una meditación silenciosa, una entrega a lo divino. Con este *mudra* entramos en el reino de lo impalpable, de lo divino.

46. Mudra del Loto

Junte las manos ante el pecho de manera que sólo se toquen por su parte inferior y por las yemas de los dedos: se trata del capullo de la flor de loto. Ahora abra las manos, pero sin que los meñiques y los pulgares dejen de estar en contacto; extienda y separe los otros dedos tanto como le sea posible. Después de cuatro movimientos respiratorios profundos, vuelva a cerrar las manos para formar el capullo, una las uñas de los dedos largos de ambas manos; ahora los dorsos de los dedos, los dorsos de las manos, y deje oscilar así las manos, muy relajadas, durante un rato. Siguiendo los mismos pasos, vuelva a trazar con las manos la forma de capullo y la flor de loto abierta. Repetir varias veces.

Este *mudra* corresponde al *chakra* del corazón y simboliza la pureza de este órgano. En el corazón habita el amor y por lo tanto también la bondad, el afecto, la comunicación, cualidades todas que debemos mantener limpias y otorgarlas de manera incondicional, como una flor abierta que ofrece su cáliz a los insectos. A ellos les da alimento y calor en las noches frías. A cambio es polinizada por los insectos y puede cumplir el motivo de su existencia. Nosotros también estamos más o menos ligados a las personas de nuestro entorno, en lo bueno y en lo malo, y dependemos de ellas. Pero la flor abierta tiene todavía otro mensaje para nosotros. Se abre al sol, el principio divino, y se deja obsequiar todo cuanto necesita; es obsequiada de forma abundante y recibe mucho más de lo que "necesita". Las flores nos alegran porque en sí mismas llevan y reflejan el rostro divino.

Practique este *mudra* cuando se sienta agotado, explotado, incomprendido o solo. Ábrase a las fuerzas divinas y reciba todo aquello que necesite, y mucho más.

Visualice en su corazón un capullo de loto (o un nenúfar). Con cada inspiración la flor se abre un poco más, hasta que por fin queda del todo abierta y puede recibir en su interior toda la luz del sol. La flor se deja llenar de luz, ligereza, calor, amor, entusiasmo y felicidad.

Afirmación: Me abro a la naturaleza; me abro a lo bueno que habita en todo ser humano, y me abro a lo divino para ser obsequiado con abundancia.

47. Abhaya Mudra

Poner la mano derecha a la altura del pecho, con la palma hacia delante.

La mano izquierda descansa sobre el muslo izquierdo, en el regazo o junto al corazón. Este gesto puede verse en muchas representaciones de las divinidades. Promete protección al creyente y lo libra del temor. Muestra también la fuerza de la divinidad que lo realiza. No hay que olvidar que el temor o el miedo son signo de debilidad. En la doctrina china de los Cinco Elementos se menciona como una debilidad del Elemento Fuego, entre otras cosas, el temor a las personas de nuestro entorno; del Elemento Madera, el temor ante la determinación ajena; del Elemento Metal, el temor a la escasez o al exceso de distancia (soledad); del Elemento Tierra y del Elemento Agua, el temor a los desafíos y a la vida en general. El miedo tiene infinitos rostros pero su causa es siempre la debilidad. Un gran mandamiento de los yoguis es la no violencia. Cuanto más fuerte es una persona, también en el ámbito anímico-mental, más podrá vivir en la no violencia, porque las personas fuertes pocas veces son agredidas. Muchas personas también están debilitadas por sus luchas interiores, por desavenencias consigo mismos. Estas luchas interiores se trasladan a su vez al exterior, en la medida que se atrae al contrincante dispuesto a responder a ellas. Por lo tanto, cuando nos refugiemos en este *mudra*, deberemos reflexionar sobre todo esto, ya que solamente practicándolo no conseguiremos nada. Pero dado que modificar estos modelos anímicos negativos supone un largo proceso de transformación, este *mudra*, junto con la visualización que se recomienda, puede servirle por el momento de ayuda en una situación que lo asuste.

Imagine que tiene sobre la cabeza un embudo plateado o dorado. Durante la inspiración deje que la Luz Divina (valor, bondad y confianza) fluya a través de él, entre en su cabeza y de allí al resto del cuerpo. Déjese llenar. Durante la espiración, la luz fluirá de nuevo, a través de su mano derecha, hacia fuera para que usted la dirija a la persona o cosa con quien/que tenga que enfrentarse. Quizá desee hacerlo con varias a la vez: por favor, no se exceda. Practique esta meditación con frecuencia cuando una persona o cosa le provoque dificultades y déjese sorprender por los resultados positivos.

Afirmación: Creo en la bondad de esta persona, de este asunto, y su bondad se me manifestará.

48. Varada Mudra

La mano izquierda señala hacia abajo con la palma hacia delante.

La mano derecha descansa en el regazo o sobre el muslo.

Este *mudra* es el gesto predilecto de las divinidades indias, y como su nombre indica, representa el perdón, la misericordia. Además, ante él, el creyente tiene la esperanza de que la divinidad lo obsequie con generosidad y satisfaga sus deseos. Expresado con acierto: a aquel que da, se le dará, quien perdona recibe en abundancia. En cuanto al perdón, se trata también de perdonarse a uno mismo. Perdonarse a sí mismo y a los demás es con toda seguridad lo más difícil que puede proponerse un ser humano. Pero también lo más maravilloso cuando se consigue. El que perdona abre la mano, que después se llena de una nueva riqueza, tanto interior como exterior. Hablo por experiencia y por lo tanto ahora puedo revelar el «arte del perdón». Quizás al principio le salga mal. Si es así, pida ayuda a lo divino que habita en su interior.

Ahora bien, no practique el intenso trabajo del perdón durante todo el año, sería demasiado agotador. Resérvelo para los momentos, en primavera o en otoño, en que realice una cura de depuración, encajará de maravilla.

La expresión «echar tierra sobre algo» revela lo esencial del perdón, y la naturaleza, cada otoño, nos demuestra cómo hacerlo y por qué. Si no se entierran las semillas bajo tierra no brotarán nuevas plantas; por lo tanto, si no enterramos nuestro pasado, llegará a pesarnos tanto que nos pondremos enfermos, lo que incluso puede impedir que nos desarrollemos interiormente.

Imagine que tiene ante sí un objeto que pertenece a la persona con la que está enfrentada. Con cada espiración expulse sus sentimientos negativos hacia y al interior de ese objeto. Para terminar, cójalo y entiérrelo en un lugar que tenga para usted un significado especial.

Tal vez, más adelante, visite este lugar a menudo en su imaginación y envíe a esta persona buenos pensamientos. Como nadie que esté sano y sea feliz hará daño a los demás, los que sí lo hacen son evidentemente los que más necesitan de nuestras oraciones. No hace falta ser un santo para esto, pero si se practica de vez en cuando, lo cierto es que uno mismo "sana y se perfecciona".

Afirmación: Me perdono todo lo malo que he hecho o dicho. Te perdono todo lo malo que has hecho o dicho.

49. Bhumisparsha Mudra

La mano izquierda señala hacia abajo, hacia la tierra y los dedos rozan el suelo.

La mano derecha señala hacia arriba, hacia el cielo, como una flor abierta.

Buddha, al igual que Jesús, fue tentado por el mal antes de empezar su predicación, una prueba que ambos superaron con éxito. *Mará*, dios del deseo de los sentidos, intentó convencer a *Buddha* de que ni siquiera tenía derecho a la pequeña superficie de tierra sobre la que estaba sentado para meditar. Entonces *Buddha* tocó el suelo con los dedos de la mano derecha y conjuró a la divinidad de la tierra a que demostrara que él, gracias a sus muchas buenas obras, tenía perfecto derecho a permanecer en esa tierra. Esta leyenda pone de manifiesto hasta qué punto es importante que el ser humano cumpla ante todo con sus obligaciones terrenales si quiere alcanzar la iluminación.

Cuando seamos conscientes de que a nuestro alrededor se manifiesta en todo y en todos la Conciencia Cósmica, que nosotros, con nuestra conciencia individual estamos unidos a todo, entonces tendremos claro el primer mandamiento de las grandes religiones: ámate a ti mismo y ama todo cuanto te rodea, tú y el entorno sois uno, todos nosotros somos parte de un gran todo, lo que es en el interior, en el exterior, el todo es la suma de las partes, igual vive lo más grande que lo más pequeño. La medida completa de esta fuerza no la podremos llegar a conocer nunca, y es bueno que así sea.

Concentremos nuestra atención en un simple objeto (una piedra, una planta, un animal, etc.): al inspirar absorbemos su energía y al espirar le damos la nuestra. Cada movimiento respiratorio es como un lazo, y la unión se hace cada vez más densa, hasta que nos fundimos el uno en el otro. Así podemos unirnos a la Conciencia Cósmica; ella nos indica el camino hacia la unidad eterna.

Afirmación: Unido a la Conciencia Cósmica me siento guiado en el camino de mi vida, protegido, apoyado y sostenido.

50. Dharmachakra Mudra

Ambas manos se encuentran a la altura del pecho, la derecha un poco más arriba que la izquierda. En las dos el pulgar y el índice aparecen unidos. La mano izquierda tiene la palma vuelta hacia el corazón y la derecha el dorso vuelto hacia el cuerpo. El dedo medio izquierdo toca el punto en donde el pulgar y el índice de la mano derecha se unen, cerrando el círculo. Antes de seguir leyendo, deténgase un momento e intente formar el *Dharmachakra Mudra*. Al hacerlo respire hondo y perciba las tres puntas de los dedos unidas. ¿Cómo se siente? ¿Puede percibir un cambio en su estado de ánimo? ¿No?

Las manos forman dos ruedas, y la rueda encarna en la mitología india la perfección o la rueda de la vida que es como un hilo conductor a través de la gran variedad de experiencias. Pero son dos ruedas y esto hace referencia a la doctrina de la reencarnación. El dedo medio izquierdo (Saturno) representa el paso de este mundo al más allá, de la muerte y el nacimiento.

Este *mudra* tiene otro significado muy especial. La mano izquierda, que señala el corazón, simboliza mi mundo interior, la mano derecha señala mi entorno. El interior y el exterior deben estar en armonía, porque de no ser así, mis fuerzas no están en equilibrio y no soy feliz. Esto quiere decir, por ejemplo, que tengo que hacer mi aportación a la sociedad, que debo cumplir con mis obligaciones y sólo entonces recogerme y retirarme a descansar. Pero también es importante que me reserve suficiente tiempo para el recogimiento, de donde saco nuevas fuerzas y sabiduría. Este *mudra* también hace referencia a la eterna transformación. Un lema que sirve para los buenos tiempos y para los tiempos difíciles dice: "Esto también es pasajero". Si lo tenemos en cuenta, estaremos un poco más cerca de la serenidad interior, el equilibrio y la armonía.

Visualice una figura de luz, su Yo Superior, y pídale una guía sabia a través de los cambios de la vida. Puede preguntarle todo. Quédese después unos momentos en silencio y escuche, quizá la figura de luz también tenga algo que decirle.

Afirmación: Con el corazón agradecido quiero confiar en mi Yo Superior que sabe lo que es mejor para mí.

51. Vajrapradama Mudra

Cruzar los dedos de ambas manos ante el pecho.

Una sólida confianza primigenia es la base de una sana confianza en uno mismo. Tenemos temporadas en que creemos poder superar todo lo que nos venga, y otras en que dudamos, nos sentimos inseguros y creemos no estar a la altura de lo que se nos viene encima. Si prestamos atención nos daremos cuenta de lo importante que es la fuerza interior para nuestra confianza en nosotros mismos. Cuando estamos debilitados, no importa a qué nivel (físico o anímico-mental) nos asalta la inseguridad. Ahora bien, podemos regenerar la fuerza interior con algunos *mudras* concretos y con la práctica de ejercicios físicos y respiratorios.

Además, que cuando perdemos la unión con la Conciencia Cósmica empezamos a dudar, a cavilar o nos sentimos inseguros. ¿No es maravilloso pensar que con un solo pensamiento podemos alejarnos o eliminar este distanciamiento en cualquier momento? La Conciencia Cósmica o lo divino está siempre ahí, pero ¿dónde estamos nosotros? Este conocimiento ha cambiado toda mi vida. Para recordar siempre esta realidad, meta en el bolso o ponga sobre la mesa de trabajo o escritorio un objeto, un talismán, por así decirlo.

Al principio de la meditación plantee sus preguntas o sus peticiones con exactitud, formulándolas con claridad, en voz alta o en silencio. Después, dé las gracias por el consejo que le será otorgado. Durante el resto de la meditación guarde silencio y centre su atención en la respiración.

Afirmación: Soy una criatura del Gran Todopoderoso, cuya fuerza y poder me sostienen con amor en todo momento.

52. Naga Mudra

Las manos en cruz ante el pecho, los pulgares también cruzados uno sobre otro.

Este gesto significa a su vez *"mudra* para la comprensión profunda". Aunque avancemos por un camino espiritual, continuamente nos vemos enfrentados a desafíos mundanos y sólo superándolos podremos seguir adelante; además, únicamente así se cumple el objetivo de esta vida. Por eso, para solucionar problemas cotidianos con éxito, utilice el *Naga Mudra*. También para obtener respuestas a preguntas sobre decisiones que hay que tomar, sobre el sentido de los acontecimientos, sobre el futuro y sobre el camino espiritual. Cuando tengamos que saber algo, nos enteraremos en el momento oportuno. Pero debemos preguntar y escuchar.

Las brasas de un fuego son un elemento lleno de fuerza. Calienta, incita y activa. Por eso las visualizaciones del fuego siempre ponen algo en marcha, regeneran las fuerzas y eliminan tensiones dejando un estado de bienestar. Cuando avivamos mentalmente el fuego en la pelvis, esa acción no sólo nos otorga fuerza, sino también luz, una luz que llevamos con nosotros como una antorcha que nos muestra el camino.

Con la imaginación, avive el fuego de la pelvis. Durante la inspiración deje que las llamas crezcan hacia arriba para que usted se enfrente al mundo con un corazón ardiente; deje que las llamas sigan subiendo para conseguir que su cabeza se aclare y despeje. Al principio, su respiración será profunda e intensa, y con el tiempo se irá haciendo más lenta, suave y fluida. Cada inspiración lo hará enderezarse, por dentro y por fuera, como si tiraran de usted hacia arriba. Al espirar manténgase en su nueva altura, pero abandone toda tensión interior. Quédese un tiempo en silencio. Primero plantee sus preguntas y después escuche en su interior.

Afirmación: Todos mis sentidos se centran en lo divino y agradezco su colaboración, su sabio consejo y su actuación.

53. Pushpaputa Mudra

Las manos descansan como si fueran cuencos vacíos sobre los muslos. Los dedos están relajados y juntos, y los pulgares pegados al borde exterior de los índices.

Es la actitud abierta y de aceptación. ¿Qué riquezas nos tiene preparada la vida y el universo? Cuántas veces ni siquiera nos damos cuenta de ello, pasan de largo o estamos cerrados, tanto por dentro, como por fuera. Con cuánta frecuencia no percibimos las delicadas señales del universo y sólo volvemos al camino correcto por un golpe del destino. Todo esto nos lo podríamos ahorrar si tuviéramos una actitud abierta. El motivo por el que nos cerramos es, además de la indiferencia, el miedo. Ahora bien, no debemos olvidar que lo malo no puede penetrar en nosotros, ni hacernos nada si procuramos mantener un corazón limpio, esto es una ley cósmica. Sólo podemos atraer aquello que también está en nosotros. Por eso es tan importante la higiene anímico-mental. Pocas veces evitaremos que de vez en cuando broten en nosotros emociones negativas, pero siempre podemos trabajarlas y transformarlas. Forma parte de nuestro proceso de crecimiento.

El *Pushpaputa Mudra* hace que se manifieste esta actitud abierta. Sólo con las manos abiertas enriqueceremos el mundo y sólo con una mente y un alma abiertas la Conciencia Cósmica podrá obsequiarnos.

Las dos manos son como flores abiertas; imagine sobre su cabeza otra flor. Durante la inspiración llegan procedentes del cosmos rayos dorados que encarnan el amor, el calor, la alegría y la paz, y que fluyen a su interior a través de las flores abiertas. Déjese llenar por ellos (contenga un momento la respiración) y durante la espiración irradie toda esa riqueza al mundo a través de su corazón.

Afirmación: Me abro a la alegría divina (o a la fuerza terapéutica, a la luz, al amor, etc.), me dejo llenar por ella y a través de mi corazón la irradio al mundo.

Hasta aquí 52 *mudras*. Existen muchos más pero creo con la ejecución de estos se mejoran muchas patologías y síntomas por lo que lo recomendamos según su dolencia. En Internet hay mucha literatura, incluso, grafica que pueden ayudar a la perfecta disposición de los dedos y manos para la ejecución de los mismos.

Nuestras terapias son muy amplias, desde biomagnetismo médico, equilibrio de los 365 puntos de los doce meridianos regulares y dos extraordinarios, las reflexologías: podal, facial y de las manos, ejecución de ejercicios *Chikung* y todo lo utilizamos según el paciente, su gravedad, su disposición, etc. Obviamente no puede faltar el biomagnetismo médico, lo cual es la etiología real de todas y repito, todas las patologías humanas, conocidas o no.

Nuestro método es único, porque va según patología, dolencia, cambio de temperatura corporal, cambio de textura en la piel, comezón o picazón, etc. Cualquiera de estos son avisos, si no les hacemos caso, vienen las enfermedades complejas y crónico degenerativas.

Nuestros resultados, muy buenos, los pacientes hablan por sí solos y obviamente su evolución.

Porqué los terapeutas o médicos biomagneticos no tienen estos excepcionales resultados, pues porque no son exhaustivos; recuerde que los microrganismos son inteligentes, no es poner imán por poner imán, hay que al menos, llamar a las bacterias, hongos y parásitos, de lo contrario, aunque ponga el imán en los pares y sus reservorios, algunas veces no resuelve. Hay que establecer mecanismos y tiempos de protección, lo cual es regido por la gran energía universal o Dios, como usted quiera llamarle.

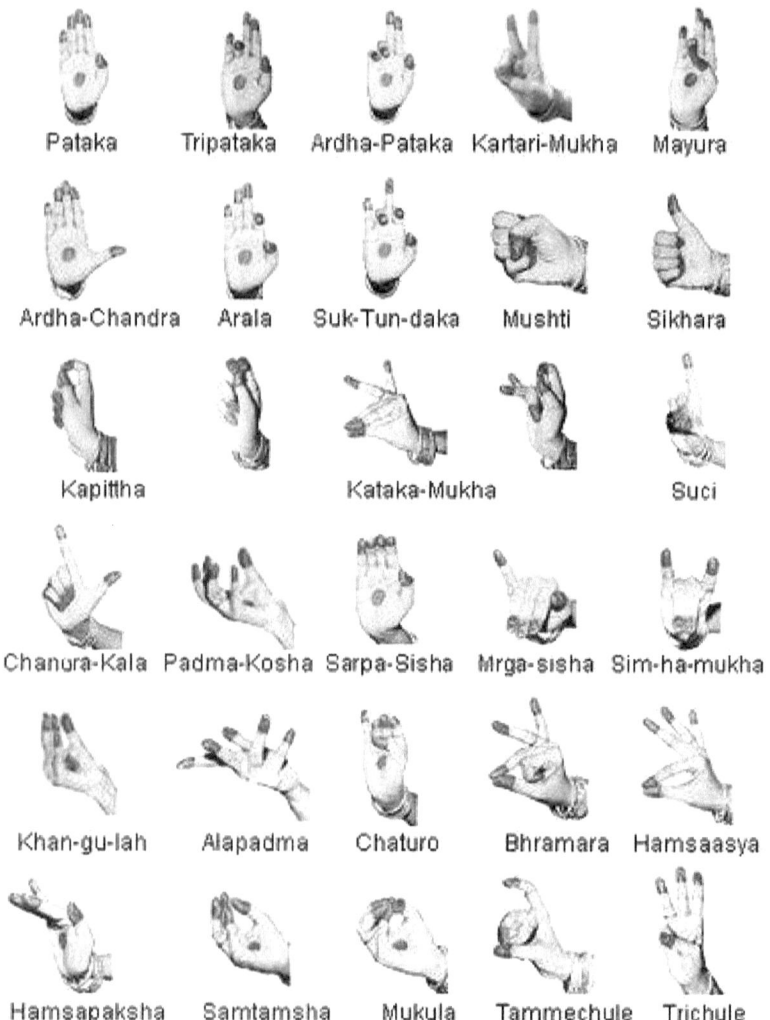

Capítulo 3. Técnicas de respiración, meditación trascendental y de simple atención

El Ser humano es una expresión de mente, cuerpo y espíritu, los tres deben estar en armonía. Cuando el ego de la mente y el cuerpo se establecen, surgen las disfuncionalidades energéticas y hay que acallarlo, es decir, hacer que el espíritu y su sabiduría natural invoquen el proceso de sanación. Esto se logra con disímiles técnicas de respiración, meditación trascendental y simple atención. Veamos:

La respiración es el movimiento del espíritu. El movimiento de la respiración, el movimiento del espíritu, de la conciencia y del pensamiento son el mismo movimiento. Cuando respiramos animamos nuestro cuerpo con la energía vital del universo. Piense que podemos estar días o semanas sin comer alimento alguno, incluso algún tiempo menor sin tomar agua, pero no podemos dejar de respirar, esa es la fuente de energía más importante después de los gametos, es decir, la que traemos por código genético, por lo que en ella debemos centrar todos nuestros esfuerzos. Los occidentales no sabemos respirar, la respiración debe ser suave, profunda, armónica y uniforme.

Veamos algunas técnicas sencillas:

- Técnica de concentración energética y relajación. Inspiramos por la nariz durante 5 segundos, contenemos durante 10 segundos y espiramos por la boca durante 15 segundos. Repetir el ciclo nueve veces seguidas. Cuando dominamos bien estos tiempos aumentamos a 7, 15, y 20 respectivamente. Cuando dominamos esta, aumentamos los tiempos a 10, 20 y 30 segundos respectivamente, es decir, inspiración, contención y espiración. Cuando logramos dominar estos tiempos, incorporamos un cuarto elemento vacío, es decir: inspiramos durante 10 segundos, contenemos la respiración durante 20 segundos, espiramos durante 30 segundos y nos mantenemos al vacío el mayor tiempo posible; luego repetimos el ciclo completo de respiración nueve veces seguidas. Todo el tiempo debemos mantener la lengua situada detrás de los dientes superiores, en el paladar o primer dantiem, para que no se vaya la energía. Esta técnica tiene una incidencia marcada en el primer y más importante marcador biológico, la presión arterial, y por supuesto también en los otros catorce. En la práctica, a nuestros pacientes de cualquier patología se lo indicamos seis veces en el día.

- Técnica de respiración nasal alterna. Nos tapamos una fosa nasal con el pulgar y se colocan otros dos dedos sobre la otra fosa, listos para alternar, es decir, inspiramos por una fosa nasal y espiramos por la otra; luego inspiramos por la que acabamos de espirar y espiramos por la otra. Esta técnica sirve para sincronizar los ritmos de los dos hemisferios cerebrales y también nos relaja y tranquiliza. En la práctica clínica nos hemos percatado que los pacientes con hipertensión arterial cuya causa es principalmente está en el sistema nervioso central, regulan muy bien la presión.

- Inspiramos y espiramos a través de la lengua plegada, o sea, sacamos nuestra lengua y hacemos un semi-arco como un cilindro; notaremos que nuestro cuerpo se refresca. Es muy útil cuando estamos molestos o enfadados.

- En la técnica que explicaremos a continuación debemos saber que cuando inspiramos el diafragma debe bajar y nuestro estomago extenderse hacia afuera. Cuando espiramos el estómago se retrae y el diafragma sube. De esta forma sacamos el aire con mucha eficacia. Esta respiración es un sonido muy particular que procede de la respiración. Cuando contraigamos la parte superior de la garganta e inspiremos, emitiremos un sonido muy particular, similar al del viento pasando por un túnel. Si repetimos este sonido, nuestra resistencia aumentará.

- Esta próxima técnica es simulando el sonido de un fuelle, inspiramos con normalidad pero espiramos con fuerza (por la nariz ambos). Si lo hacemos más de prisa es un fantástico ejercicio para el estómago y el diafragma. Va muy bien para energizarnos y acelerar el metabolismo. Este ejercicio resulta muy útil para los diabéticos; de hecho, hemos comprobado en pacientes como después de 5 minutos de realizado, baja dos puntos en muchos casos la glicemia en la escala de milimol por litro (mmol/ L).

Hay muchísimos ejercicios de respiración, pero ciertamente con la ejecución de los descritos anteriormente logramos muy buenos resultados terapéuticos.

Cómo equilibrar los siete *chakras*, la mente, el cuerpo y el espíritu, tan solo en tres minutos

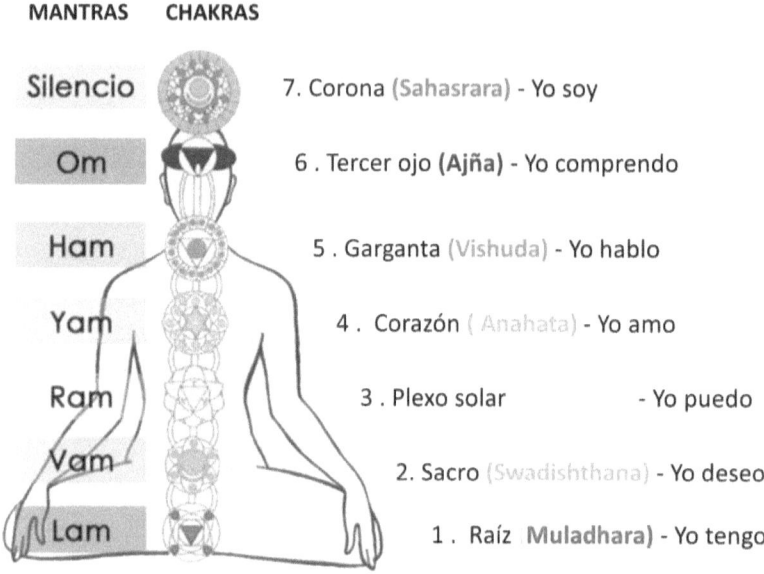

Las *chakras* son puntos de unión entre la fisiología y la conciencia.

Un *Mantra* es un sonido primigenio de vibración.

Procedimiento

1.   Cierre los ojos, tiene que estar sentado o de pie cómodamente, lo ideal es hacerlo en la posición de meditación del dibujo. Nuestra columna esta recta y se centra la atención en el primer *chakra*, en la base de la columna. Visualice el color rojo y pronuncie el primer mantra, *Lam*… primero en voz alta y luego en silencio. Al final debe vibrar continuadamente. Aquí es donde están los instintos de supervivencia.

2.   Luego concentre su atención en el segundo *chakra*, a la altura de los genitales en la parte trasera de la columna. Visualice entonces el color naranja. Cierre los ojos y pronuncie el mantra *Vam*… de igual forma resuena al final. En este *chakra* es donde están los sentimientos viscerales.

3.   Concentre su atención ahora en el tercer *chakra* a la altura del agujero epigastrio, entre la espina dorsal y el agujero epigastrio, en la zona del plexo solar. Este según los chinos es el segundo cerebro, ciertamente tiene materia gris y blanca y es donde se concentran todas las energías para su distribución uniforme por todos los meridianos del cuerpo. Visualice el color amarillo y pronuncie de igual forma que los anteriores, el mantra *Ram*…

4.   Concentre luego su atención a la altura del corazón, el *chakra* del amor, la compasión, la paz y la armonía. Visualice el color verde y pronuncie el mantra *Yam*…

5.   Posteriormente concentre la atención a la altura de la garganta, este es el *chakra* de la expresión Su *mantra* es *Ham*…

6.   Ahora centre su atención en el entrecejo, su color es el índigo, como el color de la tinta. El *chakra* de la intuición. Su *mantra* es *Ohm*…

7.   Finalmente, el séptimo *chakra*, el de la conciencia superior y el despertar. Piense en todos los colores del arcoiris, predominantemente el violeta y manténgase en silencio.

Al acabar en tan sólo tres minutos, equilibramos todos los *chakras* y nos sentiremos relajados, estimulados y en contacto con nuestra alma.

Por supuesto que el equilibrio de todos los *chakras* nos permite incidir sobre los quince marcadores biológicos (ver introducción), fundamentalmente la presión arterial.

Meditación para aquietar la mente

La meditación es una de las herramientas más importantes para evocar la respuesta sanadora desde nuestro interior. Durante miles de años la meditación se ha utilizado para aquietar la mente; cuando aquietamos la mente, cuando se va acallando nuestro diálogo interno progresivamente, entramos en contacto con el alma, el espíritu que de forma inteligente controla toda la actividad de nuestro cuerpo.

Sentados cómodamente, poner las manos con las palmas hacia arriba. Observar tranquilamente nuestra respiración entrar y salir con los ojos cerrados. Cada vez que la respiración entre espontáneamente, emitiremos el sonido "*so*" y "*ham*" cuando espiremos. Hagámoslo unos minutos, mentalmente: "*so*", "*ham*", inspirando y espirando. Algunos pensamientos dispersos nos pueden venir a la mente, sigamos entonces hasta que no se piense en nada. Luego seguir con los ojos cerrados pero deje de repetir el *mantra* y espere abrir los ojos durante unos pocos minutos.

Este procedimiento de meditación de plena atención lo haremos durante 20 minutos. Lo que ocurre es que cuando el *mantra* interfiere con los pensamientos y los pensamientos interfieren con el *mantra*, llega un momento que se anulan uno al otro y justo en ese momento hay silencio total y entramos en contacto con nuestra alma. Entonces la mente está aquietada, el cuerpo está aquietado y la energía interior surge para sanar nuestro cuerpo.

Meditación para calmar el corazón

Esta meditación sirve para el ritmo cardíaco, la presión arterial y el stress.

Cierre los ojos otra vez y durante un minuto o dos vuelva a practicar el mantra *"so-ham"*; mientras lo practicamos nos vienen pensamientos, notamos sensaciones corporales, sonidos, entonces volvemos despacio al mantra *"so-ham"*. Seguimos con los ojos cerrados pero dejamos de repetir el *mantra*. Concentre su pensamiento en el corazón, en el centro del pecho y sienta el sonido del corazón como un sonido o bien como una sensación. Mientras sienta el sonido del corazón dígale que se ralentice. Centre su conciencia en las palmas de las manos y sienta su corazón latiendo en las manos. Si siente el corazón latiendo en las manos, sentirá un hormigueo, incluso un pulso latiendo, lo que está haciendo es ralentizar el ritmo cardiaco y controlar el pulso cardíaco. Los vasos sanguíneos se dilatan y como resultado de ello desciende la presión arterial; una vez más vuelva a centrar la conciencia en el corazón, luego centre su conciencia en la cara y sienta como el corazón late en la cara. De nuevo notará hormigueo, calor, una sensación ligera de pulso palpitante en la cara. Lleve el flujo sanguíneo a la cara. Piense ahora en alguna parte de su cuerpo que quiera sanar, si cree que no necesita curación física centre su conciencia en la sanación emocional. Practique esto durante unos minutos. Nuestra atención es conciencia y la conciencia es espíritu, son la inteligencia interior que de forma sincronizada controla toda la información y energía de nuestro cuerpo. Si quiere puede hacer ahora unas inspiraciones profundas. Muy despacio empiece a abrir lentamente los ojos.

Puede llevar el flujo sanguíneo y la energía de su cuerpo a cualquier parte que necesite sanación, pero solo si tiene la intención. Cuando haya dejado el ego empezara a sentir gratitud.

La capacidad de pensar es extraordinaria, pero la de no pensar es aún más extraordinaria. La meditación consiste en que su espíritu florezca en todo su esplendor, pureza e inteligencia.

Capítulo 4. Prevención, qué hacer al despertar

Beber un vaso de agua tibia con medio limón, se le puede agregar miel.

Beneficios: El agua hidrata el cuerpo y ayuda a eliminar las toxinas.

El limón contiene: calcio, potasio, magnesio, vitaminas A, C, B1, B6, B12, ferrohidratos de carbono, etc.

El ácido cítrico tiene altos poderes antibacterianos, antivirales y poder de estimulación inmunológica.

Varios componentes del limón estimulan al hígado para producir más bilis, necesaria para la digestión sana, ayuda al sistema digestivo para expulsar los materiales no deseados y toxinas en el cuerpo.

Evita el estreñimiento y la diarrea, permitiendo la estimulación del intestino liso.

Alivia los síntomas de indigestión como ardor de estómago, eructos y distensión abdominal. Aumenta la energía, hidrata y ayuda al cuerpo para que se sienta revitalizado y fresco. Como el limón contiene iones con carga más negativa, proporciona energía instantánea cuando entra en el tracto digestivo; su aroma mejora el estado de ánimo. Cura infecciones de garganta, ayuda a prevenir los problemas respiratorios como el asma, controla la HTA, ayuda a limpiar el sistema linfático y lo mantiene hidratado, su alto contenido de potasio ayuda a dormir mejor. Reduce el estrés y mejora el funcionamiento mental, limpia el tracto urinario, ayuda a la desintoxicación.

Al ser alto en fibras pectinas, ayuda a combatir los antojos y mantiene la sensación de saciedad por más tiempo.

Limpia la piel, ayuda a purificar la sangre y estimula el crecimiento de nuevas células sanguíneas.

Ayuda a combatir los radicales libres, el agua y la miel tienen propiedades antibacterianas, refuerzan el colágeno y estimulan el sistema inmunológico.

El limón aumenta la capacidad del organismo para absorber el hierro, contiene saponinas que tienen propiedades antimicrobianas, se usa para combatir el mal aliento, para eliminar el ácido úrico.

Con la punta de los dedos pulgar e índice, desde el pulgar hasta el meñique, explorar por los laterales, en cada coyuntura y las terminaciones respectivas de cada dedo, masajear en rotación hasta disipar cualquier ligero dolor que existiese en cada espacio. En ambas manos.

En posición de pie, estimular el reflejo del tipo con veintiocho golpes. Ubicar el punto reflejo, poniendo la mano en posición horizontal sobre el cuello y en la parte inferior, más o menos se encuentra el timo. Recordar que en la medida que la persona va envejeciendo va desplazándose hacia uno o dos centímetros del esternón.

Luego ejecutar los ocho ejercicios *Chikung* descritos en el capítulo I tomo II, o los tibetanos, si tiene tiempo y se siente en capacidad energética y de tiempo, ambos inclusive.

Luego, desde la posición de sentados, comenzando por el pie izquierdo, estimular con al menos quince estimulaciones cada uno de los setenta y cuatro puntos reflejos de los pies. En los puntos adoloridos, estimular con los cuatro métodos básicos descritos en el capítulo 4 del tomo I del presente libro, hasta disipar completamente el dolor.

Finalmente, si le es posible, meditar por al menos 10 minutos para encontrar la paz y el equilibrio energético de su mente, cuerpo y espíritu.

A partir de ese momento ya debemos estar preparados para ejecutar las labores cotidianas del día.

Capítulo 5. Acidez humoral y apoptosis tumoral

Cómo genialmente dice el profesor Martí Bosch, para resolver un problema, lo primero que debemos hacer es entender el problema.
¿Qué es el cáncer?... Pues son células que se "han vuelto malas"... Y ¿por qué?.... Y he aquí que voy a permitirme ahondar un poco más que las consideraciones del Dr. Martí Bosch yendo a la interpretación de Chopra de que somos una expresión de cuantos de energía, más allá de la multiestructura orgánico celular. Y así, como estamos constituidos por la energía de esencia, es decir, la que traemos por código genético hasta la quinta generación más la energía adquirida que es lo que uno bebe, come, respira y piensa, las células que se volverán cancerígenas al absorber acidez del entorno intersticial donde viven serán aquellas que tienen la predisposición genética para hacerlo. Este criterio nos permite hacer una profilaxis sobre cada persona cuyos familiares hayan tenido un cáncer tras la práctica de la reflexología podal en pacientes con casos de cáncer en el círculo familiar más cercano; por ejemplo en cánceres de la uretra o sistema digestivo en familiares cercanos como hermanos y padres, donde aún sin la expresión sintomatológica del cáncer está presente el dolor. Al disipar entonces el dolor en los micro-reflejos en cuestión, nos adelantamos a la expresión de la enfermedad y así sucede con todas las enfermedades; si a eso le sumamos la limpieza de los tres filtros, o sea, hígado, riñón y pulmones, amigo lector, saque pues sus propias conclusiones.
Al entintar una célula aparecen manchas alrededor de ellas, lo cual significa que el espacio intersticial de donde se alimentan las células y donde viven está sucio y acidificado; es decir, la estructura celular está trabajando en acidez humoral y ahí es precisamente donde comienzan casi todas las enfermedades y eso es debido a fallo renal, pulmonar, hepático o todos a la vez, es decir, fallo multi-sistémico. O sea, es el entorno celular el responsable de que las células se alteren.

El sistema básico consta de riñones, pulmones, hígado, sistema vascular arterial, sistema vascular venoso, sistema intersticial y células.

¿Cómo funciona nuestro organismo?, el pulmón, el hígado y los riñones son filtros y trabajan las 24 horas del día desde que nacemos hasta que morimos.

El corazón de una persona en reposo mueve 5 litros de sangre por minuto, luego, por cada uno de los filtros pasarán 5 litros de sangre como mínimo para ser filtrados.

La sangre arterial es la que lleva a las células oxígeno, azúcares, grasas, proteínas y minerales para nutrir al sistema celular y la sangre venosa es la encargada de excretar los desechos del residuo metabólico, es decir, ácidos grasos, ácido úrico y ácido carbónico a partir del metabolismo de las grasas, las proteínas y el oxígeno respectivamente.

Del profesor Dr. Martí Bosch, a nuestro juicio, el padre de la medicina convencional, aprendimos a entender el modelo del Dr. Pischinger, anatomo-patólogo, Catedrático de la Universidad de Medicina de Viena, Austria, quien en su tesis doctoral "The Matrix and the Matrix Regulations" nos abre las puertas a la comprensión de la enfermedad, no solo del cáncer sino de todas las enfermedades.

Destacamos que a partir de estas consideraciones y entendimientos, nuestras conductas terapéuticas basadas en las concepciones energéticas de distribución cuántica, más allá de la multi-estructura orgánico celular, se potenciaron de manera sorprendente, lo cual nos ha permitido, sin medicamento alguno, provocar la apoptosis tumoral en casos ya desahuciados, en menos de un mes intenso de trabajo. Veamos a continuación el siguiente caso:

Caso Clínico

Paciente: Mujer
Edad: 60 años.
Diagnóstico: Cáncer a nivel del aparato digestivo, metastatizado en uretra y ovarios. Lesión grande en la vagina que no le permite siquiera sentarse.

Esta paciente llega a nosotros el día 19 de diciembre del 2016 en un estado clínico general muy deteriorado, poca capacidad aeróbica, refiere cansancio al esfuerzo físico intenso, disnea, palidez extrema, mucosas oculares con predominio de color blanquecino, temperatura corporal con predominio frío en miembros inferiores. Color de la piel gris verdoso, con extrema fetidez, diabética, hipertensa.

Trae consigo análisis de laboratorio alarmantes, fundamentalmente eritro 86, hgb 8.

De inmediato activamos protocolo general para estos casos: Dieta de desintoxicación, suspensión de los cuatro venenos blancos, consumo diario fuera de las comidas de media cucharadita de bicarbonato, un vaso de agua y limón y medio dos veces al día, consumo de abundantes líquidos, dieta de mantenimiento vegetariana, baños termales diarios con las concentraciones de sal y temperatura del agua de 20 a 1, suministro vía intramuscular de complejo vitamínico B de 10,000 unidades, control cuatro veces al día de la presión arterial, control glicémico, podales intensos diarios, técnicas de respiración y equilibrio de los siete *chakras* de Deepak Chopra, etc.

Diagrama Diferencial:

Genética con cáncer, HTA, Diabetes. Al interrogatorio sale comprometimiento energético de forma bien marcada; en primer lugar, riñón-vejiga, luego bazo-páncreas-estomago, hígado-vesícula biliar y corazón-intestino delgado, lo cual es corroborado por reflexología podal.

Puntos reflejos comprometidos con dolor intenso:

De los meridianos: P2, IG7, IG9, P6, IG10, C9, PR12, P5, TF8 Y P2.

Pie izquierdo: Linfático superior intermedio, sistema vestibular, pituitaria, cerebelo y médula espinal, pineal, paratiroides, órganos linfáticos internos, retina, pulmón, estómago, páncreas, intestino grueso transverso, riñón, intestino delgado, uretra, C7, T3, T4, T8, T9, L1, L2, PFM14, plexo sacral, sistema linfático superior, linfático intermedio, B6, cuerdas linfáticas de las amígdalas, tiroides, vesícula biliar, uréteres, vejiga.

En el pie derecho se repite lo anterior y adicionalmente hígado.

Hasta el quinto día de trabajo se observa una mejoría evidenciada en el estado clínico general de la paciente, aumento ligero de la capacidad aeróbica, presiones finales a los tratamientos de 118:57:88. Disminución marcada de la fetidez. Comienzo de un hongo en espacios interdigitales de los dedos de los pies, excreción continuada de tejido necrosado por vagina y ano con mucha fetidez, lo cual nos da a pensar del comienzo acelerado de la apoptosis tumoral. Tratamos el hongo con oleozol y continuamos diariamente el control y tratamientos descritos. Se refieren dolores a nivel lumbar y cadera intensos, disminución considerable de la lesión vaginal (ya hoy no existe). El color actual es a predominio rosado, con las mucosas oculares más rojizas.

Entre los días 8 y 9 de enero, la paciente parece haber sufrido un ictus con predominio isquémico, a nuestro juicio por la excreción abundante de líquidos y el no aporte adecuado de estos; desde entonces la paciente cada vez que excreta y se sumerge en bañera, se toma dos vasos de agua.

Por la expresión clínica de pérdida de fuerza y desequilibrio del hemicuerpo derecho, pensamos que el infarto sufrido fue en el hemisferio izquierdo; desde entonces se orientó alimento concentrado cada tres horas, espirulina dos cápsulas en el desayuno, almuerzo y comida y reposo por tres días.

Ya las temperaturas a nivel de todo el cuerpo se han equilibrado, ha habido una mejoría evidenciada en la recuperación de la fuerza muscular y equilibrio por lo que sumamos ejercicios de energía y fuerza, más caminatas y cuclillas. Control estricto de las presiones y las glicemias, tratando siempre se mantengan por debajo de 8 mmol/ L.

En tres o cuatro oportunidades en los últimos días prácticamente ha parido, y perdonen por la expresión, ha liberado por la vagina coágulos grandes y sangrado muy fétido con pedacitos de tejido negruzco, imaginamos debe ser tejido necrosado producto de la apoptosis tumoral.

Ya no le duelen apenas los puntos que nos indicaron lesiones. El estado general de la paciente, color, temperatura y demás marcadores biológicos que podemos medir son muy alentadores y adecuados, sólo nos resta restablecer totalmente el hemicuerpo derecho y estará lista para dar de alta. Hasta aquí un resumen de este bonito caso, donde el modelo del Dr. Pischinger y la sabiduría del Dr. Martí Bosch, mucho tienen que ver en el resultado terapéutico.

Sigamos con el modelo del Dr. Pischinger: La mayoría de las enfermedades empiezan alrededor de ellas, en el espacio intersticial debido a:

- Fallo renal
- Fallo hepático
- Fallo pulmonar
- Fallo multisistémico (todos a la vez)

El Dr. Pischinger nos plantea que la enfermedad comienza alrededor de la célula en el entorno celular, y es responsable de que la célula se altere por fallo renal, hepático o pulmonar, o sistémico cuando se comprometen dos o los tres sistemas.

A continuación, veamos el modelo del sistema básico humano del Dr. Pischinger a través de una célula de piel:

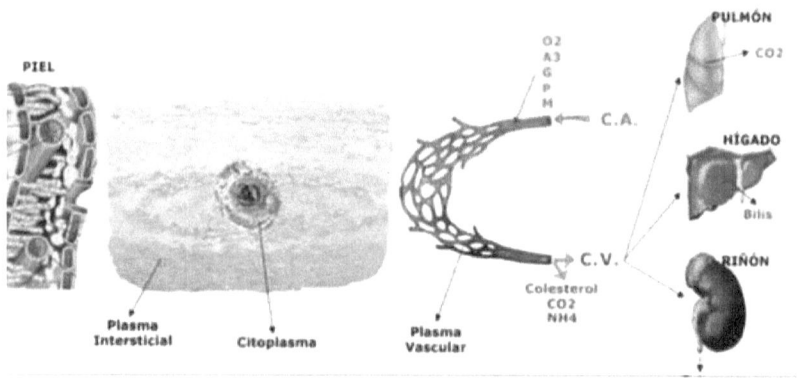

El sistema básico consta de pulmón, hígado, riñones, sistema vascular arterial, sistema vascular venoso, sistema intersticial, célula (en el caso del esquema se usa una célula de la piel) y pulmones. El hígado y el riñón son filtros que trabajan 24 horas al día desde que nacemos hasta que morimos. El corazón de una persona en reposo mueve 5 litros de sangre por minuto por lo que por cada uno de estos filtros pasarán como mínimo, 5 litros de sangre por minuto. Estos filtros están filtrando los residuos metabólicos del sistema celular. La sangre arterial es la que lleva proteínas, grasas, carbohidratos, minerales, vitaminas y oxígeno para nutrir al sistema celular; la célula cada vez que respira, cada vez que recibe oxígeno, genera un residuo metabólico o basura que es el CO_2; al enviar grasas, la célula genera como residuo metabólico el colesterol, al enviar proteínas se devuelve ácido úrico.

Estos residuos o excrementos celulares van al sistema venoso y a través de este, alcanzan los pulmones, hígado y riñones para ser eliminados. Vale decir en este punto que desde nuestras terapias podales, técnicas de respiración y alimentos hemos encontrado la forma de limpiar estos tres filtros. Estos residuos son de carácter ácido: ácidos grasos, ácido úrico, ácido carbónico. Mientras que nuestro cuerpo sea capaz de excretar estos ácidos no hay problemas. En 24 horas estos filtros filtran el equivalente a 7,200 litros de sangre. Siendo conservadores asignemos a la sangre densidad 1 como el agua, lo cual es un modelo ideal pues sabemos que la sangre es más densa. Así, un litro de agua pesa un kilo, por lo que 7,200 litros pesarán 7,200 kg; por lo que en 24 horas, los pulmones, hígado y riñones filtran como mínimo 7 toneladas al día.

Estamos dimensionados por el puño:

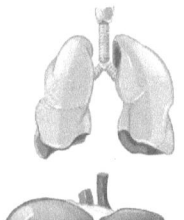

El pulmon de una persona tiene el tamaño de los dos puños de la persona juntos.

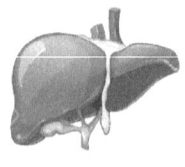

El Higado de una persona tiene el tamaño de los dos puños de la persona juntos.

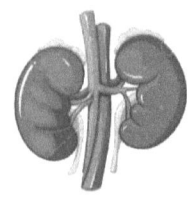

El riñon de una persona tiene el tamaño de un puño.

Al trabajar continuadamente durante 24 horas llega un momento que se ensucian y ya no pueden excretar el residuo metabólico de la alimentación celular, es decir, anhídrido carbónico o CO2 al metabolizar el oxígeno, ácidos grasos (colesterol), grasas, ácido úrico y proteínas. Por tanto, empezaremos a retener ácidos y el organismo para evitar que varíe el PH de la sangre retendrá los radicales ácidos libres en el espacio intersticial entre la célula y el capilar venoso, a la espera de poder drenarlos. Si el estancamiento de estos residuos metabólicos se perpetúa en el tiempo, comenzarán los problemas de salud.

Es decir, la acidosis metabólica produce un stock de reacciones químicas y el cuerpo para evitar esto va acumulando estos ácidos en el espacio intersticial. La interposición de residuos metabólicos entre el capilar y las células determinará una seria disminución de la nutrición celular ya que la barrera de radicales ácidos libres acumulados en el espacio intersticial destruirá los nutrientes e impedirá que el oxígeno llegue a las células.

De ahí la importancia de consumir alimentos que contengan antioxidantes, por ejemplo, té verde, el cual contine polifenol y *epigallocatechin gallate* (EGCG), antiproliferativos con propiedades antineoplásicas y poderosos antioxidantes que erradican los radicales libres, previniendo el daño celular. Estimulan el sistema de desintoxicación a través de la inducción selectiva y modifican la fase I y II del metabolismo enzimático.

También alimentos que contengan selenio, que es un importante componente del sistema de defensa antioxidante del cuerpo (ver capítulo de Enfermedades Metabólicas, diabetes mellitus, Tomo I)

Vitamina C, cuyo consumo ha mostrado la efectividad en células anormales en el cuerpo mientras protege las normales. Ver alimentos que contienen altos contenidos de esta en el Capítulo III: "Enfermedades metabólicas. Diabetes mellitus" del primer tomo del presente libro. La célula, bajo las circunstancias de la acidez humoral, acaba ahogada por sus propios residuos metabólicos.

El 70% del cuerpo es agua y las células deben vivir en una piscina de agua cristalina y transparente; si los filtros se obstruyen y ya ese drenaje no se lleva a cabo al 100%, ya tenemos el caldo de cultivo para el comienzo de la enfermedad alrededor de la célula, no en la célula.

Los ácidos son altamente corrosivos, cualquier nutriente se queda atascado en el espacio intersticial y la célula se queda sin oxígeno y sin comida y atacada químicamente por sus propios ácidos. Es decir, la degeneración celular está basada en un proceso de ácidos.

Qué opciones tiene la célula en estas condiciones:

1. Morir por falta de oxígeno, quemadas químicamente por los radicales libres acumulados en su alrededor.
2. Defenderse para sobrevivir.

Por ejemplo, al morir las células beta de los islotes de Langerhans en el páncreas, se presenta la diabetes; observamos que generalmente los pacientes diabéticos tipo I, es decir, dependientes de insulina en una primera etapa de la vida, durante los primeros seis meses tomaron abundante leche de vaca, alimento altamente ácido, por lo que su pH en sangre ha de haber tenido predominio ácido y al portar en su código genético tal deficiencia pues se expresa la enfermedad.

Alzheimer: muerte de las células del cerebro, esta enfermedad es característica de personas en edad avanzada, recordemos que en la mayoría de estas personas el alimento básico es la leche de vaca sin tener un consumo adecuado digamos de sábila, miel o cualquier otra cosa que alcalinice de manera equilibrada.

Parkinson: muerte de las células de la base del cerebro en igual situación de acidez humoral.

Enfermedades desmialinizantes, esclerosis múltiple, esclerosis lateral amiotrófica, esclerosis en placa, polineuropatía por el ataque acido a la mielina, que es la cubierta de los nervios que los unen con el cerebro.

Fibroma mamario, fibroma uterino, fibrosis prostática, fibroadenoma, fibrosis pulmonar, fibrosis hepática, fibrosis renal, sencillamente a los filtros le está llegando más basura de la que pueden eliminar.

Estas enfermedades son las llamadas esclerosantes.
En este punto, luego de entender la tesis del Dr. Pischinger, genialmente explicada por el Profesor Martí Bosch, agregamos que dada la concepción de la estructura cuántica energética del organismo humano y su expresión en la estructura orgánico celular, existen billones de células en el cuerpo y todas pueden ser regeneradas, razón por la que nuestras terapias energéticas orientan a tal objetivo, por lo que todas las enfermedades anteriores no son cronicas.

En el sistema de defensa de las células para seguir viviendo hay cuatro mecanismos que utilizan indistintamente las células:

1. Hacer un globo de agua. Reteniendo liquido en el espacio intersticial para diluir los ácidos y permitir el paso desde el capilar a las células. Al desplazar los ácidos se mantiene un canal de comunicación con el sistema celular. Una célula copia a la otra y así sucesivamente la persona empieza a engordar y a engordar y no adelgazan y es que el cuerpo se está defendiendo de la acidosis metabólica reteniendo el agua.

2.　　　Tamponar o convertir un ácido en una sal; es decir, cuando un tejido vital entra en compromiso sacrifica una estructura para mantener viva otra; si tenemos ácido úrico en el espacio intersticial el mismo empieza a robar minerales de los huesos, el ácido úrico lo convierte en urato sódico, acido palmítico, palmitato sódico, ácido carbónico, carbonato cálcico, etc. ¿De dónde roba el cuerpo calcio y sodio? de los huesos, y ahí empezamos a entender la osteoporosis, la artrosis, la artritis, que son simplemente el ataque ácido a los huesos. Aparecen entonces calcificaciones en los tejidos blandos, calcificaciones en el pulmón, en la mama, el cuerpo sabiamente nos está avisando. Al igual que con los dolores, la sabiduría de la maquina perfecta nos está avisando y entonces con todo respeto nos permitimos criticar a la mayoría de los médicos que van al síntoma que es un termómetro del cuerpo y causa del dolor y lo alivian quitando el dolor momentáneamente, por lo que finalmente no curan. Erróneamente, como antiguamente trataban y aún hoy desgraciadamente tratan estas enfermedades algunos médicos, reumatólogos, clínicos, gastroenterólogos, ortopédicos, neurólogos, angiólogos, etc., indicaban al paciente el consumo de leche de vaca, reposo, etc., en fin la muerte. Sencillamente los ejercicios de energía y de respiración hacen al organismo demandar más oxígeno, expulsar más dióxido de carbono y con ello mejoran varios marcadores biológicos como la presión sanguínea, densidad ósea, masa muscular, etc. Por eso los chinos, practicantes de ejercicios de energía como el *Tai Chi*, *Chikung* y otros además de apenas consumir leche de vaca -al menos los no occidentalizados- y comer mucho arroz, vegetales y pescado, tienen más posibilidades que los occidentales de presentar muy buenos esquemas de salud.

3.　　　Drenando los ácidos por la piel o mucosas. Por la piel se puede eliminar ácido carbónico, grasas y amoníaco (urea), saliendo por la piel un sudor excesivamente ácido pues antes de morir las células lo expulsan todo por la piel; ello conlleva un ataque químico a la piel, manifestado en dermatitis, psoriasis y eczemas. Por eso afirman que la psoriasis no se cura porque se pretende erradicar con una pomadita externa cuando el problema está adentro. Si drenamos por las mucosas en lugar de la piel tendremos llagas de boca, llagas de estómago, de esófago, colitis ulcerosa, etc.

4.   Mutar, generando cáncer. La célula sana vive en un medio alcalino con oxígeno y poco sodio, utilizando proteínas levógiras, es decir, giradas a la izquierda.

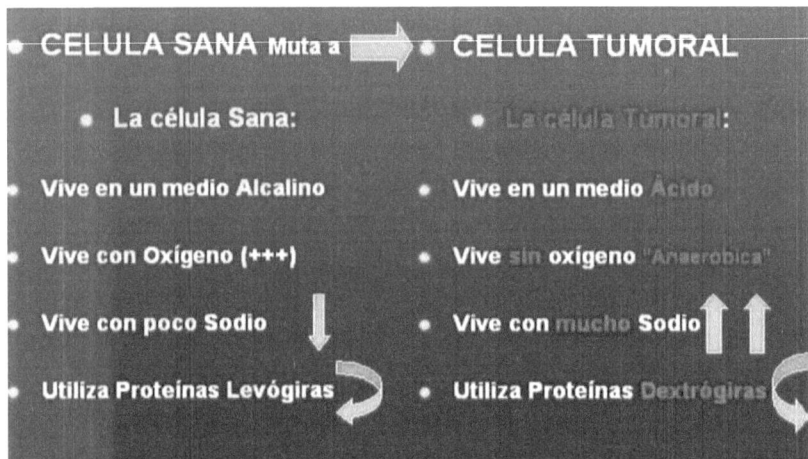

Sencillamente ha pasado que el medio se ha vuelto ácido y la célula tumoral muta porque su entorno ya no es alcalino, se ha quedado sin oxígeno.

La célula para vivir necesita energía, la energía es el ATP y la misma obtiene el ATP a través de la vía oxidativa con oxígeno; pero cuando una célula no tiene oxígeno puede abrir una ruta alternativa y entonces obtiene ATP más ácido láctico más alcohol, por lo que se explica el hecho de que en los tumores hay alcohol pues se ha seguido una ruta de fermentación ácida. Esa ruta anaeróbica le permite seguir viviendo a la célula pues es un mecanismo de supervivencia; entonces esta célula empieza a cargar mucho sodio en su interior.

La célula normal o sana tiene potasio en su interior y sodio fuera; esto se invierte, entrando el sodio en grandes cantidades a la célula que muta y saliendo el potasio pues estamos usando un sistema inverso. Esto explica el hecho que los tumores sean alcalinos pues la célula que muta, la tumoral, tiene que ser muy alcalina en su interior para aguantar el ataque ácido exterior.

Es decir, si estamos mirando el interior tumoral nos encontramos en alcalosis, si miramos el exterior estamos en acidosis.

Cuando estamos en situación tumoral, la medicina académica nos propone tres opciones: cortarle la cabeza al tumor, es decir, extirparlo quirúrgicamente, abrasarlo, o sea radioterapia y envenenarlo, o sea, quimioterapia.

Como bien dice el profesor Martí Bosch, estas tres opciones nos remontan al siglo XII: decapitación, hoguera, envenenamiento.

Pero nos queda una cuarta opción: sencillamente le quitamos el agua y la comida y esperamos que se muera por sí solo.

Para acorralar el tumor alcalinizamos al paciente, por eso en cualquiera de las expresiones oncológicas lo primero que hacemos es quitarle los alimentos que acidifican al extremo, los llamados "cuatro venenos blancos", a saber: azúcar refinada, sal refinada, leche de vaca y cualquiera de sus derivados y harina de trigo y cualquiera de sus derivados. Nos apoyamos además con agua, bicarbonato y limón, consolidando una alimentación a base de proteínas levógiras y minimizando con ello las proteínas dextrógiras; cabe entonces solo esperar que se produzca inevitablemente, la apoptosis tumoral o muerte programada de las células cancerígenas.

De ahí el siguiente tratamiento homeopático, fitoterápico, ortomolecular y nutricional luego de quitar los cuatro venenos blancos y consumir agua, bicarbonato y limón en proporciones adecuadas fuera de las comidas; es decir, un vaso de agua, limón y medio y media cucharadita de bicarbonato de sodio, dos veces al día.

Tratamiento del cáncer

Homeopatía
Digestivo: arsenicum album 3ch gránulos 5-0-5 (5 gotas)
mercurius sol 200 ch gránulos (5-0-5)

Ovario: cunium 3 ch gránulos 5-0-5

Vaginal: nitricum acidum 3ch gránulos 5-0-5
Uretra: causticum 30 ch gránulos 5-0-5

Fitoterapia
Depurativo: elíxir amargo sueco, 2.5 cc con agua antes de las comidas.

Ortomolecular
Vitaminas: Complejo B en cápsulas, 1 cápsula en desayuno y cena.
Beta caroteno en cápsulas, 1 cápsula desayuno y cena.
Vitamina D3 en gotas, 5 gotas desayuno y cena.
Vitamina C endovenosa, 50 gramos diluidos en un suero *Ringer*.
Lactato los lunes miércoles y viernes.
Aminoácidos: Lisina en cápsulas, 1 cápsula desayuno y cena.
Enzimas: Tripsina –quimo tripsina, pancreatina, papaína, bromelina- en cápsulas, una cápsula entre comidas.
Ozono intravaginal e intrarectal.
Ecuazul (veneno de alacrán o escorpión).
Cámara hiperbárica y ozonoterapia,
Aceite esencial de *cannabis*.

Homeopatía
Symphytum 200 ch en gránulos, 5 gránulos desayuno y cena.
Hyperycum 200 ch en gránulos, 5 gránulos desayuno y cena.
Calcarea phos 3 dh triturada, 2 cacitos de polvo cada 12 horas.

Fitoterapia
Preparar un litro de la siguiente infusión:
5 gramos de cardo mariano
5 gramos de tomillo
5 gramos de té verde.

Añadir el agua cuando hierva y dejar reposar 5 minutos. Colar y guardar en un termo y administrar un vaso de dicha infusión cada 6 horas.

Hacer baños de 10– 15 minutos de pie en un balde con agua caliente (10 litros de agua y 250 gramos de sal) cada 6 horas.

Los anteriores son tratamientos ya probados con mucha efectividad aportados por el Profesor Dr. Alberto Martí Bosch.

De Matías Ruth tenemos que la L-lysine y L-proline son aminoácidos naturales que construyen un bloque de colágeno y fibras elásticas, adicionalmente, la L-lysine previene la digestión del colágeno, evitando la degradación de la conexión tisular. La Vitamina C y la L-lysine no son producidas por el cuerpo. La vida de la conexión tisular depende de aportar diariamente estos nutrientes.

La lisina (abreviado Lys) es uno de los 23 aminoácidos conocidos que se pueden encontrar formando parte de las proteínas en los seres vivos (sólo 21 están codificados en los genes de células eucariotas). Para el ser humano, la lisina es un aminoácido esencial, lo que quiere decir que nuestro organismo lo necesita pero no lo puede sintetizar y que por ello lo tenemos que ingerir necesariamente a través de la dieta.

Las fuentes vegetales más destacadas en cuanto al contenido en lisina son los frutos secos. Por ejemplo, una ración de 100 g de cacahuete contiene un gramo de lisina y las pipas de girasol 0.75 g. Otra fuente destacada de lisina son las legumbres; por ejemplo, las alubias y lentejas cocinadas aportan aproximadamente 0.5 g de lisina por cada 100 g. La soja, quinoa, espinacas, espárragos, algarroba, amaranto o la levadura de cerveza también son alimentos con alto contenido en lisina que suelen estar en torno al 2% o superior.

Alimentos de origen animal

Aunque la lisina no sea producida por ningún animal debido a la cadena trófica, los alimentos de origen animal son los que mayor concentración de lisina suelen tener:

Pescado: en especial pescado azul como el salmón, atún, sardinas o bacalao que pueden aportar alrededor de 2 g de lisina por 100 g.

Carne: prácticamente toda la carne animal es rica en el aminoácido lisina. Por ejemplo, el cerdo contiene 3 g de lisina por ración de 100 g, el pollo 2.5 y la ternera 2.

Huevos, leche y productos lácteos: dos huevos grandes pueden aportar fácilmente 1 g de lisina. El yogurt aporta aproximadamente 0.5 g por ración de 100 g, la leche unos 0.25 g. El queso es especialmente rico en lisina, sobre el todo el queso parmesano que contiene alrededor de 3 g de lisina por 100 g.

La pechuga de pollo es alta en lisina.

Fuentes de carne: Las mejores apuestas para encontrar lisina es en productos animales, en una porción de 3.5 onzas, son: El cerdo es una buena elección; una porción de tocino cocinado contiene 3,180 mg de lisina, y una porción igual de chuletas magras tiene 2.482 mg. La carne molida contiene una cantidad importante también, con 2.363 mg por porción. Si deseas irte por una opción más magra, las aves de corral también tienen lisina. El pollo asado te dará 2.635 mg y la pechuga de pavo tiene 2.022 mg. El atún enlatado en agua contiene 2343 mg por porción y el salmón salvaje del Atlántico contiene 2.336 mg.

Fuentes lácteas: En su mayoría, los productos que vienen de animales contienen lisina, así que los lácteos y huevos también son buenas fuentes. El queso parmesano contiene 2.980 mg por cada porción de 3.5 onzas, y el cheddar, 2.020 mg. Dos huevos grandes hacen una porción de 3.5 onzas y contienen 912 mg del aminoácido. La leche descremada contiene 252 mg en la misma porción, y el yogurt natural sin grasa brinda aproximadamente el doble, 514 mg.

Fuentes vegetales: Cumplir las necesidades de proteína en una dieta vegana puede ser desafiante. Aunque los alimentos como las oleaginosas comúnmente se comen en porciones pequeñas, las siguientes mediciones están basadas en porciones de 3.5 onzas: Los cacahuetes tienen 850 mg, las semillas de girasol 795 mg y las nueces 713 mg. Los frijoles y leguminosas también contienen cantidades notorias del aminoácido: Las lentejas cocidas, 630 mg, los frijoles cocidos, 608 mg y los guisantes verdes 302 mg.

¿Qué tipo de aminoácido es la prolina? La prolina es un aminoácido diferente respecto a todos los demás. Es el único que tiene el grupo amino como secundario y no como primario, lo que le da unas características especiales. Debido a esta estructura, deja de ser un aminoácido esencial y se forma a través del ácido glutámico.

¿Qué funciones tiene la prolina en nuestro organismo? La principal función de la prolina es la producción de colágeno de nuestro organismo. Para entender bien la importancia de la prolina, hay que saber qué es el colágeno y qué funciones tiene.

El colágeno es una molécula proteica que genera fibras que están presentes en articulaciones, huesos y músculos, llegando a ser el 25% de toda la masa proteica de nuestro organismo y jugando un papel importantísimo a nivel estructural.

Así pues, la creación del colágeno a través de la prolina tendrá las siguientes funciones:

- Mejorar la reparación de las articulaciones: lesiones deportivas como torceduras y esguinces.
- Cicatrización tisular: lesiones como úlceras y quemaduras.
- Protección cardiovascular: Puede disminuir el desgaste de colágeno arterial y prevenir enfermedades como la arterosclerosis.

Nutrientes que aumentan la efectividad de la prolina:

- Vitamina B3.
- Vitamina C.
- Lisina.
- Serina.
- Treonina.
- Ornitina.
- Glutamina.

Fuentes naturales de prolina:

La fuente principal de este aminoácido son las carnes, huevos, lácteos y sus derivados, pero también puede ser estimulado o encontrado en:

- Frutos secos: Nueces, cacahuetes y castañas.
- Legumbres: Guisantes y frijoles.
- Cereales: Centeno.
- Verduras y hortalizas: Nabo, zanahorias, remolacha y calabaza.
- Algunas frutas.

¿Podemos encontrar la prolina como suplemento? Sí, en el mercado de la suplementación está presente. El formato más extendido es en cápsulas. Debemos tener en consideración qué marca se compra, pues la calidad y la cantidad del producto pueden variar.

Este aminoácido se puede encontrar o ser estimulado por alimentos como las nueces, maní, castañas, avellanas, guisantes, frijoles, maíz, centeno, cebada, cebollas, ajo, mantequilla, remolacha, zanahoria, calabazas, setas, nabos, frutas y ciertas hortalizas. Las principales fuentes de este aminoácido son las carnes, huevos, lácteos y sus derivados.

La vitamina C ha demostrado su efectividad en la eliminación de células anormales en el cuerpo mientras protege las células normales.

Alimentos que contienen altos contenidos de vitamina C: Brócoli, ají (pimiento) maduro, fresas, fruta bomba (papaya), acerola, naranja, toronja y limón.

El *epigallocatechin gallate* (EGCG) es un importante componente polifenol del té verde; es antimutagénico, tiene propiedades antineoplásicas y es además un poderoso antioxidante capaz de neutralizar radicales libres y prevenir el daño celular. El EGCG también estimula la desintoxicación del sistema a partir de la inducción selectiva de las fases I y II del metabolismo enzimático.

EL selenio es un importante componente del sistema de defensa antioxidante del cuerpo y también ha sido mostrada su efectividad en la protección de células expuestas a toxinas. El selenio también suprime la progresión del tumor a través de la inhibición de enzimas angiogénicas.

La N-acetil-cisteína (NAC) es un poderoso antioxidante y es esencial en la producción de glucatión. Se ha mostrado también el bloqueo potencial de las líneas de cáncer a nivel celular inhibiendo las enzimas que cubren la vascularización del tumor.

Por supuesto y como ya está demostrado, el equilibrio energético de los catorce meridianos regulares y los setenta y cuatro puntos o regiones de los pies a través de la reflexología podal, las técnicas de respiración, los ejercicios *Chikung* y otras técnicas naturales potencian mucho el proceso de apoptosis tumoral, por lo que las aplicamos a nuestros pacientes en la medida de las posibilidades.

Dadas estas concepciones sabias, por supuesto que al tratar la acidosis metabólica, mejoran y resuelven cualquier enfermedad.

Veamos ahora el cáncer o más ampliamente, el fenómeno tumoral desde el punto de vista biomagnético.

Dada la extensa y sabia descripción del fenómeno tumoral dada por el Profesor Dr. Goiz Durán en el libro "El Fenómeno Tumoral" desde el punto de vista teórico, sólo nos queda remitir al lector al estudio de tal magistral libro. Expondremos solamente los diferentes tipos de cánceres ya en su acción terapéutica con biomagnetismo. En la práctica, hemos tratado cáncer cervico-uterino, cáncer de testículos, cáncer pulmonar y otros; veamos los micro-organismos que intervienen en ellos:

Cáncer de médula espinal	
+ escápula - escápula	*mycobacterium leprae*
+ dorso - lumbar	neumococo
+ pleura - pleura	pleuritis viral
+ diafragma - diafragma	*candida albicans*
Cáncer pulmonar	
+ escápula - escápula	*mycobacterium leprae*
+ popliteo - popliteo	neumococo
+ supraespinoso - supraespinoso	*mycobacterium tb.*
+ carina - carina	aftosa virus
Cáncer de útero	
+ escápula - escápula	*mycobacterium leprae*
+ vagina - vagina	*yersinia pestis*
+ trompa - trompa	parvo virus
+ contraciego - contraciego	*bordetella pertusis*
Cáncer de testículos	
escápula - escápula	*mycobacterium leprae*
+ testículo - testículo	*yersinia pestis*
+ próstata - recto	papiloma virus

+ descendente - descendente	enterobacter cloacae
Cáncer de mama izquierda	
escápula - escápula	*mycobacterium leprae*
+ pericardio - pericardio	*estafilococus aureus* (+)
+ axila - axila	rabia virus
+ bazo - hígado	brucela común
Cáncer de mama derecha	
escápula - escápula	*mycobacterium leprae*
+ apéndice - pleura	*estafilococus aureus* (+)
+ pleura - hígado	hepatitis B
+ perihepático - perihepático	morganella tifus
Gangrena húmeda	
escápula - escápula	*mycobacterium leprae*
+ riñón - riñón	*clostrydium tetanie*
+ tibia - tibia	*malassezia furfur*
Gangrena seca	
escápula - escápula	*mycobacterium leprae*
+ braquial - braquial o	estreptococo A
+ vejiga - vejiga	estreptococo G
+ uretra - uretra	coronavirus

Quiste de seno derecho	
suprahep - suprahep	*clostridium malignum*
+ pleura - hígado	hepatitis B
Mioma de útero verdadero	
escápula - escápula	*mycobacterium leprae*
+ próstata - recto	papiloma virus
+ cantraciego - contraciego	*bordetella pertusis*
+ duodeno - riñón	*chlamydia trachomatis*

Melanoma - cáncer de piel			
escápula - escápula	*mycobacterium leprae*	B	
+ descendente - descendente	*enterobácter cloacae*		
+ carina - carina	aftosa virus	V	entero-virus de la familia *picornaviridae*; ataca a los animales de pezuña hendida como bovinos, cerdos, cebras y ovejas
+ branquial - branquial	estreptococo A	B	
+ vejiga - vejiga	estreptococo G	B	

Falso Hodgkin (1)			
lengua - lengua	sarna o escabiosis		
+ esófago - esófago	influenza virus		La FH obstruye los conductos del hígado
+ cuadrado - cuadrado	*treponema palidum*		
+ axila - axila	rabia virus		
Falso Hodgkin (2)			
subclavia - subclavia	bacilo difteroide	B	
+ laringe - laringe	bacilo pertusis	B	
+ ascendente - hígado	*klepsiela neumoniae*		
+ carina - carina	aftosa virus	V	entero-virus de la familia *picornaviridae*; ataca a los animales de pezuña hendida como bovinos, cerdos, cebras y ovejas
Falso cáncer cérvico uterino			
duodeno - riñón izquierdo	*chlamydia trachomatis*	B	es un parásito intracelular obligado que infecta sólo a humanos; causa tracoma y ceguera, infecciones óculo-genitales y neumonías
+ vagina - vagina	*yersinia pestis*	B	bacteria muy agresiva; pertenece a las Gram-

			negativas aeróbicas facultativas con metabolismo fermentativo
+ recto - recto	*pseudomona aurioginosa*		
+ ciego - ciego	*trichomonas*		
+ trompa - trompa	parvo virus		transmitido por perros y gatos
Verdadero cáncer cérvico uterino			
escápula - escápula	*mycobacterium leprae*	B	afecta primariamente a la piel y a los nervios
+ duodeno - riñón izquierdo	*chlamydia trachomatis*	B	es un parásito intracelular obligado que infecta sólo a humanos; causa tracoma y ceguera, infecciones óculogenitales y neumonías
+ vagina - vagina	*yersinia pestis*	B	bacteria muy agresiva; pertenece a las Gram-negativas aeróbicas facultativas con metabolismo fermentativo
+ descendente - descendente	*enterobacter cloacae*		
+ uretra - uretra	coronavirus	V	género de virus ARN de vertebrados; familia *coronaviridae*. Virus envueltos con un genoma de ARN

		de cadena sencilla con polaridad positiva y simetría helicoidal; produce desprendimiento de proteínas, lo producen los gatos
Absceso de seno		
esófago - esófago	influenza virus	
+ mediastino - mediastino	*proteus mirabilis*	
+ costal - hígado	borrelia	

Estos sólo son algunos simples ejemplos. Por supuesto que hay que ser exhaustivos en el tratamiento biomagnético de todos los pares reservorios donde es posible encontrar cada uno de esos microrganismos, sobre todo la *mycobacterium leprae* tanto como virus como bacteria.

Luego, con los tratamientos antes descritos provocar la apoptosis tumoral, es decir, muerte programada biológica de las células cancerígenas.

En próximo libro o folleto, "Resumen por Patologías" publicaremos más exhaustivamente todos los pares y los microrganismos que hay que tratar para lograr deshacer las causas o la etiología de todo el fenómeno tumoral.

Indicamos que las iatrogenias médicas como la quimioterapia son incompatibles con estos tratamientos, al menos luego de aplicarlos seis meses después.

En la Cábala, la Biblia de los judíos se afirma que la sabiduría del ser humano está en resolver problemas complejos con métodos simples.

Capítulo 6. Dietas, baños termales, infusión de té verde y formula tibetana.

Dieta de desintoxicación de 22 días

La siguiente dieta es original del Profesor Dr. Alberto Martí Bosch. Es importante hacer algunas observaciones al respecto en su ejecución práctica. Como ya hemos explicado, la etiología real de todas las patologías humanas, conocidas o no, se debe a la combinación de virus, bacterias, hongos y parásitos más disfunciones glandulares y orgánicas. Ahora bien, cuando existen los micro-organismos pero se trabaja a predominio alcalino, solo aparecen síntomas generalmente, pero no las patologías (al menos muchas de ellas), por lo que hay que hacer esta dieta para mantener la alcalinidad, es decir, no permitir que se presente la acidez humoral, lo cual es fácil a partir del valor del pH en una gasometría arterial. O sea, si el pH es de 7.35 o menos debemos hacer esta dieta teniendo en cuenta la presión arterial; de manera que si durante la ejecución de esta prueba la presión arterial sistólica (PAS) es menor o igual que 100 y/o la presión arterial diastólica (PAD) es menor o igual a 60 si se es hipertenso, hay que ir disminuyendo los medicamentos hipotensores gradualmente; si aún persiste esta condición hay que aumentar un poco de sal en las comidas. Esto es muy importante pues de lo contrario se produce una alcalosis metabólica y nos puede ocasionar una muerte súbita.

En la práctica, cuando quitamos todos los patógenos que causan hipertensión y alteraciones del ritmo cardíaco y corregimos todos los pares disfuncionales relacionados y los pacientes aún tienen una ligera hipertensión, significa que las asas intestinales están sucias y el organismo está acidificado, por lo que corregimos esto con la dieta de desintoxicación y baños termales, como explicaremos a continuación. Pero siempre teniendo en cuenta el control anterior. Recuerde que la presión arterial es el marcador biológico más importante, por lo que se debe tener un control riguroso. Presenta un ritmo circadiano por lo que los picos de presión alta son: al levantarse, a las 12 meridiano, a las 6 pasado meridiano y antes de acostarse.

Nota importante: Emplear una dieta hiposódica; a lo largo de esta no se recomienda tomar lácteos de vaca (se pueden sustituir por leches vegetales como la de almendra, avellana, avena, quinoa, etc.) ni azúcar (se puede sustituir por estevia, miel con moderación, jarabe de agave, etc.) Se aconseja tomar alimentos sin gluten de trigo como por ejemplo espelta, centeno, cebada, kamut, etc. Evitar soja y maíz en cualquiera de sus presentaciones. La fruta se toma entre comidas, no como postre (se evitará tomar a diario zumo de naranja).

Programa de desintoxicación de 7 días

Los primeros cuatro días no se tomará ningún tipo de proteínas (carne, pescado, huevo, lácteos ni legumbre). Nuestro plato principal será trigo sarraceno o *cuscús*, arroz integral o blanco *basmati* y pasta de espelta o quinoa, no de trigo. En Cuba arroz blanco, frutas y vegetales. El resto del día tomaremos lo que nos apetezca dentro de lo permitido (todo tipo de verdura, patata roja inclusive, fruta, ensalada variada, etc.). Comeremos a la hora que se quiera y la cantidad deseada.
A partir del quinto día se empiezan a incorporar las proteínas. Cada día se incorpora una.
Quinto día: legumbres (lentejas, garbanzos, alubias, etc., cocidos sin carnes) y quesos frescos o tiernos, yogurt, cuajada o requesón (de cabra u oveja).
Sexto día: huevo pasado por agua, duro, en tortilla o escalfado ecológico.
Séptimo día: carnes blancas (pollo, pavo, conejo, pescado no de piscifactoría); evitar rebozados y fritos.

Dieta de continuación de 15 días

Tres días de la semana alternos comer vegetariano (no comer carne ni pescado, la proteína se obtendrá de las legumbres, huevos y lácteos de oveja, cabra o chiva) y resto de alimentos que se desee, sin lácteos de vaca y cualquiera de sus derivados, ni harina de trigo o cualquiera de sus derivados.

El resto de los días de la semana dieta libre con carnes blancas (pollo, pavo o conejo) y pescado blanco o azul. Como embutido sólo jamón de bellota. Resto de alimentos que se desee, sin lácteos de vaca y cualquiera de sus derivados, ni harina de trigo o cualquiera de sus derivados.

No tomaremos carnes rojas como ternera, res, carnero o cordero, cerdo, lácteos de vaca y azúcar.

Dieta para la insuficiencia renal

- 4 onzas de carne diaria.
- Cero sal.
- Cero azúcar.
- Seis (6) onzas de leche diaria.
- Arroz
- Frutas y vegetales.
- Caldo de frijoles (tres veces a la semana).
- Dulce sin almíbar con moderación.
- Col y malanga.
- Nada de hoja verde.
- No papa.
- No chocolate
- Ningún cítrico.
- Fruta bomba (papaya) y mamey.
- Cero grasas.
- Una cucharadita de aceite cuando se acaban de hacer los espaguetis sin tomate ni queso.
- Cero bebidas gaseadas.
- 3 rebanadas de pan en el día de un dedo de grosor o un panecito.

Evitar o comer con moderación

- Anchoas
- Bebidas alcohólicas
- Bebidas gaseadas
- Caldos concentrados
- Carnes rojas.
- Cebolla
- Champiñones
- Coliflor
- Copos de avena
- Espárragos
- Espinacas
- Galleta integral
- Gambas o camarones
- Garbanzos
- Habichuelas
- Judías
- Lentejas
- Mariscos
- Mejillones
- Pan integral
- Sardinas
- Vísceras

Medicamentos que suben el ácido úrico

- Acetazolamida
- Ácido Iopanoico
- Acido nicotínico
- Clortalidona
- Epinefrina
- Espironolactona
- Etambutol
- Furosemida
- Gentamicina
- Hidroclorotiazida
- Norepinefrina
- Vincristina

Baños termales e infusión de té verde

1. Baños termales (hemodiálisis percutánea)

En bañera: 100 litros de agua y 2 kg de sal común.

Calentar el agua lo más que pueda soportar y sumergirse en bañera por 15 minutos mínimo. Luego baño normal e ingerir de dos a tres vasos de agua.

Variante en caso de no poseer bañera: 250 gramos de sal común (1/4 de un paquete de 1 kg), 12.5 litros de agua (8 botellas plásticas de litro y medio). Verter esta agua salada en proporción 20:1 sobre todo el cuerpo por 10 o 15 minutos. Luego baño normal e ingerir de 2 a 3 vasos de agua.

2. Infusión de té verde:

5 gramos de té verde
5 gramos de cardo mariano
5 gramos de tomillo
1 litro de agua
Tomar dos vasos diarios.

Dieta tibetana

250 gramos de ajo
Un cuarto de litro de agua ardiente

Pelar y triturar los ajos. Unirlos y dejar por 15 días el líquido en un recipiente de cristal dentro del refrigerador. Al cabo de este tiempo consumir por gotas antes del desayuno, almuerzo y comida, como sigue:

	Desayuno	Almuerzo	Comida
1er día	1 gota	2 gotas	3 gotas
2do día	4 gotas	5 gotas	6 gotas
3er día	7 gotas	8 gotas	9 gotas
4to día	10 gotas	11 gotas	12 gotas
5to día	13 gotas	14 gotas	15 gotas
6to día	14 gotas	13 gotas	12 gotas
7mo día	11 gotas	10 gotas	9 gotas
8vo día	8 gotas	7 gotas	6 gotas
9no día	5 gotas	4 gotas	3 gotas
10mo día	2 gotas	1 gota	15 gotas

Se continúa con 15 gotas hasta que se acabe el frasco. No debe repetirse hasta pasados cinco años.

Bibliografía

1. Presión Arterial. Wilkie Delgado Correa y Roger Guerrero Pérez.

2. Un Latido Tras Otro. Wilkie Delgado Correa y Roger Guerrero Pérez.

3. Usted Puede Controlar su Hipertensión. Jorge P. Alfonso Guerra.

4. Hipertensión Arterial, la Asesina Silenciosa. Walfrido Curbelo Videra.

5. Riñón y Envejecimiento. Carlos Gutiérrez Gutiérrez.

6. Usted Puede Controlar su Diabetes. Omaida Torres Herrera.

7. Neuroanatomía. Araña Iñiguez-Rebollo.

8. El Fenómeno Tumoral. Dr. Isaac Goiz Durán.

9. El Código Patógeno. Dr. Isaac Goiz Durán, Dr. Xavier Sabala Martínez, Dr. Guillermo Mendoza Castelán.

10. El Par Biomagnético. Dr. Isaac Goiz Durán.